人·口·发·展·战·略·丛·书

丛书主编　沙　勇

社会支持视角下农村老年人健康研究

宗占红　著

南京大学出版社

图书在版编目(CIP)数据

社会支持视角下农村老年人健康研究 / 宗占红著
. — 南京：南京大学出版社，2020.11
（人口发展战略丛书 / 沙勇主编）
ISBN 978-7-305-23891-8

Ⅰ．①社… Ⅱ．①宗… Ⅲ．①农村－老年人－保健－研究 Ⅳ．①R161.7

中国版本图书馆 CIP 数据核字(2020)第 208269 号

出版发行　南京大学出版社
社　　　址　南京市汉口路 22 号　　　　邮　编　210093
出 版 人　金鑫荣

丛 书 名　人口发展战略丛书
书　　　名　**社会支持视角下农村老年人健康研究**
著　　　者　宗占红
责任编辑　何永国　　　　　　　编辑热线　025-83686659

照　　　排　南京南琳图文制作有限公司
印　　　刷　南京玉河印刷厂
开　　　本　787×960　1/16　印张 15　字数 230 千
版　　　次　2020 年 11 月第 1 版　2020 年 11 月第 1 次印刷
ISBN 978-7-305-23891-8
定　　　价　60.00 元

网址：http://www.njupco.com
官方微博：http://weibo.com/njupco
官方微信号：njupress
销售咨询热线：(025)83594756

前　言

改革开放 40 年,我国社会经济快速发展,人口老龄化速度不断加快、老龄化程度不断加深。2002 年世界卫生组织(WHO)提出"健康、参与、保障"的积极老龄化策略,不难看出健康是老年生命历程中的核心问题,同时,2016 年我国亦提出"要积极看待老龄社会"。在城乡二元体制尚未从根本上消除差异的宏观形势下,我国人口老龄化程度存在城乡倒置现象,农村人口老龄化程度高于城市;老年人口健康存在城乡差距,农村老年人口健康处于弱势;城乡健康服务资源分布不均,农村滞后于城市;农村老年人不健康现象引发个人、家庭生活转轨,甚至行为失范。我国农村老年人口不仅规模大、老龄化速度快,而且预期寿命、生活自理能力等健康状况均长期低于城市老年人口,农村老年人能否积极老龄化、健康老龄化不仅关系到他们个体、家庭的生活轨迹,也直接关系着健康中国 2020、2030 目标的实现。

农村老年人健康是其生命历程晚期的重要事件,健康事件的发展轨迹与影响因素对处于衰老进程的老年人健康促进意义重大,但健康并不仅仅局限在生理健康。WHO 于 1946 年提出了全面健康概念,即健康并不是单纯地没有疾病,而是生理、心理及社会的良好状态,它消除了以往历史上由于国家地区、文化、种族、发展程度等差异的不同认知,也是至今被广泛引用的健康概念,但是关注多维全面健康的研究却相对较少。健康是良好协调的综合状态,对农村老年人而言,良好的综合健康离不开较好的生理健康与心理健康,三维度健康之间互相影响,积极老龄化、健康老龄化更需要关注全面健康。

社会支持作为一种理论范式,是指个体需要时可获得的来自他人、群体或社会提供的支持,包括实质性支持与情感性支持;从资源归属上看,个体拥有的资源分为个人资源与社会资源;从社会支持的渠道上看,社会支持包括来自家庭、亲友的非正式社会支持和来自社区、政府等组织的正式社会支持。人口健康影响理论,特别是健康社会决定因素模型与生命历程健康理论,均直观展现了从个体到社会、从微观到宏观社会支持网的影响。对农村老年人来说,他们主要生活在个体、家庭、社区的社会环境中,其健康程度与变化也离不开社会支持环境的作用。农村老龄化程度持续严重的人口形势下,关注农村老年人健康对于个人、家庭与社会尤显必要。对个人而言,健康直接影响着老年人的生命长度,影响着其晚年生活质量;对家庭而言,老年人健康与否直接关系着家庭人力、物力、财力的养老照护支持;对社会而言,农村老年人健康程度是衡量社会文明与进步的关键指标,是反映中国农村社会综合发展的重要指标。

健康不仅是某种结果状态,也是持续变动过程,还是公民的一项基本权利。近年来,我国农村老年人健康状况如何?虽然个体情况可能千差万别,但那些影响他们健康状态的共性的、社会支持性因素会如何呢?这些因素又如何作用导致农村老年人差异性健康结果?作为我国人口健康的重要组成、老年人口健康的重要组成,农村老年人健康的这些问题亟待回答,本文基于社会支持视角,系统开展农村老年人健康研究。

目前,国内外文献中关于老年人健康的相关研究并不少,并且已经在老年人健康发展及其影响因素方面积累了丰富的研究成果。但关注我国农村老年人健康的研究相对较少,亦鲜有利用健康追踪数据、以多维健康、全面健康的研究视角切入,综合考量个人、家庭、社区多层次影响因素开展农村老年人健康研究。本研究以长期处于健康弱势的农村老年人为研究对象,采用实证研究方法,系统分析农村老年人多维健康与其多层次影响因素的关系。基于社会支持的人口健康影响理论,研究中健康维度考虑躯体健康、心理健康及综合健康,影响因素考虑个体、家庭及社区三层次特征,利用中国健康与养老追踪调查(CHARLS)2011、2013、2015 年 3 期追踪数据,使用多层统计模型对农村老年人健康跟踪信息进行分析,旨在验证农村老年人健康状况及其个人、家庭、社区特征因素的健康影响模式。

研究结构主要分为研究设计、实证分析、研究结论三个部分。主体研究结构共包括六章,第一章绪论与第二章研究设计主要是提出选题、确定研究内容并完成研究方案设计,为实证分析打基础;第三章至第五章分别对农村老年人躯体健康、心理健康、综合健康及其多层次影响因素开展实证研究;

第六章是结论与讨论。研究设计通过文献梳理,基于社会支持的人口健康影响理论提出农村老年人健康影响研究的理论框架,利用"中国健康与养老追踪调查(CHARLS)"数据,选取 2011、2013、2015 年连续追踪满 3 期的 3 773 名农村老年人为研究样本,对他们躯体健康、心理健康、综合健康及其影响因素开展研究。农村老年人躯体健康、心理健康、综合健康分别用 BADL/IADL 能力受损、抑郁症状发生、良好自评健康测量。在重复测量的时间基础上,影响因素包括个人、家庭、社区三层次,其中个人特征包括人口学因素、健康相关行为及病患状况三个子特征。人口学特征包括出生队列、性别、教育程度、婚姻状况,健康相关行为包括体力活动、社交活动、吸烟、饮酒,病患特征包括身体残疾、患有慢性病(以下简称慢病)、身体疼痛、充足睡眠,家庭特征包括家庭收入、居住方式、有人照料、隔代照料,社区特征包括社区区域位置、外在形象、老年人活动场地、卫生服务可及性。实证分析首先利用文献梳理提出研究假设,在变量间关系描述性分析的基础上,利用分层 logistic 模型对农村老年人健康及其影响因素进行多元回归分析、验证假设并解释健康影响机制。研究结论部分提炼全文,形成主要结论,对研究结果进行讨论并提出政策启示。

本文得出共五项主要研究结论。一是农村老年人健康状况较差,综合健康水平持续下降。农村老年人普遍存在不健康现象,以综合不健康发生率为最高、心理不健康次之,躯体不健康紧随其后,并且躯体、心理及综合健康是一体多面的关系,两两关联、互相促进。跟踪期内,农村老年人良好自评健康发生率呈现"﹨"形变动,抑郁症状发生率"ι"形变动,BADL 能力受损发生率"J"形变动,IADL 能力受损率"U"形对称变动。二是个体特征对农村老年人健康有显著影响。(1)存在健康高龄门槛效应,女性健康水平较低。不同出生队列的健康效应显示 80 岁更像是一个重要台阶,跨过 80 岁门槛的农村老年人虽然躯体功能严重下降,但心理健康、综合自评健康最积极;女性健康水平比男性差;教育程度与躯体健康、心理健康正相关,与综合健康负相关;有配偶的心理健康更好。(2)健康相关行为影响农村老年人健康,体力活动、社交活动对健康均有促进效应,吸烟、饮酒增加了抑郁症状发生风险。(3)病患特征损害健康,身体残疾、身体疼痛、缺少充足睡眠及患有慢病大大降低了农村老年人的健康水平,并且健康负效应更甚。三是家庭特征对农村老年人健康有显著影响。较高家庭经济收入的健康影响效应是积极的;生病或需要时有人照料的健康影响效应是积极的;隔代照料对心理健康有消极影响,但对综合健康有积极影响;与子女同住仅与农村老年人 IADL 能力受损发生率存在正相关。四是较好的社区支持环境对农村老年人健康有积极效应。东部社区的农村老年人健康程度普遍高于中西部;社区内建有老年活动中心对健康有积极效应;除 BADL 能力,较好的社区环境形象对 IADL 能力、心理健康及综合健康都有正向显著影响;较好的卫生服务可及性仅对农村老年人心理健康有积极显著影响。

本文对我国农村老年人健康及其影响因素的研究不仅有助于丰富我国老年人口健康影响理论,也有助于拓展农村老年人口全面健康与多层次影响因素的研究内容,还有助于农村老年人口健康研究中适宜性统计方法的应用;同时,通过本次研究更可以全面了解农村老年人多维健康状况及其因素的影响路径,为我国农村老年人口健康促进,实现积极老龄化、健康老龄化提供可行性研究支撑。研究的创新之处主要在于,一是验证了基于社会支持的农村老年人健康影响理论。在社会支持与人口健康影响理论的基础上,研究聚焦农村老年人三维度健康、三层次影响因素,从躯体健康、心理健康与综合健康切入,构建并验证了农村老年人健康影响的理论框架。二是拓展了个人、家庭、社区等社会支持环境的健康影响因素,其中,个体层次增加了病患特征因素,家庭特征整合了家庭代际支持因素,社区特征遵循社区健康影响理论分别从社会经济发展、社会文化环境、物理环境及服务环境四个维度选取并分析社区支持因素的影响效应。三是应用与追踪样本数据结构适应的分层 logistic 模型,增强了统计分析方法应用的科学性,避免了使用传统分析方法时可能由分层数据群聚性带来的系统性误差。

目　录

第一章 绪 论

改革开放 40 年,随着我国社会经济综合发展实力的不断提升,人民生活水平不断提高,人口健康越来越成为广受关注的话题。尽管城乡二元体制尚未从根本上消除差异,但国家政策、人口形势、公共服务都发生了巨大变化,同时也面临着一些新现象、新问题。本章旨在结合我国社会发展的宏观背景与微观现象提出农村老年人健康研究选题、阐明研究意义,确定研究理论基础、研究内容与思路,并提出研究的创新之处。

第一节 问题提出

一、研究背景

1978 年安徽省小岗村实行包产到户,1979 年广东省成立深圳经济特区拉开了中国改革开放的序幕,十一届三中全会的召开为中国社会经济发展指明了方向,从此中国进入跨越式发展阶段。1992 年邓小平视察南方谈话、2003 年《中共中央关于完善社会主义市场经济体制若干问题的决定》、全面深化改革、西部大开发、乡村振兴等系列大政方针逐步将我国从传统计划经济体制向社会主义市场经济体制转变,社会经济发展成果斐然。世界银行网站数据显示,1978 年我国 GDP 总量仅为 0.15 万亿美元,2000 年增至 1.211 万亿美元,2016 年已达 11.191 万亿美元,年平均增长速度 12%;贫困人口规模大幅减少,其数量占比已经由 2010 年的 17.2% 下降至 2016 年的 4.5%。[①]

---

① 数据来源于世界银行官方网站:https://data. worldbank. org. cn/country/china? view=chart

经济快速发展的同时,我国社会保障体系也在逐步建立和完善。在我国计划经济时代社会保障仅是部分行业、部分人群享有的特殊权益。20世纪90年代国家社会保障制度开始改革。目前行政事业单位社会保障体系、城镇居民社会保障体系、农村居民社会保障体系及职工社会保障体系并行,尚存在社会保障条块化、标准不统一、权益不公平等现象。但也要看到我国社会保障制度从无到有是社会发展的进步,并且社会保障制度在运行过程中也不断进行改进与完善,如2014年国家提出城乡居民养老保险合并、2015年提高农村居民和城镇居民医疗保险补助标准、2016年提出城乡居民医疗保险统筹。

那么我国在社会经济持续快速发展、社会保障体系不断完善的过程中,人口发展态势如何呢?保持社会经济的可持续发展,均衡稳定的人口资源是必要保障,但持续低生育水平、大规模人口流动、城乡二元结构给我国人口均衡发展带来多重影响。当前我国人口结构已经进入老龄化,老年人口的宏观形势与实地调研的微观现象均显示农村老年人健康问题亟待关注。

(一) 人口年龄结构已经逆转,老龄化程度不断加深

1982年我国第三次人口普查显示全国人口数量为10亿,庞大的人口规模对于经济发展具有两面性,一方面可以提供充分的劳动力,另一方面却可能对经济增长起到掣肘作用。不同于20世纪70年代"晚、稀、少","三个太多、一个太少、两个正好"的生育政策宣传,1980年我国开始执行"一对夫妻只生育一个孩子"的独生子女政策,控制人口数量过快增长。2000年第五次人口普查显示我国人口数量12.95亿人,2010年第六次人口普查显示我国人口数量13.71亿人,2015年1‰人口抽样调查显示我国13.75亿人。[①] 1982年到2000年近20年时间人口数量增长近3亿,而2000年到2015年的15年时间人口数量增长仅0.8亿,如此粗略对比即可反映出控制人口数量过快增长的目标确实已经实现。但人口发展有其自身规律性,生育政策是一种外部施加的干预,它在短期内快速地降低了育龄人群的生育水平,必然也会改变人口发展原有的轨迹。快速下降的低生育水平带来

---

① 数据来源于国家统计局官方网站:http://www.stats.gov.cn/tjsj/pcsj/

的不仅仅是人口数量的控制,也带来出生性别比失调、人口年龄结构失衡等问题。

人口年龄结构是不同年龄的人口数量占总人口数量的比例,它经常被用来判断一个国家或地区人口年轻或老化程度,通常60岁及以上人口占比在10%及以上,或者65岁及以上人口占比在7%及以上是人口老龄化的判断标准。历次全国人口普查数据显示,65岁及以上人口比重从1982年4.9%、1990年5.1%到2000年上升至7%,我国开始进入人口老龄化阶段,2010年这一比例升至8.5%;同时,2000年、2010年少年儿童比重在下降,而劳动适龄人口比重却保持上升,这进一步表明未来很长一段时间,中国人口老龄化程度将持续加重。[①] 2000年我国人口迈入老龄化时,全国人均GDP仅为985美元,是典型"未富先老"的国家,2015年全国1%抽样调查数据显示我国60岁及以上老年人口比重已达16.2%,并且人口结构老龄化程度随着时间的推移快速加深,据联合国预测2050年中国60岁及以上人口占总人口比重31%。[②]

(二) 老龄化程度存在城乡倒置,农村高于城市

通常来说,经济发展程度与人口老龄化程度一致,发达国家或地区人口老龄化程度高于欠发达国家或地区。当前中国人口老龄化是全面老龄化,既出现在城市也出现在农村,且农村老年人口规模大于城市。1982年、2000年、2010年三次人口普查显示农村60岁及以上的老年人口占比分别7.8%、10.9%、15.57%,城市这一比例分别为7.4%、9.7%、11.47%,老年人口比重无论是百分比,还是递增幅度都是农村高于城市。[③] 与城市经济发展程度普遍高于农村的趋势并不一致,我国农村人口老化程度高于城市,即人口老龄化表现为城乡倒置现象。

人口老龄化是一个过程,它会受到人口出生、人口死亡与人口迁移的影

① 王霞:《中国人口结构变动与老龄化问题研究》,载《济南大学学报》(社会科学版),2015(2)。
② 世界卫生组织:《关于老龄化与健康的全球报告》,日内瓦:世界卫生组织出版社,2016年,第4页。
③ 杜鹏、王武林:《论人口老龄化程度城乡差异的转变》,载《人口研究》,2015(2)。

响。我国城市生育政策普遍比农村严格,生育水平下降比农村早,这会直接导致城市人口老龄化程度高;城市发展水平普遍高于农村,城市人口预期寿命一直高于农村,农村人口死亡率亦高于城市,这也会导致城市人口老龄化程度更高。但实际上仅看城乡人口出生、死亡因素对人口老化的影响效果与实际情况并不一致,我国城乡人口老龄化倒置主要是人口流动造成的。2000 年以来人口普查统计口径调整为常住人口,但城乡户籍制度依然在使用。在居住地住满半年以上的非户籍人口纳入现住地常住人口统计,常住人口的统计口径直接增大了农村人口老龄化程度,促进了城乡人口老化的倒置现象。

2010 年人口普查时我国 2.61 亿人户籍未在现住地,而是登记在外乡镇街道,其中因为务工经商、工作调动迁移的占 48.97%;国内流动人口监测数据也显示 2010 年全国流动人口 2.21 亿人,2015 年全国流动人口数量已达 2.47 亿人。社会经济发展过程中,大规模青壮年农村劳动力从传统农业劳动中解放出来,进入城市就职于工业、服务业等行业领域,这是现代社会发展的必然趋势。农村劳动适龄人口大量涌入城市,为城市人口补充了新鲜血液,有效调节了城市户籍人口老龄化程度,城市常住人口老龄化程度整体弱化。但与之相反,农村青壮年劳动力离开家乡外出务工,农村常住人口数量减少,老年人口占农村常住人口比重上升,高于户籍人口口径比重。农村流动人口可谓是城乡人口老龄化的调节剂,放缓城市人口老龄化速度,却加重农村人口老龄化程度。

(三)城乡健康服务资源分布不均,农村滞后城市

我国长期实行城乡二元、城市优先的社会发展策略,造成在农村与城市之间的制度性隔离。不管是在社会经济、文化教育、医疗保障、公共服务资源等方面,农村发展一直滞后于城市。农村家庭联产承包责任制的实施在改革开放初期极大地激发了农村居民的生产积极性,但是在国家工业化、现代化发展的快车道上,家庭小作坊式的生产方式早已不再具有先进性。近年来,尽管农村居民人均可支配收入增速均略高于城市,但农村居民收入依然大大低于城市,2016 年城镇居民可支配收入 33 616.25 元,同比增长 7.8%,农村居民仅 12 363.41 元,同比增长 8.2%。城乡差距存在于方方面面,它不仅反映在居民收入上,也反映在城乡健康服务资源分布的不均衡。

随着人们生活水平的提高,群众健康意识越来越强,健康服务需求越来越高,不管城市还是农村都需要充足的健康服务资源。但当前我国卫生健康服务资源的配置与群众日益增长的健康需求之间存在很大差距,在城市大型、综合性医院每天门诊量爆满,住院床位一床难求现象普遍存在。城乡之间健康服务资源配置更是存在极大差距,不管在资金、设备、还是人力投放等方面,卫生服务资源更多集中在城市,并且优势健康服务资源普遍集中在大城市。2011 年我国政府投入卫生总费用为 24 268.78 亿元,而农村投入只有 5 726.41 亿元,农村经费投入额仅为城市的 1/3;平均每千人卫生技术人员拥有量在城市为 7.9 人,而农村仅 3.2 人;乡镇卫生院具有大专及以上学历的工作人员仅占 23%,乡村医生普遍学历不高,56.7%的人不具备报考国家执业医师资格;城市医疗设备、床位数也大大高于农村。① 农村人口数量大,人均卫生资源拥有数量更显缺乏,城乡健康服务资源配置明显不均衡,农村人口健康服务资源处于劣势。

老年人口健康既有全人群的普遍性,也有老年人群的特殊性。随着人体生理机能的逐渐衰退,老年人病患率、残障率会提升,特别是慢性病发病率增加;随着我国老龄化程度不断加深,老年人健康护理与照料的服务需求会不断增加,老年人健康服务与卫生资源需求会越来越大。2015 年国务院《关于推进医疗卫生与养老服务相结合的指导意见》计划到 2020 年"覆盖城乡、规模适宜、功能合理、综合连续的医养结合服务网络基本形成"。但目前农村养老服务机构多为公立,主要用来解决本地"五保户"等困难群体的养老问题,尚未惠及普通农村老年人;同时,农村全科医生严重不足,每千人助理护士平均不到 1 人,专业医疗、护理的人力资源稀缺。与农村快速到来的人口老龄化程度相比,与面临的潜在服务需求相比,农村老年人口健康服务资源的配置存在巨大缺口,远远不能满足当前农村人口老龄化形势的需要。

(四)老年人口健康存在城乡差距,农村处于弱势

生命周期进入老年阶段,健康直接影响着老年人生活质量;人口进入老

---

① 张映芹、王青:《我国城乡医疗卫生资源配置均衡性研究》,载《医学与社会》,2016(1)。

龄化阶段,老年人口健康直接关系着一个国家或地区的国计民生。预期寿命是人口学反映人口健康水平的一个重要指标。我国老年人口预期寿命城乡比较显示,尽管 2005—2010 年 60 岁及以上老年人口预期寿命均有不同幅度增长,但城市老年人口预期寿命高于农村;各年龄组老年人口预期寿命增长幅度也是城市高于农村,老年人口年龄越低,城乡预期寿命增幅差距越大;老年人口自理预期寿命在变化特征、增长幅度上也表现出类似的城乡差异。[①] 尽管人口平均预期寿命由 2000 年 71.40 岁增长至 2010 年 74.83 岁,人口健康水平的整体提升并未能消除城乡间的巨大差异,城乡间平均预期寿命相差近 6 岁。国内发展长期积累的城乡二元差异反映在我国老年人口健康上,体现为农村老年人口预期寿命低于城市老年人口,农村老年人口健康水平亦低于城市老年人口。

健康自我评价是对自身健康程度的主观判断,经常用于测量人口健康水平。2010 年人口普查 60 岁及以上人口调查项目引入健康自评,结果也反映出我国老年人口健康水平的城乡差异。城市老年人口自评为健康的比例占 49.95%,基本健康的占 39.41%,不健康但生活能自理的占 8.29%,生活不能自理的占 2.35%;农村老年人口自评为健康、基本健康、不健康但生活能自理、生活不能自理的分别占 40.42%、30.33%、16.94%、3.32%。[②] 可以看出,农村老年人口自评健康比例比城市老年人口低近 10 个百分点,不健康但生活能自理比城市老年人口高近 9 个百分点,生活不能自理比城市老年人口高近 1 个百分点,农村老年人口自评健康程度明显较城市老年人口差。

(五) 农村老年人不健康引发个人、家庭生活转轨、甚至行为失范

如果说关注农村老年人口健康是宏观人口形势的需要、是社会发展的需要,那么实地调研则显示关注农村老年人健康更是个人、家庭的需要。研究者长期从事人口健康工作,近一年在云南省 H 县与江苏省 K(县级)市、J县农村调研时深有感触,地区间社会发展程度差异悬殊。H 县是一个国家

---

① 郭未、张刚、杨胜慧:《中国老年人口的自理预期寿命变动——二元结构下的城乡差异分析》,载《人口与发展》,2013(1)。

② 城乡老年人自评健康分布为研究者根据 2010 年普查数据自行汇总。

级深度贫困县,地处云南南部山区,人口以哈尼族、彝族少数民族为主,2014年全县 40% 的人口进入国家贫困人口信息库,未脱贫家庭户均病残人数0.5人;K 市属于全国百强县,是江苏省苏州市的一个发达县级市,J 县属于江苏北部淮安市,尽管与苏南县市比较发展水平还有差距,但近年来社会经济发展速度也比较快,若与 H 县相比,J 县社会综合发展程度有很大优势。

健康状态直接体现在农村老年人个体身上,但健康结果并不仅仅是他们个人的事,农村老年人不健康会引发连锁反应,可能导致他们个人、家庭生活偏离原有的常态轨道,出现生活转轨、甚至行为失范现象。农村老年人不健康不仅可能会影响个人生活质量,增加家庭照料与就医支出,而且还可能打乱了其个人与家庭的原有生活节奏,临时或长期地改变他们的生活轨迹,引发诸多个人、家庭问题。虽然农村老年人个案情况可能不同,健康状况也各有差异,此类现象研究者在调研工作中时常遇到。

H 县一位住在县城附近的入户对象 A 给研究者留下深刻印象,62 岁的农村妇女满头白发、满脸皱纹,精神不振,行动略显迟缓,如果不知道具体年龄会认为她至少 70 多岁。A 从四五十岁(更年期)开始睡眠不好,但觉得也不是什么大毛病,身体一直挺好的。有个儿子年轻时在工地打工摔断了腿、落下残疾,家里常住的只有 A 和小孙女;老伴和儿子、媳妇在县城开了家铝合金店,家里经济条件不差。交谈中 A 情绪有些失控,抹着眼泪讲述自己每天晚上睡不着,"心里干着急、非常难受,有时急起来会以头撞墙,恨不得一头撞死",白天有时会头晕、手抖,躺会儿"补点觉"会好些,家人早已不敢让 A 在店里帮忙,只让其在家里带小孩。虽然 A 这个年龄在老年人中还算年轻的,表面看起来身体也不错,但长期睡眠障碍已经严重影响了她的心理健康和身体健康,生活质量大大下降。

一位住在 H 县高山区农村的贫困户户主 B,是 1961 年出生的农村妇女,没有上过学,尽管还不到 60 岁,但看起来年龄也远不止于此,其健康处境让人堪忧。几年前 B 的老伴死于癌症,看病把家中积蓄也都花掉了,30多岁的儿子在元江打工,去年才娶上媳妇,平时家中只有她一人。B 患有高血压与关节病,膝关节已经发生明显病变并影响走路平衡,走山路需要使用拐杖。平时她在家很少出门,帮人加工蓑衣材料挣些零用钱。新建的房子在路边山坡下,家里还养着一头牛、几只鸡、一条狗,院子里散布着牲口和家禽的粪便。村子里才通了水和电,但路面依然是土路,没有垃圾集中处理,家里仍然使用旱厕。最近的邻居距离她家有几公里,调研时开车从山下到山上她家花了1个多小时的时间,如果B健康发生意外,救助不能及时到位是极大的隐患。

另一位H县入户对象C的家位于山腰上整出的一个平地村,社区房子虽然老旧,但整个环境干净整洁。早晨入户时一对老年夫妻在家,男主人C正端着一杯白酒自斟自饮,见有人来访,竟欲邀大家共饮。不知是否因为喝了酒的缘故,男主人十分健谈,他告诉我们,每天三顿他都喝自家酿造的粮食酒,当地叫"闷锅酒"。老人已经快70岁了,精神状态很好,原来村里人家有红白喜事都请他张罗,现在已经"做不了了"。C患有心脏病,身体严重伛偻,并且腰部和髋部经常"发疼"会行动不便,最近几年越来越厉害,听村医说是人老了骨头、关节出了问题,没有什么彻底治疗的好办法。既然出去一趟那么远,又治不好,索性C就没有去乡镇或县里就医,平时疼痛发作就多休息休息,如果症状没有减轻就吃片止痛药。

江苏省淮安市J县某农村一位访谈的女性老年人D,66岁,面色红润,体态适中。交谈中了解到D在5年前村里体检时发现胃癌早期,胃部切除三分之一,目前身体恢复良好。但D也抱怨病后"没办法",饮食被要求必须清淡,吃了大半辈子的口味被改过来了,开始很不习惯。最近查出血压有点高,服药后血压维持得很稳定。她每天晚上会去村里广场跳跳舞,白天有时约上几个伙伴在棋牌室打打牌。家里只有一个女儿在县城开店,每个周末会带着外孙回来看望老人。D感觉自己生活无忧,最大的心愿就是把身体锻炼好,不生病,不给老伴和女儿增加负担,生病了家里"鸡飞狗跳、不得安生"。

K市某农村一位男性老年人E,75岁,精神抖擞,走路生风,整个人看起来很年轻。老人60多岁时差点中风偏瘫,由于发现及时没有造成不良后果。自那以后E主动开始注意健康生活方式、戒烟戒酒、锻炼身体,不过去年查出糖尿病,靠服药控制血糖水平。E原来经营的一家小企业,早已经转交给儿子负责,自己在附近小学义务兼了一份闲职,用他自己的话说,"给小孩子们讲讲故事,看着他们都开心"。在E这位老年人身上,更多地看到他积极健康的生活状态,虽然患有慢性病,但能够遵医嘱、合理用药,整个人毫无垂垂老矣之像。

不难看出，这几名农村老年人都有不健康经历或处于不健康状态，对他们来说"（身体）健康（才）是福（气）"，不健康"受罪的是自己"。调研中，A、B、C三位老年人不健康的表现形式虽然不同，但他们面临着精神受损、活动能力受限甚至活动范围受局限等健康问题，个人生活质量降低，即使他们想要多做些事情也有心无力，生活状态因为病患发生出现很大变化，A甚至已有自杀念头。B的丈夫、D、E三位老年人生病治疗、休养康复都是老伴、子女提供照料，医疗保险范围外的诊疗费用支出也是家庭承担。B的丈夫生病治疗期间不仅花光了家底成为贫困户，儿子的婚姻大事也成了难题，女方一听父亲病重、巨额医疗花费都纷纷摇头。农村老年人不健康带来的问题还不只是个人生活水平下降、家庭养老负担增加，还增加了其子女婚姻选择的难度，由此可见健康对农村老年人个人、家庭的重要性。

对比以上5名农村老年人，他们的健康状况各有不同。相似的年龄健康问题不尽相同，A可能已经存在心理抑郁，B日常活动能力不便，D却健康与常人无异；同样患有慢病但健康结果却表现不同，B、C行动能力已受损生活不便，E却依然生活如常；不同的家庭环境，A、C躯体健康已经严重受损，D、E行动自如。生活在不同社区环境，A、B、C健康水平持续下降，负向健康后果多样化，而D、E身体有恙能够及时就诊、并注重保健康复，健康水平并未下降；同时，调研中也能感受到生活在H县的A、B、C三位老年人的衰老速度明显快于江苏D、E两位老年人，而健康状况却远逊于D、E。健康状况之间的差异不难发现，但他们这种健康差异是如何形成的？究竟是什么原因导致他们的健康状态发展至此？农村老年人个体情况可能千差万别，那么决定健康状态的共性因素是什么？影响因素又如何作用导致差异性健康结果？作为我国人口健康的重要组成、老年人口健康的重要组成，农村老年人健康的这些问题亟待回答。

我国农村老年人不仅数量大、老龄化速度快，而且健康状况及卫生服务能力均较城市差，农村老年人口健康的宏观形势与微观状态促成本文研究选题形成，即对我国农村老年人健康状况及其影响因素进行分析研究。研究中将从多维度、多水平系统分析我国农村老年人健康状况、分析他们的健康水平变化是否存在规律性，分析个人、家庭及社区等社会生活环境中哪些因素与农村老年人健康存在关联,不同层次特征因素又以何种方式影响农村老年人健康,发现我国农村老年人健康特征及健康社会因素的影响路径。

二、研究意义

农村老龄化程度持续严重的人口形势下,关注农村老年人健康对于个人、家庭与社会尤显必要。对个人而言,健康直接影响着老年人的生命长度,影响着其晚年生活质量;对家庭而言,老年人养老关键受其健康程度制约,老年人健康与否直接关系着家庭人力、物力、财力的养老照护支持;对社会而言,农村老年人健康程度是衡量社会文明与进步的关键指标,是反映中国农村社会综合发展的重要指标。因此,本文开展我国农村老年人健康研究具有重要的社会应用价值与学术理论意义。

(一) 研究的社会实践意义

本文研究的社会意义主要在于促进我国农村老年人口健康的可持续发展。首先,通过本次研究将有利于全面了解农村老年人健康状况。本文将利用农村老年人健康追踪数据开展纵向研究,呈现我国农村老年人健康在跟踪期内动态变化过程,比较农村老年人不同维度健康变动状况与特征。不同于以往横断面调查研究的局限性,本次研究使用全国老年人健康与养老追踪数据将使研究结果更具代表性,不仅可以全面了解我国农村老年人口健康发展状况,也能了解我国农村老年人不同维度健康变化的共性与特殊性。

其次,通过本次研究将有利于了解我国农村老年人口健康状况的影响路径。研究将对农村老年人健康影响因素展开系统分析,发现影响农村老年人健康的影响因素,比较个人、家庭、社区等特征因素对农村老年人不同维度健康的影响,比较个人、家庭、社区等特征因素之间对农村老年人健康的影响。不同于以往农村老年人健康影响研究的局限性,本次健康影响因素的研究不仅可以全面了解个人、家庭、社区特征对农村老年人的健康影响,也能发现不同特征因素对不同维度健康影响作用的差异性。

第三,本次研究对我国农村老年人口健康促进与服务具有参考价值。研究中不仅分析农村老年人健康状况,也分析农村老年人健康影响因素,同时也会深入分析因素与健康结果之间的作用机制,这为我国农村老年人健康促进与服务的决策和实施提供了研究支撑。无论是个人、家庭还是社区的健康影响都对农村老年人健康促进措施与路径制定具有启示性,对农村老年人健康促进服务与发展的实施具有指引性,对农村老年人健康促进决策与实践具有参考意义。

(二)研究的学术理论意义

本文学术价值主要在于丰富我国人口健康研究的理论范畴。首先,通过本次研究丰富农村老年人口健康研究理论。传统上健康往往被划归医学领域,但从人口学视角研究健康问题则突破医学专业的羁绊。综合社会支持与人口健康影响理论,研究中构建农村老年人健康研究的理论框架,并通过实证分析对其进行验证。这不仅增强了农村老年人健康研究的理论规范性,也发展了人口健康研究中学科理论的交叉应用。

其次,通过本次研究丰富农村老年人口健康研究内容。农村老年人健康的研究选题国内从人口学视角关注的相对较少,本次研究内容将在健康维度与健康影响特征上有所突破。农村老年人健康不局限于单一维度,而是关注农村老年人躯体、心理及综合健康的多维健康研究;农村老年人健康影响因素不局限于单一维度,而是关注农村老年人个人、家庭、社区不同层次特征的影响。这不仅是现有研究文献内容的补充和发展,也是我国农村老年人健康研究内容的丰富与完善。

第三,本次研究丰富农村老年人口健康研究方法应用。研究方法上将利用同组农村老年人健康跟踪调查样本,使用分层统计分析方法分析农村老年人健康状况及其影响因素。与横断面数据相比,同组跟踪数据增强了统计推断的稳定性;与普通统计分析方法相比,分层模型能够区分层次特征的群组效应,提高了统计推断的精确性。农村老年人健康影响分析中,分层统计模型的拟合使跟踪时间、个人、家庭、社区特征的健康影响效应具有良好的层次性,提高了农村老年人口健康研究方法应用的科学性。

第二节 文献回顾

与我国近年来人口老龄化速度不断加快、程度不断加重不同,西方发达国家已经提早进入老年型社会;与我国近年来才开始关注老年人口健康不同,西方国家已经提早开展老年人口健康研究。老年人口健康研究并不单纯局限于健康状况与发展,同时也涉及健康服务与利用等内容,国内外老年人口健康研究回顾与梳理不仅有助于了解当前老年人口健康相关研究现状,也为本文研究的后续开展提供学习借鉴。

一、老年人健康状况研究

(一) 国外老年人健康状况研究

随着全球老年人口数量的急剧增加,人口老龄化的速度也在不断加快。2012 年 60 岁及以上老年人口比例超过 30％的国家仅有一个,即日本;预测到 2050 年将有许多国家老年人口比例超过 30％,这些国家不仅包括欧洲和北美的许多发达国家,也包括智利、中国、伊朗等发展中国家。与西方发达国家人口老龄化速度相比,现在很多发展中国家人口老龄化的步伐明显加快,如法国经过 150 年 60 岁以上老年人口从 10％升到 20％,而巴西、中国和印度等国家完成这一人口过程仅用 20 余年的时间,人口老龄化速度大大提升(WHOa,2016)。

除部分欠发达国家,世界上大部分国家都在经历着生育水平下降与期望寿命延长的人口过程,人口老龄化成为普遍现象。老年人口比例的不断增长无疑增大了老年人口负担系数,但老年人口也可能会以多种方式为家庭、社区、社会发展贡献力量。伴随年龄的不断增长,老年人获得资源、机遇和发展的可能性与他们的健康状况息息相关,关注老年人健康成为全球话题。

1. 老年人健康趋势在地域、国家间存在差异

长寿又健康是人们普遍的愿望,当前在老年人寿命不断延长的情况下,延长后那些寿命年份的生命质量却缺少关注,特别是在欠发达国家和地区。美国等发达国家过去 30 年积累了大量相关研究,但研究结果并未表现出强烈的一致性。有的研究表明 65 岁及以上老年人严重失能率下降;有的研究表明尽管相同年龄组老年人慢性病及合并症患病比例上升,但失能比例稳定不变;还有研究表明 60～70 岁老年人失能发生率上升(Liang Y,2015;Feng Q,2013)。一项多源数据分析发现,虽然不同地域、不同国家健康期

望寿命都存在差异,但整体上人口调整平均期望寿命都处于上升趋势,而肥胖及躯体健康功能下降会使预期寿命上升速度减弱(Stewart ST,2013)。

世界卫生组织 2014 年对欧洲多个发达国家老年人纵向研究进行合并分析,对 1916—1958 年出生队列老年人 30 年跟踪表明,控制年龄和阶段因素后,严重失能和较低程度失能发生率均有所下降,但严重失能下降程度略趋明显,其中,《健康与养老研究》显示严重失能发生率在 1916—1932 年出生队列人群中呈现逐渐上升的趋势,1936 年后出生队列表现为下降趋势(Chatterji S,2015)。尽管发达国家老年人健康寿命研究结果存在差异,共同的趋势表现为可能在某些特定的年龄段老年人健康水平稍有改善,但以后的生命历程中这一趋势不太可能保持不变,而是更快速地下降(WHOa,2016)。

2. 衰老带来老年人健康功能弱化

尽管个体间在生理机能上存在多样性,但生命历程晚期都必然面对衰老,衰老带来的变化首先是运动功能的弱化。人体肌肉质量通常在成年早期达到高峰后,会随着年龄的增长而下降,手部握力是测量肌肉功能的一种方法,且与疾病影响无关。不同国家和地区 50 岁及以上中老年人测量显示,平均握力与年龄成反比,随着年龄不断增长平均握力逐渐下降,不同国家下降趋势基本相同;不同性别间女性握力普遍低于男性,但南非女性的手部握力明显高于其他国家女性握力,而俄罗斯 50~70 岁男性握力普遍高于其他国家同龄男性;握力峰值均出现在 50 岁,但不同国家的峰值水平有明显差异,印度和墨西哥中老年人握力值分布普遍较低,而这些差异可能是生物遗传和早期生命历程导致的结果(WHOa,2016)。

骨骼与关节的变化也是人体衰老的标志,骨密度下降、关节退行性老化直接影响人体运动功能,也使骨折风险增加。骨质疏松性骨折中髋部骨折发生率高,并且在老年人群越来越常见,据预测 2050 年世界各地髋部骨折平均每年约 450 万例;由于骨质疏松导致的骨折发生率存在地区差异,其中北美和欧洲地区发生率居首,其次是亚洲国家,中东、大洋洲、拉丁美洲和非洲地区次之(Cauley JA,2014)。随着年龄的增长,这些因素不断退化会影响人体运动功能,如步行速度下降、步行单位距离时间增长,50 岁以上中老年人步行速度数据比较表明,步行速度随着年龄增长而下降,不同年龄女性步行速度弱于男性(WHOa，2016)。

衰老带来的不仅是运动功能的下降，还有认知感官功能的弱化。当前世界各地老年人中有听力障碍的超过1.8亿人，老花眼、白内障、黄斑变性是老年人视觉障碍的主要症状(Roorda A，2012)。年龄增长带来的认知功能下降，特别是记忆力功能下降，在人群中变得越来越差异化，它会受社会经济地位、生活行为方式、慢性病及用药等因素的影响。认知感官功能的不断退化，一方面影响老年人社交活动与日常沟通，使他们人际交往存在障碍，另一方面也会进一步阻碍其运动功能，如此可能会使得老年人日常活动中躯体功能与活动能力陷入恶性循环。

3. 老年人共患病现象普遍

在现代卫生医疗体系中，患有某种慢性病并不意味着不健康，在合理的治疗与控制方案下，人们一样可以维持良好健康的生活状态，但老年人健康更易受共患病的威胁。共患病是指同时患有两种或两种以上的慢性病，老年人是共患病的高风险人群。这可能导致两种或多种疾病之间、疾病治疗方案之间协同或拮抗交互作用产生，由此看来患有多种慢性病对个体健康、死亡的影响并不单纯等于单个疾病效应之和，可能产生病症加重或治疗效果打折扣等现象，病患与治疗控制都会变得异常复杂，这也会导致医疗服务使用频率更高(Marengoni A，2011)。但目前卫生系统普遍关注单一病种，尚没有完善的共患病管理规则与方案，推荐的治疗建议或方法缺少对共患病相关交互作用的关注。

50%以上发达国家老年人患有两种及以上的慢性病，高年龄组老年人共患病率表现为大幅升高(Marengoni A，2011)。在老年人中，不仅患有慢性病常见，患有两种以上共患病种也多见。50岁以上中老年人共患病发病率数据显示，持续增长的发病率在60到70岁之间达到一个小高峰，80岁及以上年龄组共患病发病率再次攀高，但研究数据发现苏格兰最富地区居民共患疾病发病时间比最贫穷地区推迟10～15年，老年人共患疾病、不良健康水平与较低的社会经济地位密切相关。

4. 抑郁与焦虑是老年人心理健康的主要表现

对老年人健康评价，心理健康必不可少。随着年龄的增长、人体的不断衰老，老年人面临不良生活事件发生风险的可能性会增加，由此可能会提高他们心理情感障碍的发生概率。对于那些处于失能状态、长期生活在照护机构里的老年人,抑郁症发病率约为 10%,显著高于生活在社区的老年人(Seitz D,2010)。同时阈下抑郁,即许多不符合诊断标准的抑郁症状也会经常困扰老年人,约 10% 的老年人有阈下抑郁症状,并且可能持续发展成抑郁症(Meeks TW,2011)。

尽管患病率低于年轻人,心理焦虑仍是老年人心理问题的一种表现形式。研究显示老年人表现为心理焦虑症的比例约在 6%～10%,可能是因为有机构专职人员照料,焦虑症患病率在照护机构老年人群中略低,约5.7%(Seitz D,2010)。焦虑和抑郁两种心理病症经常相伴而行,约 13% 的焦虑症老年患者也患有抑郁症,约 36% 的抑郁症老年患者也患有焦虑症(Van Balkom AJ,2000)。心理健康障碍虽然在老年人群中较为普遍,但如果能及时发现并采取有效的治疗措施,老年人心理障碍症状不仅可以得到缓解,也可以痊愈消除。

5. 老年人照护需求增长

传统观念通常认为老年人照护是对那些生活无法自理、瘫痪在床等严重失能老人的照料与护理,也就是指基本生活技能如吃饭、穿衣、如厕等都无法自行完成,需要他人帮助才能维持生活的老人才需要照护。实际情况并非如此,即使没有严重失能的老年人同样也有照护需求,他们可以从照料中获得帮助,所以说老年人是否需要照护并没有严格界定。随着全球老龄化程度不断加深,老年人照护需求也会日益增长。

西方发达国家较早进入人口老龄化,在老年人照护服务提供方面积累了大量经验。老年人照护通常分为两种,一种是以社区居家为基础的照护,一种是长期居住照护。社区居家照护是指老年人不需要长期居住在照护机构,而是居住在自己家中,社区或日间照料中心为老人提供照护服务。这种不改变家庭居住地,以社区为基础开展的老年人照护能够帮助实现就地养老,有利于提高老年人生活质量,从而也有效地延缓了老年人入住长期照护机构的时间(Szanton SL,2015)。

长期居住照护通常是指老年人居住在专业的护理机构。以前西方国家基于医疗模式向老年人提供居住照护服务,进入 21 世纪以来"以人为本"的居住照护概念逐渐发展起来。美国、德国、日本等国家改变了过去将老年人当成患者的照护理念,而是将他们视为普通人,将一些传统医院风格的护理机构重新设计,提供更具家庭环境的长期照护服务(Pot AM,2013)。新的照护理念从根本上颠覆了传统照护模式,为老年人照护服务的发展提供了新思路、新模式,这无疑有利于促进老年人生活质量的提高。很多西方国家也正在进行照护模式的转变,拟将过去长期照护服务为主转向以社区照护为主的服务模式,在经合组织成员中许多国家已有50%~75%的老年人接受居家长期照护服务(Colombo F,2011)。

通常照护需求的比例随着老年人年龄的增长而增加,但依赖照护在国家间存在着明显的差异,如瑞士65~74岁的老人中依赖照护的比例不到5%,而很多欠发达国家同龄老人中依赖照护的比例高达50%,74岁以上的老人中依赖照护的比例则更高,但要注意到发展中国家可能更缺少照护服务的社会提供,因此老年人照护主要由家庭成员来承担(WHOa,2016)。未来随着人口老龄化加重,全球老年人口依赖照护的数量会显著增加,很多中低收入国家老年人严重失能被大大低估,到2050年甚至有些国家老年人依赖照护的人口数量会翻番(Prince M,2013)。

(二)国内老年人口健康状况研究

我国农村人口不仅基数大,而且由于生育水平与死亡水平持续下降、农村青壮年劳动力转移,农村60岁及以上老年人口比例高于城市,人口老龄化程度比城市严重。随着社会经济的不断发展,城市仍在吸纳农村转移劳动力,城乡间人口老龄化倒置现象势必持续存在。虽然人口老龄化程度在不断加重,但国内老年人口健康研究相对较少,老年人口健康存在各种现象和问题。

1. 人口老龄化带来疾病谱向与年龄有关的慢性病转变

随着我国人口结构不断老龄化,人口老龄化带来的人口健康相关问题之一是慢性病负担加重,我国疾病负担现在正逐渐由原来的妇幼健康和传染性疾病向慢性病转变。2013年研究显示我国2亿老年人口中超过100万人患有非传染性慢性病,很多人会同时患有两种以上的慢性病(吴玉韶,2013)。老年人口比例的不断上升,那些与年龄高度相关的心脏病、脑卒中、关节炎和老年痴呆症等慢性病的患病风险和患病人数将会持续增加(Prince MJ,2015)。2012年中国死亡的老年人口中,死于非传染性疾病的近80%,预测2030年慢性病疾病负担在我国至少增加40%(Wang S,2011)。

老年人慢性病知识知晓率及患病率在城乡间多存在差异。我国老年人高血压知晓率城市(53.3%)明显高于农村(41.6%),高血压患病率66.9%,患病率与年龄存在正向关系,城乡间无明显差异;糖尿病知晓率城市(52.3%)远高于农村(35.2%),糖尿病患病率城市(25.0%)高于农村(17.0%);老年人自我报告的心肌梗塞患病率城市(2.1%)高于农村(1.4%);老年人自我报告的脑卒中患病率为5.7%,且随着年龄增长逐步提高,农村居民略高于城市居民;老年人关节炎患病率城市居民(26.6%)高于农村居民(23.1%)(SCDC,2012;NCDC,2012)。

2. 农村老年人精神健康状况差

抑郁症是衡量精神心理健康的重要标准,我国60岁以上老年人抑郁症患病率从11%到57%不等(Chen,Y 2012)。不同年龄60~70岁、70~80岁、80岁以上老年人抑郁症状发生率分别为22.3%、25.0%、30.3%(Li D,2014)。老年女性自报抑郁症患病率高于男性,但患有抑郁症的老年人中正在接受治疗的不足10%,农村地区未接受治疗者为城市的两倍(SCDC,2012)。农村老年人心理疾患发病率高、就诊率低的现象反映出我国农村老年人普遍缺少心理健康意识,心理不健康却在客观地影响着农村老年人的健康水平。

我国老年人群由精神健康问题引起的自杀现象不容忽视。一项Meta分析显示尽管不同研究结果之间稍有差异,但老年人自杀率普遍较高,我国60岁及以上老年人有自杀念头的流行率范围为13%~17%,60岁及以上人群年平均自杀率为23/10万,70岁及以上男性老年人自杀率高于女性(Simon M,2013)。在中国自杀趋势呈现出独特的人口统计学特征,80岁以上高年龄组老年人自杀死亡的风险最高,农村地区老年人的自杀率比城市要明显偏高(WHOb,2016)。

3. 农村老年人健康功能受损普遍

评估老年人躯体功能降低的方法之一是衡量他们独立完成日常活动的能力。2010年,有3 300万60岁以上老年人报告在日常生活中完成活动时存在困难,占该年龄组比例为19%,其中1 100万(约6%)为完全依赖型

(张恺悌,2011)。研究表明跌倒是我国老年人意外伤害致死或严重伤害的主要原因,这类伤害占所有伤害的 49.3%,最有可能发生跌倒的地点是家里(CHSI,2009)。跌倒大多(59%～97%)发生在白天,农村地区老年人白天的跌倒率(88%)明显高于城市老年人(69%)(Kwan M,2011)。

视力、听力、认知受损直接影响老年人日常活动与沟通能力,农村发生率普遍高于城市。在中国,有 7 550 万人存在视力受损(占全球视力受损人口的 26.5%),其中大部分为 60 岁以上的老年人,造成老年人视力受损的主要原因是未矫治的屈光不正和白内障(Pascolini D,2012)。农村地区老年人口视力受损的患病率高于城市,中国农村地区 60 岁以上老年人视力不良的患病率从 1.6% 到 35% 不等,而城市这一数字为 1.2%～11.4%(WHOb,2016)。根据一项全国抽样调查结果估计,约 29% 的 60 岁以上老年人患有听力受损,在农村地区该比例(31.6%)略高于城市(25.2%)(CHSI,2009)。

轻度认知受损是指一个中间阶段,介于正常老化过程中所预期发生的认知下降和老年痴呆症所致严重认知障碍两者之间。最近的一项调查估计我国 60 岁以上老年人中认知受损患病率为 12.7%,各地区估计的患病率不同,华东地区为 9.6%,西部地区为 14.7%(Nie H,2011)。出现视力、听力及认知受损的老年人不仅会影响其生活能力,也会增加其依赖、跌倒、受伤、甚至死亡等可能性,进一步还会增加他们健康受损风险(Lin FR,2013)。

阿尔茨海默氏病和其他类型老年痴呆症的患病率均随年龄增长而增加,1990—2010 年我国老年人文献研究显示 2010 年阿尔茨海默氏病的年龄别患病率分别为 60～64 岁年龄组 0.5%,85～89 岁年龄组为 18%,95 岁及以上年龄组的患病率则上升至 48%(Chan KY,2013)。中国一项基于人群的研究结果表明,农村地区 65 岁以上老年人老年痴呆症的总患病率显著高于城市(6.05% vs 4.40%)(Jia J,2014)。目前中国尚无全国帕金森病的患病率数据,一项横断面研究显示 65 岁及以上老年人帕金森病的患病率为 1.6%,估计中国约有 198 万老年帕金森病患者(Zhang Z,2005)。

4. 农村老年人健康服务利用较弱

农村老年人的卫生服务需求可能并不比城市老年人少,但是实际得到的满足程度却相对较低,这种差异在患慢性病的老年人中更加普遍。我国老年人高血压治疗率农村(87.0％)低于城市(89.2％),高血压控制率农村(11.0％)明显低于城市(20.2％);全国老年人糖尿病治疗率为93.5％,城市和农村地区无差别,但糖尿病控制率为农村地区(37.9％)略高于城市(35.6％)(SCDC,2012;NCDC,2012)。不受控制的健康状况会导致高额的个人卫生支出费用,这将使健康状况和卫生服务可及性差异进一步扩大,与城市地区相比,农村地区的慢性病患者更容易因为经济原因而放弃治疗(WHOb,2016)。

老年人医养结合服务的发展思路于2015年正式提出,当前相关研究文献多是从服务管理的提供方切入来探讨医养结合必要性、服务模式、机构建设、存在的问题等,缺少从老年人群主体出发对医养结合需求、健康服务利用的相关研究。我国医养结合服务发展刚刚起步,并且重点在城市,有条件的农村地区可以探索医养结合的发展模式,但是尚缺少以农村老年人为主体的相关研究。

二、老年人健康影响因素研究

在全球人口老龄化持续加重的形势下,健康问题,特别是老年人口健康问题已经成为世界范围内广泛关注的话题,当前国家与国家之间、一个国家内部健康不平等的现象还普遍存在。"中国老年人健康长寿影响因素调查(CLHLS)"数据研究发现,在1998—2008年10年间我国老年人健康状况表现出稳步提高的变化趋势,但城乡健康不平等问题却越来越严重(杜本峰,2013)。关注农村老年人健康、分析他们健康影响因素是促进健康公平,提高健康水平的必要途径。

恩格斯在《英国工人阶级状况》中曾述及环境对健康影响的重要性,较差的物质环境如微薄的收入、变质的食物,与物理环境如脏乱的居住环境、缺少健康设施均会使处于贫困状况的人群出现高发病率、高死亡率(Raphael D,2004)。1901年以来英格兰、威尔士死亡率数据分析发现社会和物理环境的改善,如生活环境转好、食品营养改善对人口死亡率下降贡献很大。社会分层在社会中普遍存在,不同的个体或群体都处于不同的社会层级,而社会经济地位对健康有重要影响,越高的社会经济地位健康状况越好,越低的社会地位健康问题越严重(李鲁,2015)。除了个人因素,健康因素研究中的社会外部环境是影响老年人健康的重要因素特征。

1. 个人因素

性别、年龄、婚姻状况等人口学因素对老年人健康的影响表现各异。尽管女性平均预期寿命比男性长,但并不意味着女性一定比男性健康。从慢性病易患人群的角度看,我国女性老年人群高血压、糖尿病患病率高,而男性老年人群哮喘、中风的患病率高(NCDC,2012);在卫生服务利用上,与男性相比,女性老年人的门诊利用率相对较高,美国和西班牙女性老年人更倾向因自身健康问题主动寻求卫生服务,老年男性却在受到家人驱动后才去就诊,可以说老年男性缺乏主动寻求健康服务的行为(Albanese E,2011)。

随着年龄增大,自然衰老进程的加剧,老年人健康研究多表明年龄与健康状况通常呈负相关关系。利用跟踪数据研究显示,我国高年龄组老年人健康越来越差;世界范围内高收入国家、中等收入国家及低收入国家健康数据均反映出一致的健康模式,即 50 岁及以上的中老年人健康状态随着年龄的增长而逐渐下降,慢性病、心理抑郁、老年痴呆等疾病患病率都与年龄有正向关系(杜本峰,2013)。

婚姻状况对老年人健康的影响多表现为处于在婚状态的老年人健康水平相对较好。国内一项研究发现已婚老年人比未婚、单身老年人的健康状况好(靳永爱,2017)。有研究分析显示有配偶的老年人与无配偶的老年人死亡率风险比为 3∶5,并且跟踪发现已婚老年人寿命更长,婚姻对男性老年人的作用比对女性老年人的作用表现得更大(Scafato E,2008)。通常婚姻伴侣对老年人健康具有促进作用,伴侣之间的相互支持对老年人,特别是对男性老年人影响效应更强。

个人社会经济地位对健康的影响主要通过教育、收入与职业来体现,文化程度高、收入水平高、职业好对健康有促进作用,反之文化程度低、收入水平低、职业差对健康有损害作用。尽管我国农村老年人口在这方面处于劣势,但他们内部社会经济地位也存在差异。社会经济地位与老年人健康关系的研究已渐趋成熟,国内外学者充分利用多种数据对老年人的健康差异展开横向和纵向的分析,尽管健康水平测量指标存在差异,但研究结果较为一致(Jiang J,2002;Li D,2014;陈晶,2017)。

生活方式是人口健康研究充分重视的影响维度,有研究发现健康生活方式对我国老年人健康水平均有着显著的正向影响,并且生活方式对健康的边际影响效应大于社会经济地位,社会经济地位在某种程度上要通过生活方式对健康产生影响(阮航清,2016)。2010 年我国 50 岁及以上中老年人致死危险因素中,排在前三的分别是饮食风险、高血压和吸烟,其中饮食风险包括营养过剩和营养不良,两种极端现象共存(WHOb,2016)。

2. 外部环境

外部环境的定义并没有统一的标准,有的研究中把社会支持、社会网络、社会资本等界定为外部环境,有的是指个体身处的生活环境如家庭、社区、社会为外部环境,但不同的外部环境定义在内容上却有共通之处(陶裕春,2014)。如非正式社会支持通常是指家庭内部对老年人的照料,而正式社会支持一般是指社区服务机构或制度性保障为老年人提供的生活环境。研究显示我国农村老年人获得子女提供的经济支持、日常照料对老年人的身心健康具有积极影响,非核心亲属和朋友对农村老年人身心健康发挥了"主效应模型"的增益作用,正式社会支持对农村老年人身心健康发挥了"缓冲器模型"效应(陶裕春,2014)。

北京城区老年人调查研究显示家庭因素对老年人健康影响显著,在家庭成员关系上如家庭不和睦、家人不尊敬、不讲心里话特征的老年人抑郁症状患病率、认知功能异常患病率、生活能力依赖患病率都明显偏高,其中家庭成员关系不和睦的老年人抑郁患病率 37.3%,认知异常患病率 26.9%,而家庭成员关系和睦的老年人患病率分别是 12.9%、14.9%(马丽娜,2009)。也有研究发现较高家庭收入、有人照料等家庭因素对老年人健康存在积极影响(Wang D,2009;蒋华,2015)。

社区环境对老年人健康存在影响,影响路径则表现为外部生活环境直接或间接方式的健康效应。国内外研究发现社区社会经济发展程度高、基础设施配套好对健康有积极作用;而社区中的社会资本则通过社区服务和社区参与对老年人健康产生影响(Ding D,2013;Li LW,2016)。也有研究发现社区环境直接影响老年人健康,环境较好的社区老年人健康水平相对好,社区文化活动的开展可以减小某些居住方式对老年人心理健康的不利影响(靳永爱,2017)。

宏观社会环境包括社会经济、文化、政治、自然环境等,对任何生活其间的个体健康都可能会产生影响。社会经济因素是人类生存的物质条件,是人类健康的基础;政治因素利用手中的权力直接掌握着社会资源的分配,决定着公民能否享受健康公平;文化因素涉及价值观与社会规范,不同社会、不同人群可能持有不同的价值观,从而也会对健康产生不同的影响;自然环境对人口健康的影响是多方面,如温室效应、洪涝灾害、空气质量等,2010年我国50岁及以上中老年人致死危险因素中就包括空气污染这样的自然环境因素(李鲁,2015;WHOb,2016)。

三、研究文献述评

通过对国内外老年人口健康研究文献的综合梳理与系统研读,发现老年人口健康研究已经积累了丰富的研究成果。这不仅为本文研究的开展奠定了良好的研究基础,也为研究框架与研究内容的确定提供了明确方向。但老年人口健康研究亦是不断发展、不断完善的过程,以往研究在研究对象、研究内容以及研究方法上仍存在尚需拓展的空间。

(一) 农村老年人健康研究较少

文献梳理发现我国现有研究资源中农村老年人健康问题研究相对较少,但我国农村人口健康水平却始终落后于城市,农村老年人口健康问题更显突出。不同于西方国家经济起飞、城镇化后逐渐进入老龄化社会,我国进入人口老龄化是在"未富先老"的城乡二元社会发展阶段,人口老龄化趋势表现为时间早、速度快、规模大,并且人口老龄化重点出现在农村,以往研究对农村老年人健康关注相对较少,这与我国人口老龄化及其健康形势不符。

(二) 农村老年人多维健康研究较少

以往老年人健康研究中通常大多只关注某一健康维度,如对老年人慢性病患病、跌倒、活动能力等躯体健康功能,焦虑、抑郁、自杀等心理健康问题,自评的综合健康状态等,但却缺少对多维度健康的研究。健康不仅是生理健康、心理健康、社会健康的多维协调状态,从单一评价角度看它也是指不同维度健康协调运行的综合健康状态。生理、心理健康的协调状态可能会投射于综合健康,但目前关注多维健康的研究相对较少。生理、心理及综合健康的全面视角更有助于突破单一研究维度的局限,发现健康维度相互间作用机制,有利于农村老年人口健康的全面促进。

(三)健康影响因素研究存在单一性

健康影响理论中因素通常从个体微观到家庭、社区、社会等外部中观、宏观社会环境因素,具有层次多样性。以往国内研究中老年人健康影响因素多集中在个体微观层面,老年人人口学特征及生活方式是经常被考虑的解释变量;如果说老年人健康因素研究中考虑家庭特征的相对较少,则考虑社区特征更是极少。人口健康研究中,健康因素的选择既要遵循健康理论,也要结合研究对象实际,同时也受研究方法、研究资源的限制。对于进入生命历程中晚期的农村老年人来说,他们的健康可能不会单纯是其个人的事,仅受个体特征影响,家庭、社区、社会环境也可能作用其间。因此宜尽可能突破健康影响因素的单一性,选取多层次影响因素开展研究,这对了解农村老年人健康影响的作用机制,促进农村老年人健康水平大有裨益。

(四)利用跟踪数据的健康研究较少

追踪研究又称纵向研究,是指跟踪人群是否暴露于可疑因素与是否出现某种结局事件,从而判定因素与结局之间是否存在因果关系。人口健康研究中,它通常用来研究健康水平、疾病、死亡、健康干预等健康事件的自然史,跟踪健康事件发展、检验变量间关系能力强。但纵向研究成本高、时间长,同时也存在跟踪对象失访等问题,这可能是制约其被广泛使用的重要原因。长期以来,我国人口健康研究极少进行大型健康跟踪调查,而是一直普遍使用横断面调查研究,这也会直接导致调查对象信息在时间上缺少连续性,数据开发使用存在很大局限性。目前国内跟踪调查研究为数甚少,北京大学在全国范围组织开展的跟踪调查项目如"中国老年人健康长寿影响因素调查(CLHLS)""中国健康与养老追踪调查(CHARLS)"为国内外开展中国老年人口健康研究提供了丰富的数据资源。

与我国"未富先老"的社会人口发展形势不同,西方发达国家在经济起飞后才出现人口老龄化现象,并且已经在老年人口健康研究方面积累了丰富的文献资源,形成了系列人口健康理论,本文研究中对此均有借鉴。当前,西方发达国家均已完成城镇化过程,他们也较早开始老年人健康与养老追踪研究,尽管本文研究对象为我国农村老年人,但国外老年人健康研究的相关文献对本次研究的开展仍具有很好的启示性与参考价值。

第三节　研究理论基础

人口健康是跨学科的新生事物,涉及人口健康研究的相关理论横跨多学科专业,而人口学视角的健康影响模型多是从传统的生物—心理—社会医学健康理论发展起来的。本节介绍的人口健康影响理论模型主要包括人口健康与决定因素、生命历程健康理论、社区健康影响及健康社会决定因素模型,它们将成为研究的理论基础,并为研究框架的建立提供健康影响理论支撑。

一、人口健康与决定因素

1989 年加拿大高级研究所认为"人口健康是指用健康指标来衡量,通过社会经济和物理环境、个人卫生习惯、个人能力及应变能力和技巧、人类生物学、早期儿童发展和卫生保健服务所影响的总人口或特定子人口的健康"。决定健康的因素不是单独起作用,而是因素间共同作用。决定人口健康的因素中,生物学和基因遗传因素占 15%,物质环境因素占 10%,社会和经济环境因素占 50%,医疗体系占 25%,即除了生物学和基因遗传,人口健康主要受社会因素影响决定,具体人口健康与决定因素之间的关系见图 1 - 1(董维真,2009)。

这一健康决定模型的影响关系中,直观体现人的健康状况既是健康结果也是影响因素,同时还是一个动态过程。作为健康结果,人口健康状况仅受个人能力的直接影响,但其他因素却以不同的方式与健康存在联系;作为决定因素,人口健康状况影响着社会生产力与经济发展,后者进而也会影响个人能力水平、社会环境与物理环境,这些因素又会以直接或间接的途径共同作用于健康状态;遗传因素与生存的外部环境共同作用于个人能力,持续影响健康结局的发生;社会医疗保健水平与疾病、社会经济发展状况间相互影响,个人能力又同时影响个人疾病发生率。

不难看出,社会经济、医疗服务、遗传与个人能力在人口健康发展中都发挥着自身独特的影响作用,并且它们之间也存在互相关联。从模型的健康状况节点出发可以看到健康状况—生产力和经济状况—社会环境、物质环境—个人应对能力—健康状况的循环发展过程,从疾病节点出发可以看到疾病—医疗保健—生产力和经济状况—个人应对能力—疾病的循环发展,健康的动态变化就是在一次一次的节点循环发展中得以体现。不管是个人、还是由个人组成的不同规模人口群体,人口健康与决定因素的影响理论框架都解释着他们的健康状况与发展,所以说人口健康既离不开他们所生活的社会环境,也离不开个人及其遗传因素的影响。遗传因素属于生物学范畴,而从人口学理论视角研究人口健康则更多关注个人由微观到宏观的社会生活环境,它们是人口健康发展的外部影响因素,是人口健康促进过程中的可干预因素。

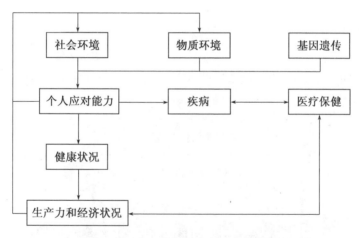

图 1-1 人口健康与决定因素的关系

二、生命历程健康理论

始于 20 个世纪 60 年代的生命历程研究标志着一个重要转变,它着眼于把生命当作一个整体过程来看待,这对于研究健康轨迹有重要意义。1986 年 Barker 研究发现婴幼儿时期的经历及特征与成年后是否患有慢性疾病有关,1996 年生命历程研究理论明确出现在人口健康模型中,某个生命阶段个体会表现出一定的健康结果或经历某一事件,而这一阶段生命经历可能会顺时影响其后的健康结果,模型强调了生命历程对人口健康影响的时序效应(Kuhn D,2003)。

　　个体生长与老化是生命不可逆的过程,生命历程中的不同经历可能对个人健康存在正面或负面的时序影响,其常用的理论模型主要包括敏感时期模型、路径模型和累积模型。敏感时期模型用来验证当前的健康结果是因为某一时期曾暴露于危险之中;路径模型用来验证早期风险因素通过中介变量的调节作用导致最终的不利健康结果;累积模型用来验证暴露于负面环境或社会经济条件、暴露于健康风险行为的生命历程会经过时间累积形成不良健康结果,反之亦然。艾奇斯等人在《公共健康学》一书中提供了基于生命历程的人口健康影响模型,图1-2直观表明整个生命周期过程,不同层次因素对人口健康及个体健康的影响路径(董维真,2009)。

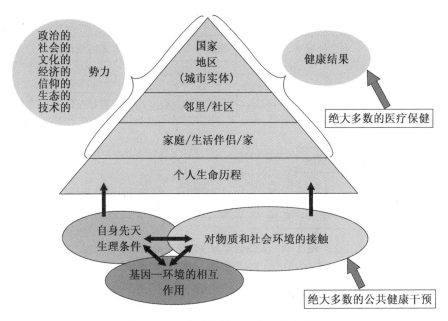

图1-2　生命历程视角的人口健康模型

　　不同生命历程的个体均生活在家庭、社区、国家或地区的社会环境中,社会环境因素必然影响着他们的健康结果。生物基因与环境的相互作用、个体先天获得的生理条件、后天与物质和社会环境的接触三者之间互相影响,构成影响个体健康的自身因素;从胚胎发育、婴儿出生开始先天遗传的生理因素便影响着个人健康;随着个体生命的发展,其与物质和社会环境的互动接触,如所处生活环境、健康观念的获得、健康生活方式的形成与调整等也会直接对健康产生影响。同时,个体或人群的政治、社会、经济势力,医疗保健能力均体现在社会环境中,影响着不同生命周期健康状态的出现与健康发展。

三、健康社会决定因素模型

2005 年世界卫生组织成立健康问题社会决定因素委员会,关注点由健康结果转向影响健康的因素,计划用一代人的时间减少社会健康不平等现象,实现健康公平。Dahlgren 与 Whitehead 两位学者 1991 年建立的健康社会影响因素分层模型被世界卫生组织采用,如图 1-3 所示。该模型由内而外分别代表不同层次的健康影响因素,第一层是不同个体生物遗传因素,第二层是个人行为与生活方式,第三层是社会和社区对健康的影响,第四层是社会结构性因素,第五层是宏观社会经济、文化与环境(李鲁,2015)。不同层次的因素以直接或间接的方式传递着它们对健康的影响,这也反映健康结果的形成不是一件简单的事,而是项系统工程。

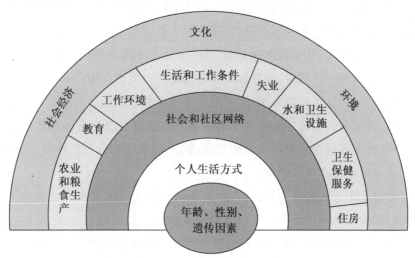

图 1-3 健康社会决定因素模型

Tarlov 曾用一句简短的话解释健康的社会影响因素,即是人们生活所在地的社会特征,他认为健康影响因素包括基因和生物学因素、医疗保健、个人健康行为与社会环境四类。2008 年世界卫生组织调查显示导致死亡的健康因素分布中,生物遗传因素占 10%,医疗服务因素占 30%,社会环境因素占 10%,而个人行为与生活方式因素占 50%。尽管决定健康的社会因素并不唯一,但能看到个人行为与生活方式的影响作用是至关重要的。

四、社区健康影响模型

20 个世纪 90 年代初期,研究人员认识到人口健康研究当中只注重个人因素的影响,忽略环境因素有很大的局限性,社区对健康影响的研究兴起并快速发展。人作为一种"空间动物",他所居住的环境对其身心与情感有着无可替代的影响;而社区又被看作是家庭社会功能的延伸,在一个人的生活中作用举足轻重。1993 年 Macintyre 等人首次将社区对健康的影响理论化,包括自然环境和自然特性,居家、工作、娱乐环境,日常生活服务,社会文化特征,社区声誉五种类型,社区健康影响机制初具规模(Macintyre S, 1993)。

随后社区健康影响理论被进一步简化,形成社区健康影响的理论框架,如图 1-4 所示。在这个理论框架中,社区对健康的影响主要是通过社会环境、物理环境和社区服务三条路径,其中一个重要的概念是社区的社会资本(Wen M,2003)。社会资本存量高,社区的社会环境、物理环境表现得安全和谐,社区服务网络健全,对社区居民健康必然有促进作用;相反,社会资本存量低的社区,社区环境失衡、服务缺失必然不利于社区居民健康(董维真,2009)。社区社会经济状况对居民健康影响的重要性通过直接和间接的方式体现,它不仅直接影响居民健康状况,同时也通过社会文化环境、物理环境与服务环境传递其影响效应。

经过几十年的发展与积累,人口健康的社会决定因素研究已经取得了重要的理论成果。尽管以上人口健康相关理论模型在内容形式、结构表现上不尽相同,但理论的目标是一致的,均是为解释人口健康影响机制而创建的。这些人口健康影响理论中,如果说前三项理论均体现人口健康影响的复杂性,则生命历程视角的健康理论与健康社会决定因素模型体现更清晰

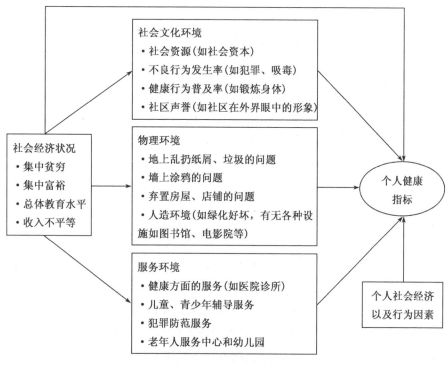

图 1 - 4 社区健康影响模型

的层次性。人口健康的社会决定因素从个体微观因素逐层向中观、宏观因素发展,除先天生物遗传因素影响,人口健康发展不仅受个体特征的影响,也受家庭、工作、社区、社会等外部环境的影响,即生活所在地的社会支持环境影响着人口健康水平。

其中,社区健康影响模型则是健康社会决定因素中某一层次特征,即社区特征对人口健康影响研究的理论发展,它对人口健康具有特有的影响路径。这也进一步提示个体特征、家庭环境、工作环境、自然环境、社会经济环境、政治文化环境等都可能以其专有的方式对人口健康产生影响,人口健康离不开从微观到宏观的社会支持环境。但是人口健康影响的复杂性与层次性也使得一次研究中通常无法穷尽所有健康影响因素,本文研究将利用我国农村老年人健康与养老追踪调查样本,结合实际从个体、家庭及社区特征层次对农村老年人健康展开系统研究。

第四节　研究内容、思路与创新

一、研究内容

内容是研究的核心,本文利用"中国健康与养老追踪调查(CHARLS)"数据,以农村老年人健康及其影响因素研究为主线,采用多水平分析方法,分别对农村老年人躯体健康、心理健康及综合健康展开研究,通过实证分析发现农村老年人健康状况的变化特点,验证农村老年人个人、家庭、社区特征对他们健康状况的影响效应。

1. 农村老年人躯体健康及其影响因素研究

躯体健康是全面健康的生理基础,农村老年人躯体健康研究以 BADL/IADL 能力受损为因变量,以跟踪时间、个人特征、家庭特征及社区特征为自变量展开分析。通过国内外研究文献梳理,提出农村老年人 BADL/IADL 能力受损变化与不同特征因素的研究假设;对农村老年人同组样本信息进行统计描述,分析不同跟踪调查时间农村老年人 BADL/IADL 能力受损发生率与特征因素之间的双变量关系,检验不同特征因素水平间 BADL/IADL 能力受损的差异性;分别对农村老年人 BADL/IADL 能力受损因变量拟合 logistic 分层模型进行影响因素分析,解释不同层次、不同特征因素对 BADL/IADL 能力受损的影响效应并验证研究假设,发现不同因素对农村老年人躯体健康的影响特性。

2. 农村老年人心理健康及其影响因素研究

心理健康是全面健康的重要组成,农村老年人心理健康研究以抑郁症状发生为因变量,以跟踪时间、个人特征、家庭特征及社区特征为自变量展开分析。在国内外老年人心理健康研究文献的基础上,提出农村老年人心理抑郁症状发生变化与不同特征因素的研究假设;对农村老年人同组跟踪样本信息进行统计描述,分析不同重复测量时间农村老年人抑郁症状发生率与特征因素之间的双变量关系,检验不同特征因素水平间抑郁症状发生率的差异性;拟合 logistic 分层模型对农村老年人抑郁症状发生进行影响因素分析,解释不同层次、不同特征因素对抑郁症状发生的影响效应并验证研究假设,发现农村老年人心理健康状况及其影响因素的健康特性。

3. 农村老年人综合健康及其影响因素研究

综合健康是整体健康的协调状态,农村老年人综合健康研究以自评健康良好为因变量,以跟踪时间、个人特征、家庭特征、社区特征为自变量展开分析。在国内外老年人自评健康研究文献梳理的基础上,提出农村老年人自评健康变化与影响因素的研究假设;对同组农村老年人样本信息进行统计描述,分析不同跟踪调查时间农村老年人良好自评健康发生率与特征因素之间的双变量关系,检验不同特征因素水平间自评健康的差异性;对农村老年人自评健康因变量拟合 logistic 分层模型进行影响因素分析,解释不同层次、不同特征因素对自评健康的影响效应并验证研究假设,发现农村老年人综合健康状况及其特征因素的影响特性;同时,分析农村老年人BADL/IADL 能力受损、抑郁症状与自评健康的影响效应,验证农村老年人身心健康与综合健康之间的关联关系。

二、研究思路

任何科学研究的顺利开展都需要清晰明确的研究思路作保障,遵循研究思路逐步开展项目工作往往可以起到事半功倍的效果,好的研究思路实际上是一条完善的研究逻辑路径,因此确定研究选题与研究内容后,研究思路的制订与规划是至关重要的。它不仅是项目研究的备忘录,也是指导研究后续开展的重要依据。本研究将按照文献回顾、研究设计、实证研究、形成结论的基本思路逐步展开,研究技术路线图如图 1-5 所示。

首先是研究文献的研读与梳理。在全球人口老龄化的趋势下,国内外老年人口健康研究的参考文献名目繁多如汗牛充栋,它们对开展老年人健康研究均有一定的参考价值。为使文献梳理更具代表性,本文在进行老年人口健康文献检索时具有一定的倾向性,注重查阅国内外权威期刊、学术出版物,国家级老年人口调查、监测及跟踪研究的相关文献。通过对相关研究文献的系统研读与综合梳理,了解老年人口健康研究的国内外现状,为本次研究选题的确定提供了文献支撑,也为研究内容、研究方法的确定提供参考与借鉴。

第二是形成研究设计方案。研究设计的任务是对整个研究过程的工作进行详细规划,形成一套研究方案。它通常需要明确研究目的与研究内容,

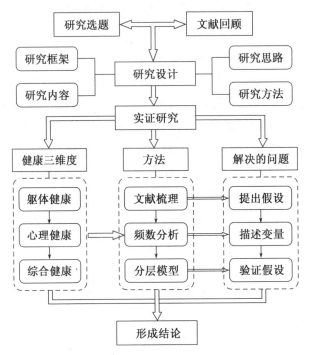

图 1-5　研究技术路线图

确定研究性质与研究方法,制订详细的工作步骤与可行性方案。本次农村老年人健康研究将以解释性研究为主要目的,采用经验性研究方法,在提出研究假设、描述性分析的基础上,通过实证分析解释我国农村老年人口健康发展变化规律及其影响机制,要达到这样的研究目的需要设计制订具有可操作性的研究计划。这也是下一章研究设计要实现的目标,以人口健康影响相关理论为基础,明确相关概念,构建研究框架并提出一级研究假设;同时,说明数据来源与统计分析方法,为后续实证研究做准备。

第三是进行农村老年人健康及其影响因素的实证性研究。农村老年人健康是生命历程中晚期的健康事件,健康事件的发展轨迹与影响因素对处于衰老进程中老年人健康促进意义重大,农村老年人健康实证研究部分是本研究的核心内容。基于社会支持的人口健康影响理论为实证研究提供了理论基础,但遗憾的是由于理论模型复杂性和应用性研究局限性的制约,现实经验性研究中鲜有人口健康影响理论模型能够被同时全部验证。研究将以研究理论框架为指导,通过国内外文献梳理提出二级研究假设,利用 CHARLS 3 期追踪数据,使用多层统计模型方法,分析不同出生队列的同组农村老年人健康跟踪样本信息,分别对他们的躯体健康、心理健康与综合健康变化及影响因素进行假设验证,发现农村老年人健康状况的变化特征及其个人、家庭、社区的健康影响模式。

最终是结论部分。项目研究中结论必不可少,它的作用在于总结与提炼。在对前述主体研究进行概要性总结陈述的基础上,形成本次研究结论;针对研究中主要发现与问题进行讨论,并提出研究的政策性启示;回顾研究过程,分析研究中存在的不足之处并提出研究展望。

三、创新之处

1. 验证了基于社会支持的农村老年人健康影响理论

基于社会支持的人口健康影响理论,本文创新性地建立并验证了我国农村老年人健康影响研究理论框架。尽管我国农村人口老龄化程度比城市严重,健康状况比城市差,但国内现有老年人健康影响研究却不尽人意。首先健康研究主题相对单一,多集中在老年人躯体健康、心理健康或综合健康的某一健康维度;其次健康影响因素层次单一,多集中在个体特征,个别研究会考虑家庭支持,却极少关注社区特征,而同时关注个人、家庭及社区特征的研究几近缺失。本文突破了以往研究的这两点局限性,一是关注农村老年人全面健康,包括躯体健康、心理健康及综合健康;二是关注多层次健康影响因素,在重复测量的水平上,从个体、家庭及社区多层次社会支持角度分析农村老年人健康影响。利用社会支持与人口健康影响理论,本文构建农村老年人健康影响的多层次理论研究框架,并通过实证研究得以验证。这不仅是对我国农村老年人健康研究理论的发展与创新,也是对我国农村老年人健康影响研究文献的补充与发展。

2. 拓展了个人、家庭、社区等社会支持环境的健康影响研究

农村老年人健康离不开其生活的社会环境,本文研究中利用嵌套层次同时引入个人、家庭、社区环境因素,创新了农村老年人健康影响因素的选择,特别是对病患特征、家庭特征与社区特征因素的选取与整合。国内现有老年人健康影响研究中,一方面重要病患特征存在遗漏,通常个体特征因素

主要集中在人口学特征与健康相关行为,慢性病是常用病患影响因素,身体残疾、身体疼痛及缺少充足睡眠却几乎被忽略,但它们都是在老年人群体中有较高发生率的长期或慢性病患特征,也对老年人健康存在影响;另一方面家庭影响因素的选用存在差异,有研究考虑家庭经济收入、有的考虑家人照料、还有的考虑隔代照料等,影响了家庭支持因素间的可比性;再一方面社区特征因素在研究中极少考虑,即使考虑,社区特征因素的选择或定义也有一定的随意性,导致研究结果间缺少可比性。以往研究中影响因素选取的不足之处在本次研究中已有改进,这也是研究变量选择的创新之处。个体特征因素中,在使用人口学、健康相关行为特征因素外,专门设置了病患特征维度的影响因素,包括身体残疾、患有慢病、身体疼痛及充足睡眠4个变量;家庭特征中整合家庭代际支持因素,考虑家庭收入、居住方式、家人照料与隔代照料4个变量;社区特征遵循社区健康影响模型中社区社会经济发展、社会文化环境、物理环境及服务环境维度,分别选择社区区域位置、外在形象、活动场地及卫生服务可及性4个变量。个人、家庭与社区特征因素创新性选取有效拓展了健康影响因素,使分析更具可解释性。

　3. 应用与数据结构相适应的分层统计模型

　　使用分层 logistic 模型对农村老年人健康及其影响因素进行分析是本文在研究方法应用上的创新。目前国内老年人健康影响分析中,一方面选用线性模型欠妥,量表测量的数值型健康结果或定序测量的健康结果的分布形态一般都明显有偏,并不适合使用线性模型,而健康结果通常是指健康状态的归属,而非测量的数值型变化过程,亦不适合使用线性模型;另一方面普通回归模型处理分层结构数据能力受限,分层结构数据由于存在群聚效应,使用普通回归模型则易引起变量显著性及其影响效应的混淆。本次研究使用的 CHARLS 跟踪调查样本数据具有明显的层次结构,农村老年人 3 次健康跟踪调查信息嵌套于个体,个体嵌套于家庭,家庭嵌套于社区,选用分层 logistic 模型进行影响因素分析是本文研究方法应用上的创新之处。Logistic 分层模型的使用不仅增加了数据分析方法的科学性,也使层次影响效应分析成为可能,研究不仅发现了跟踪期内农村老年人不同维度健康变化特征,也辨析了分层效应及其不同层次影响因素对农村老年人健康的影响程度。

第二章　研究设计

本章内容主要进行研究设计,首先在介绍相关概念的基础,利用健康影响理论构建研究框架,并形成农村老年人健康研究的一级研究假设;其次介绍研究数据与方法,包括数据来源、因变量定义、自变量定义及统计分析方法。

第一节　研究框架

一、相关概念

健康是人类永恒的话题,它伴随着人类诞生与发展。健康的概念也并非一成不变,它曾在不同国家和地域被赋予不同的含义,并且随着时代的发展不断演变。随着中世纪欧洲文艺复兴运动的发展,解剖学、生理学的陆续兴起促进了西方医学技术迅速提升;同时,资本主义快速发展也产生了一系列社会问题,如瘟疫流行、环境恶化等促使人们重新思考健康的概念,传统机械唯物主义的人体观、疾病观逐渐被打破,哲学家和医学家们通过对健康范畴锲而不舍地研究,不断深化对健康范畴的认识。[①] 1946 年,世界卫生组织(WHO)提出首个世界范围内公认的健康概念,即健康并不是指没有疾病,而是指人的生理、心理与社会的良好状态,它消除了以往历史上由于国家地区、文化、种族、发展程度等差异的不同认知,也是至今被广泛引用的健康概念。

随着现代人文学科的发展,以前被认为专属于医学的健康也实现了跨

---

① 倪红梅、何裕民、吴艳萍等:《中西方健康概念演变史的探析及启示》,载《南京中医药大学学报》(社会科学版),2014(2)。

界,即人口与健康两个重要概念相结合,形成人口健康的新名词。《健康人口学的概念与方法》中定义人口健康是结合传统的公共卫生和预防医学,但它不是单纯考虑病患或处于高危风险的个人,而是强调影响全人口、全方位的健康决定因素。[1] 作为一个新术语,也有专家认为人口健康突出了社会和经济影响,结合了生理和环境因素,实现特定人口的健康状态。尽管尚未有统一概念定义,但国内外人口健康研究却一直向前发展。

人口健康是我国人口发展战略的三大目标之一,我国人口健康研究主要集中在健康人口学范畴,北京大学人口所的人口健康研究小组认为我国人口健康研究是以总人口为研究对象,关注人口健康结局,利用多学科的理论和方法综合研究健康、健康相关行为和卫生保健服务利用在不同人口特征群体中的分布和动态变化过程,从而找出人口特征变化和健康转变间相互作用和相互制约的规律,并建立人口、健康与发展之间相互作用框架,以指导人口健康研究。[2][3] 参考李建新教授在老年人健康研究中的健康维度,本文将关注农村老年人躯体健康、心理健康及综合健康三个维度的全面健康,[4]研究中既包括农村老年人健康状况变化,也包括不同特征因素对农村老年人健康的影响效应。

(一) 健康概念与测量

1. 躯体健康

躯体健康是指躯体结构完好、功能正常,躯体与环境之间保持相对平衡。老年人口群体躯体健康的测量指标繁多,测量内容与测量属性均有差异,如死亡水平就包括预期寿命、健康预期寿命,心血管疾病、糖尿病等慢性病死亡率,传染性疾病、非传染性疾病死亡率等多种指标;患病率也包括两周患病率、慢性病患病率、传染性疾病及非传染性疾病患病率等不同测量指标。尽管它们都能在一定程度上反映老年人躯体健康水平,但死亡水平与

---

① Young, T. K., "Population Health: Concepts and Methods", American Journal of Human Biology, Vol. 12, no. 4(2010).

② 郑晓瑛:《再论人口健康》,载《人口研究》,2003(4)。

③ 郑晓瑛:《试论人的全面发展和中国人口问题的根本出路》,载《人口与发展》,2008(4)。

④ 李建新、李春华:《城乡老年人口健康差异研究》,载《人口学刊》,2014(5)。

患病率在反映老年人基本躯体健康状况,如躯体功能是否正常时则能力有限。目前评价老年躯体功能健康的常用工具主要是日常活动能力(Activities of Daily Living, ADL)量表,它包括基础性日常活动能力(Basic Activities of Daily Living, BADL)量表和工具性活动能力(Instrumental Activities of Daily Living, IADL)量表,BADL 是 1963 年 Katz 提出的用来评价生活自理能力,IADL 是 1982 年 Preffer 提出的用来评价老年人躯体功能活动与社会适应活动能力。[①]

BADL 量表包括吃饭、穿衣等基本生活能力的自理能力,IADL 量表包括乘车、购物等社会功能性活动能力。基本生活自理能力是工具性活动能力的基础,工具性活动能力则是相对更高级别的个人躯体活动能力。尽管躯体健康有多种测量指标,但对于老年人来说,如果他们具有良好的日常活动能力则是身体机能良好的反应,反之日常生活中如果他们存在某些活动能力障碍,那也就预示着他们的身体机能可能存在着或多或少的不协调从而导致功能失衡。世界卫生组织在全球范围使用 ADL 量表测量老年人躯体健康状况,客观评估老年人躯体健康功能受损或失能发生率。本研究中将利用 BADL 与 IADL 能力作为农村老年人躯体健康状况的测量指标。

2. 心理健康

心理健康又称精神健康,是指能够正确认识自我、认识环境及适应环境的心理完好状态。心理健康是老年人全面健康的重要组成,量表是测量老年人心理健康的常用客观工具。心理健康量表名目繁多,常用的主要有心理健康综合测量的 SCL‐90 量表、抑郁量表(SDS)、生命质量量表(SF‐36)、艾格森人格量表等,也有专门针对不同人群如老年人健康研究开发的量表工具。我国在美国国立精神卫生研究所编制抑郁水平量表(the Center for Epidemiological Studies Depression Scale, CES-D)的基础上经过简化,将原量表 20 个测量情绪的项目简化为 10 个,改良形成适合我国国情的简

---

① 罗雅楠、王振杰、郑晓瑛:《中老年人日常活动能力变化与抑郁症状关系的研究》,载《中华流行病学杂志》,2017(8)。

版抑郁量表(CES-D10)。[1]

简版 CES-D10 量表具有较高的信度和效度,对中老年人群具有恒等性,同时量表具有良好的区分效度,能有效地测量中老年人群的心理抑郁症状。[2] 抑郁症状是威胁人类健康的无形杀手,老年人心理抑郁是他们心理健康面临的主要问题。北京大学组织调查的 CHARLS 跟踪数据以 CES-D10 量表测量中老年人心理健康,本文研究亦使用 CES-D10 量表测量农村老年人心理抑郁症状,反映他们的心理健康水平。

3. 综合健康

综合健康是指躯体、心理及社会整体协调的健康状况,它通常使用自评健康测量。健康自我评价没有统一形式,可以使用百分制、十分制的分值评价,也可以使用五类、三类的有序类别评价,研究对象依据对个体状况的认知自行确定健康结果。正是由于这种评价过程中的主观性,自评健康的信度与效度是否有保障一直存在争论和置疑,[3]但健康自评因为形式简单在研究中却颇具吸引力。

对于测量的主观性争议,国外研究发现自评健康状况通常与个体身体症状相对应,并与后续研究对象死亡率有较强相关性。[4] 国内也有研究发现自评健康信度较好,研究对象应答一致性较高,不存在系统性偏差;自评健康能够有效地反映研究对象感知到的健康状态,但不能充分反映自身无法感知的健康变化。[5] 由于自评健康是个体的主观评定结果,即个体根据

---

① Cheng, S., Chan, A., "The Center of Epidemiology Studies Depression Scale in Older Chinese: Thresholds for Long and Short Forms", International Journal of Geriatric Psychiatry, Vol. 20, no. 5(2005).

② 黄庆波、王晓华、陈功:《10 项流调中心抑郁自评量表在中国中老人群中的信效度》,载《中国健康心理学杂志》,2015(7)。

③ Louis, G. P., and Richard, K. T., The Demography of Health and Healthcare (3rd edition), New York: Springer Press, 2013.

④ 齐亚强:《自评一般健康的信度和效度分析》,载《社会》,2014(6)。

⑤ Moesgaard-Iburg, K., Salomon, J. A., Tandon, A., and Murray, C. J. L., "Cross-population Comparability and Physician-assessed and Self-reported measures of Health" in C. J. L. Murray, J. A. Salomon, C. D. Mathers, and A. D. Lopez, eds., Summary Measures of Population Health: Concepts, Measurement and Applications. Geneva: World Health Organization, 2002.

自我感知判断自身健康,对于自身无法感知的健康问题不能做出及时判断是符合思维逻辑的,毕竟个体对自身未出现的或者潜伏无症状的健康问题不可能做到未卜先知。本文将利用自评健康作为农村老年人综合健康的测量指标。

(二) 影响特征与测量

农村老年人健康影响因素源于其生活所在的社会环境,社会支持理论认为个体拥有的资源,即个人资源与社会资源越丰富,越能获得更好的社会支持。农村老年人的个人资源在研究中以个体特征反映,社会资源分别以家庭特征、社区特征反映。研究中使用 CHARLS 跟踪调查同组样本 2011年、2013 年及 2015 年重复测量数据,农村老年人健康影响分析时要首先考虑重复测量的时间因素,再从个体、家庭及社区不同层次特征分析影响因素的健康效应。以下介绍农村老年人个体、家庭及社区不同影响特征及其测量。

1. 个体特征

本文研究对象是农村老年人口,指那些常住地在农村,户籍为农业户口,2011 年进入跟踪队列时已年满 60 岁及以上的成年人。即使常驻地在农村,户籍也为农业户口,但 2013 年或者 2015 年才年满 60 岁的那部分老年人口不在本次研究对象之列。社会支持理论将个人资源分为自我功能及应对能力,其中,应对能力是指个人社会网络的广度及其利用社会网络为自己提供支持的能力,但由于研究中人口健康影响理论的层次性,反映农村老年人个人资源的个体特征并未如此分类,而是分为三类子特征,包括健康社会决定因素模型中的人口学特征、生活方式即健康相关行为及病患特征。

人口学特征选用出生队列、性别、教育程度及婚姻状况 4 个因素,这也是健康影响研究中必然考虑的因素,由于 60 岁以上的农村老年人多已退出生产领域,职业与个人经济收入并未纳入人口学特征;健康相关行为包括体力活动、社交活动、吸烟、饮酒 4 种行为因素。[①] 年龄、性别在健康社会决定因素模型中与遗传因素并列处于第一层,可见其对健康影响的重要性,它们

---

① 李鲁:《社会医学》,北京:人民卫生出版社,2015 年,第 31—58 页。

既有生物属性也有社会属性。进入老年阶段,躯体健康下降是自然规律,而男女性别间的生物学差异也影响着人口健康发展;社会上重男轻女的观念、女性气质及老年人逐渐成为社会弱势群体均对老年人健康存在影响。提高教育水平可以促进健康知识、行为与技能的掌握,也可以提高个人收入与社会地位,从而提高健康水平;婚姻是人际关系中亲密的伴侣关系,伴侣间互相提供物质与情感支持,没有配偶可能对老年人身心健康产生直接影响。不健康生活方式可能会增加健康损害风险,但对个体而言,有些健康行为是可以自行选择的,有些则不能选择,如贫困人群饮食结构不合理、饮水条件不卫生等是由社会深层结构决定的。疾病负担十大高危因素中吸烟、饮酒、缺乏运动均在其列,而社交活动是老年人主动寻找社会支持的积极行为,这4项健康相关行为均是老年人可以自我选择的生活方式,也是他们自我健康功能的体现。

人口健康与决定因素理论中,疾病也是健康影响因素之一,它通过医疗水平经个人应对能力影响健康状况。处于生命历程中晚期的老年人身体发生疾患的可能性大大增加,他们不仅是慢性病的高发人群,同时也可能存在其他长期或慢性病患特征影响他们的健康状态,因此病患特征是本次研究中结合农村老年人群体特点提出的一项个体子特征。以往国内研究中通常都会考虑慢性病对老年人健康的影响,[1][2]身体残疾、身体疼痛与缺少充足睡眠对健康的影响却普遍未重视。我国残疾人抽样调查显示老年人为残疾人的主要构成人群,约占残疾人口的一半,[3]但当前却缺少身体残疾对老年

---

① 胡月、龚磊:《农村老年人自评健康状况的影响因素分析》,载《中国卫生统计》,2013(2)。

② 钱佳慧、吴侃、罗会强:《中国老年人日常生活活动能力损失现况及影响因素分析》,载《中华流行病学杂志》,2016(9)。

③ 洪伟、张南平、陈惠玲:《老年肢体残疾患者抑郁状态分析》,载《实用老年医学》,2009(5)。

人健康影响的研究文献。与国外研究不同,①②③国内亦缺少身体疼痛与缺少睡眠对健康影响的研究,这可能与国内普遍未将其当作疾患有关。实际上从疾患影响效应上看,它们都可能对老年人健康产生影响,因此本文研究中农村老年人病患特征包括患有慢病、身体残疾、身体疼痛及充足睡眠四个因素。

2. 家庭特征

家庭是社会的细胞,每个人在生命历程的某段时期都会生活在家庭中,个人通过家庭与社会发生联系。佟新在《人口社会学》一书中认为家庭是婚姻、血缘和收养关系所组成的社会生活的基本单位,家庭是婚姻的结果,也是人口再生产的基本单位。现代社会,家庭早已不仅仅局限于生儿育女的繁殖功能,它同时还承担着经济功能、情感功能、赡养功能等多项社会功能。④

家庭是农村老年人生活的基本社会单位,研究中识别农村老年人家庭界限时同时参考居住状态与户口状态。通常农村家庭子女结婚,家庭成员户口分户后可以申请新的宅基地,但分户后仍然存在子女与父母住在一起的情况,因此家庭成员间的日常居住关系更能反映实际的家庭构成。本次研究中以下两种情况均识别为一个家庭,一是家庭成员常住在一起,且户口未分户,二是农村老年人户口已经与子女分户,但仍然常住在一起。

生命历程视角的健康模型直观地呈现出在人口健康影响的金字塔中,家庭环境位于个体与社区层次之间,不同家庭特征对家庭成员健康的影响表现为非正式社会支持。家庭收入是家庭社会经济地位的重要体现,它在

① Connolly, D., Garvey, J., McKee, G., "Factors Associated with ADL/IADL Disability in Community Dwelling Older Adults in the Irish Longitudinal Study on Ageing (TILDA)", Disabil Rehabil, Vol. 39, no. 8(2017).

② Friedman, E. M., "Self-Reported Sleep Problems Prospectively Increase Risk of Disability: Findings from the Survey of Midlife Development in the United States", Journal of the American Geriatrics Society, Vol. 64, no. 11(2016).

③ McDonald, D. D., Shellman, J. M., Graham, L., Harrison, L., "The Relationship Between Reminiscence Functions, Optimism, Depressive Symptoms, Physical Activity, and Pain in Older Adults", Res Gerontol Nurs, Vol. 9, no. 5(2016).

④ 佟新:《人口社会学》,北京:北京大学出版社,2002年,第305—314页。

老年人健康研究中普遍使用。①②③ 当前我国养老方式仍是传统家庭养老模式,分析农村老年人的居住方式、需要时是否有人照料及是否照看孙辈是不同家庭代际支持形式健康影响的表现,④⑤⑥并且这三种家庭代际支持方式均更具中国特色。本文研究中农村老年人的家庭特征包括家庭收入、居住方式、有人照料及照看孙辈四个因素。

3. 社区特征

社区概念在社会学研究中历史悠久,传统意义上的社区定义为相互交往且生活居住在邻近地域的人群;后来随着概念含义的不断扩展,社区指包括有共同的兴趣、品味、信仰、偏爱、资源、需求、风险或其他条件的人群,而不一定局限于地理位置上的集中(董维真,2009)。⑦ 社区在我国是个相对较新的概念,研究中农村老年人生活居住的乡村即被视为社区单位,但我国农村社区具有明显的地域性差异。

当前我国农村实行村民自治制度,一个行政村包括一个或临近几个自然村。同一行政村内的家庭和村民通常都互相熟悉、互相来往,生活上他们拥有共同的社会文化背景与村居环境,政治上他们接受村民自治领导小组管理与服务,经济上他们受村级集体经济发展或当地社会经济状况的影响,卫生服务上他们接受基层乡镇卫生机构提供的卫生保健服务。

---

① Su, P., Ding, H., Zhang, W., et al, "The Association of Multimorbidity and Disability in a Community-based Sample of Elderly Aged 80 or Elder in Shanghai, China", BMC Geriatr, Vol. 16, no. 1(2016).

② Back, J. H., Lee, Y., "Gender Differences in the Association between Socioeconomic Status (SES) and Depressive Symptoms in Older Adults", Arch Gerontol Geriatr, Vol. 52, no. 3(2014).

③ 周律:《老年人社会经济地位与日常生活自理能力丧失的关联研究》,载《人口与发展》,2012(3)。

④ 王德文:《居住及日常照料方式对老年人躯体机能转归的统计分析》,载《统计研究》,2005(8)。

⑤ 黄国桂、杜鹏、陈功:《隔代照料对于中国老年人健康的影响探析》,载《人口与发展》,2016(6)。

⑥ 程昭雯、叶徐婧子、陈功:《中老年人隔代照顾、居住安排与抑郁状况关联研究》,载《人口与发展》,2017(2)。

⑦ 董维真:《公共健康学》,北京:中国人民大学出版社,2009 年,第 247—253 页。

社区健康影响理论认为社区内居民健康与社区环境因素有联系,社区社会经济环境、社会文化环境、物理环境及服务环境是正式的社会支持网络,它们分别通过直接或间接的方式对居民健康产生影响。由于我国长期区域发展不平衡,东部与中西部地区社会经济发展水平有明显差异,研究中社区社会经济环境选用社区所在区域位置测量;社会文化环境选用社区外在环境形象测量,物理环境选用老年人活动场地测量,服务环境选用卫生服务可及性测量。本文研究中社区特征包括社区区域位置、环境形象、活动场地及卫生服务可及性四个因素。

二、研究框架的建立

农村老年人口健康既是静止状态,也是动态过程。从某一个时点看,农村老年人口健康可能综合表现出或好或差的健康结果,但很快这种时点状态会成为过去式;随着时间的推移农村老年人口健康又可能在新时点发生变化,出现新的状态,这种新状态与原来时点相比可能转好、也可能变差、还可能维持不变;多时点重复测量的健康状态便显示出农村老年人口健康状况变化,这种动态过程可能有规律、也可能是随机的。生命历程健康理论模型认为人从出生到死亡,健康是在动态变化的,老年期内健康同样也是动态变化的;健康影响相关理论均认为人口健康是多重因素共同作用的结果,除受遗传生物学因素影响外,个人、家庭、社区、社会共同构成人类社会的生活环境。同样对于老年人,除了他们的个人因素,其生活环境从微观个体到中宏观的家庭、社区和社会,他们的健康状况也离不开其生活环境。[①]

社会支持作为一种理论范式,是指个体需要时可获得的来自他人、群体或社会等提供的支持,包括实质性支持与情感性支持。[②] 我国社会支持研究开始于 20 世纪 90 年代,个体的社会支持网络对于规范其态度、行为有重要影响,人们可以从社会中获得来自他人的各种帮助;[③]社会支持也被认为

① Zheng, X., Chen, G., Song, X., "Twenty-year Trends in the Prevalence of Disability in China", Bull World Health Organ, Vol. 89, no. 11(2011).

② Lin, N., Ye, X., Endsel, WM., "Social Support and Depressed Mood: a Structural Analysis", Journal of Health & Behavior, Vol. 40, no. 4(1999).

③ 张文宏:《城乡居民的社会支持网》,载《社会学研究》,1999(3)。

是个体通过社会联系，能够缓解应激反应、舒缓精神紧张及增强社会适应能力的程度，这里的社会联系通常是来自家庭、亲朋好友、社区及组织的精神或物质上的帮助和支持。[①] 从资源归属上看，个体拥有的资源分为个人资源与社会资源；从社会支持的渠道上看，社会支持包括来自家庭、亲友的非正式社会支持，和来自社区、政府等组织的正式社会支持。[②] 农村老年人生活在个体、家庭、社区等社会环境中，他们的健康程度与变化必然也离不开社会支持网的影响，因此本文研究以社会支持理论为基础，利用人口健康影响模型构建研究理论框架。

通常一项研究中难以穷尽从微观到宏观的所有社会生活环境因素，本文在重复测量时间维度的基础上，从生活环境中的个体、家庭及社区特征出发，分析社会支持因素对农村老年人健康，即躯体健康、心理健康及综合健康的影响。以重复测量作为时间层次，反映农村老年人健康状况变动，遵循个体、家庭与社区之间的层次关系建立农村老年人健康及其影响因素分析的研究框架，如图2-1所示。农村老年人追踪调查的重复测量信息包含于个体，个体信息包含于家庭，家庭信息包含于社区，追踪调查时间、个人、家庭与社区之间逐级包含的现象呈现出农村老年人健康变化与影响因素之间多水平嵌套的层次关系。

5年的时间从全生命周期的角度看并不是很长，但健康轨迹分布在每一段生命历程，对于老年期来说5年时间的相对长度会显著增加。随着时间的流逝，年龄不断地增长，农村老年人口平均预期寿命余年在减少，他们暴露于死亡的风险持续增加，但是连续记录农村老年人健康状况变化的信息却相对较少。世界卫生组织开发的内在能力指标曾被用来跟踪测量健康变动趋势，对总体人群而言，健康水平的变化规律表现为成年时期上升，60岁及以后的老年时期又逐渐下降，尽管可能存在不同层次、不同特征的社会因素综合作用决定着老年人健康变化的动态趋势，但老年人健康水平在下

---

① 李强：《社会支持与个体心理健康》，载《天津社会科学》，1999(1)。

② 陶裕春、申昱：《社会支持对农村老年人身心健康的影响》，载《人口与经济》，2014(3)。

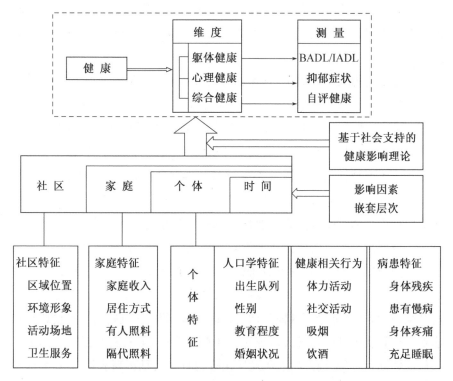

图 2-1　农村老年人健康及其影响因素研究框架

降。[①] 因此提出农村老年人健康重复测量时间维度的**研究假设 1：跟踪期内我国农村老年人健康水平逐渐下降**。

研究中，农村老年人个体特征是涉及个人微观单位的因素，包括人口学、健康相关行为及病患因素。人口健康与决定因素模型中的个人应对能力、生命历程视角健康模型中个人与环境的互动、健康社会决定因素模型中的个人年龄、性别及生活方式、社区健康影响模型中的个人行为因素无不表明个体特征在人口健康中的重要作用，即个体因素直接影响着健康结果。由此提出农村老年人个体特征的**研究假设 2：个体特征影响农村老年人健康水平**。

家庭是个人生活最微小的社会环境，农村老年人的衣食住行、喜怒哀乐大部分都发生在家庭；同时家庭也是个人进入社区，与宏观社会发生联系的

---

① 李鲁：《社会医学》，北京：人民卫生出版社，2015 年，第 235 页。

桥梁。我国社会学家费孝通先生在《乡土中国》中以"差距格局"对我国农村的社会关系进行形象描述,每个人以自己的地位为中心画出一个圈子,像石子投入水中,一圈一圈由近及远。个人的社会关系便如同水中波纹,圈子大小由中心的势力大小而决定,这种社会关系对个人健康产生重要影响,特别是家庭作为与个人关系最为密切的首数社会关系,对个人健康结局意义重大。① 尽管是非正式的社会支持,家庭特征表现为家庭成员间的不同代际支持,但它为农村老年人提供着实质性的物质支持与情感支持,由此提出农村老年人家庭特征的**研究假设 3:家庭特征影响农村老年人健康水平**。

社区环境与健康关系的研究主要在西方发达国家开展,因此现有的社区健康理论也通常是以西方工业化国家社区环境为研究背景形成的,我国社区与健康影响关系的研究还处于非常初级的阶段。② 社会经济快速发展过程中,我国农村发展长期落后于城市,农村社区的相关研究更为滞后,但近年来农村社区环境也在逐步发展。农村社区可以说是我国最基层的正式性社会组织,社区健康影响模型认为社区环境,即社区支持对居民健康存在影响。尽管我国社区与健康研究还处于初级阶段,但农村社区环境与老年人健康之间也可能存在联系,因此提出农村社区特征的**研究假设 4:社区特征影响农村老年人健康水平**。

健康是一种良好的协调状态。对个体而言,如果存在躯体功能障碍则可能影响他们对自己综合健康的评价与测量,如果存在心理或精神上的障碍也可能影响他们对自己综合健康的评价与测量,不同维度健康之间也可能存在相互影响,国内外研究对不同健康维度之间的相互影响已有验证。③④ 农村老年人健康是我国人口健康的组成部分,其健康规律也可能符合人群健康研究的共同特性,因此提出**研究假设 5:农村老年人不同维度健康之间存在相关**。

---

① 李鲁:《社会医学》,北京:人民卫生出版社,2015 年,第 32 页。

② 董维真:《公共健康学》,北京:中国人民大学出版社,2009 年,第 246 页。

③ 李鲁:《社会医学》,北京:人民卫生出版社,2015 年,第 71 页。

④ Sun,W.,Watanabe,M.,Tanimoto,Y.,et al.,"Factors Associated with Good Self-rated Health of Non-disabled Elderly Living Alone in Japan: A Cross-sectional Study",BMC Public Health,Vol. 7(2007).

第二节　数据与方法

一、样本数据

（一）数据来源

研究中使用数据来源于北京大学"中国健康与养老追踪调查（CHARLS）"项目，研究者通过 CHARLS 官方网站（http://charls. pku. edu. cn/zh-CN/page/about/CHARLS）申请，获得 2011—2015 年中老年人健康与养老追踪调查数据的使用权限。CHARLS 跟踪调查是我国一项大型科学调查研究项目，该项目由北京大学国家发展研究院主持、北京大学中国社会科学调查中心与北京大学团委组织实施，对我国 45 岁及以上中老年人及其家庭情况进行跟踪调查，为分析我国中老年人口健康及其相关问题提供了翔实客观的数据资源。本文基于 CHARLS 公开发布的跟踪调查数据，提取相关样本信息展开研究。

2011 年 CHARLS 在全国 28 个省（自治区、直辖市）的 150 个县/区、450 个村/居开始基线调查，其后每两年追踪一次，目前已经积累 2011 年、2013 年、2015 年三期共 3.3 万家庭次、5.7 万人次跟踪数据。样本家庭户的确定采取县/区、村/居、家庭户三阶段随机抽样方法，其中，县/区级、村/居级使用 PPS 抽样，家庭户利用 CHARLS-GIS 系统完成随机选样，每期跟踪调查存在一定比例的样本替换，具体调查研究方案与设计详见 Zhao 等人的文献。[①] 实地调查获得北京大学生物医学伦理委员会批准，并在入户调查时与受访家庭签署知情同意书。参考美国、英国、欧洲等国家和地区健康与老龄化跟踪调查，并兼顾中国具体国情，CHARLS 调查内容包括家庭户登记表、基本信息、家庭、健康状况与功能、医疗保健与保险、工作退休与养老金、收入支出与资产、住房特征与访员观察 8 个模块，既保障跟踪调查

---

① Zhao，YH.，Hu，YS.，Smith，J. P.，et al.，"Cohort Profile: the China Health and Retirement Longitudinal Study（CHARLS）"，International Journal of Epidemiology，Vol. 43，no. 1(2014).

数据能反映我国中老年人健康与养老状况及发展,又保障了数据开发与研究具有良好的国际可比性。

(二) 研究样本选取

本次研究对象为 60 岁及以上农村老年人,研究内容为躯体健康、心理健康及综合健康,须选取 CHARLS 跟踪调查数据的子样本为研究样本。2011 年进入基线调查的农村老年人在 2013 年、2015 年追踪时均存在死亡、失访现象,数据存在缺失;纵向研究中,研究对象在跟踪观察期的缺失数据通常分为三种类型:完全随机缺失、随机数据缺失及非随机缺失,前两者可以在研究中忽略。统计学家 Foster 与 Fang 曾于 2004 年指出在实际研究中人们通常考虑数据缺失为随机缺失,允许数据缺失同观察到的变量相关的假设比较合理;2006 年 Hedeker 与 Gibbons 在《纵向数据分析》一书中也表示,许多进行数据缺失研究的专家建议将随机数据缺失默认为数据缺失的处理方式。① 基于这一建议,本文利用 CHARLS2011 年、2013 年及 2015 年跟踪数据,选取跟踪满 3 次的农村老年人为研究样本,那些跟踪未满 3 次的农村老年人缺失数据作为随机数据缺失处理,未纳入研究样本。

首先利用 2011 年基线调查"人口与背景"样本文件,筛选出常住地在农村、出生年份为 1951 年及以前并且具有农村户口的调查记录,即初步确定基线进入跟踪队列并已年满 60 岁的农村老年人为本次研究对象,保存为"农村老年人"文件;下一步,逐一在 2011 年各基线样本文件中提取日常活动能力量表、工具性活动能力量表、心理抑郁量表、自评健康、人口学变量、健康相关行为、病患情况、家庭特征等变量信息,根据调查对象的个人编码与"农村老年人"样本合并,保存为"2011 年农村老年人"数据文件。2013 年、2015 年跟踪数据文件中,农村老年人识别标准与基线识别标准保持一致,并参照 2011 年文件合并整理模式,生成"2013 年农村老年人""2015 年农村老年人"两个数据文件。

2011 年基线调查时所有样本村/居均进行了社区问卷调查,使得本次研究分析农村社区对老年人健康影响成为可能。社区调查信息包括村/居

---

① 王济川、谢海义、姜宝法:《多层统计分析模型—方法与应用》,北京:高等教育出版社,2008 年,第 261 页。

人口、经济、水电设施、卫生服务等内容，全面搜集了样本社区社会、人口、经济、环境、服务等综合发展现状。从基线社区样本文件中筛选出农村老年人所在农村社区信息，保存为"农村社区"数据文件。遗憾的是 2013 年、2015 年两次跟踪调查时未再对样本社区进行问卷调查，虽然说传统农村环境通常变化不大，但近年来我国新农村建设过程中乡村环境也可能会在短时间内发生变化。考虑到社区环境对健康影响效果存在滞后性，因此本次研究中选用 2011 年农村社区调查特征，并尽量选择那些相对固定、与时间相对独立的社区特征因素。

将"2011 年农村老年人""2013 年农村老年人""2015 农村老年人""农村社区"4 个数据文件进行合并，获得合并跟踪样本。由于样本数据为嵌套结构，本文将使用多水平分层模型对农村老年人健康进行分析，该模型对样本层内次级样本量有要求，根据每个农村社区内样本量不少于 30 的标准，剔除部分不满足条件的调查记录后得到最终分析样本。最终研究样本的样本量为 11 319 例，即由 3 773 名农村老年人 5 年 3 期重复测量记录构成的同组群跟踪样本。

二、因变量定义

本文因变量主要有 3 项 4 个变量，它们都需利用调查问卷中的变量信息加工而成。躯体健康在调查问卷中使用日常活动能力量表包括基础性与工具性活动能力（BADL/IADL）量表测量，心理健康使用简版抑郁量表（CES-D10）测量，综合健康使用农村老年人自评健康测量，以下介绍 4 个因变量设定标准、取值方式及其表达含义。

1. BADL/IADL 能力受损测量躯体健康

日常活动能力（ADL）量表用来反映农村老年人躯体健康，主要目的在于关注他们躯体活动能力受损或失能情况。基础性日常生活能力（BADL）量表包括 6 项基本生活能力，即如厕、吃饭、穿衣服、控制大小便、上下床和洗澡；工具性活动能力（IADL）量表包括 5 项社会功能性活动能力，即做家务、烧饭、购物、管理钱财和吃药。每种活动能力共设置 4 项答案，即没有困难、有困难但可以自己完成、有困难需要他人帮助、无法完成，并顺序用数值 1～4 的评分等级表示。能力受损有时也称能力受限，它是指日常活动能力的发挥并非毫无困难,而是受到了一定的功能损伤或限制;而失能不仅仅是指活动能力有困难,它是部分或完全失去了日常活动能力。

通常老年人活动功能受损后才会逐渐产生失能现象,本次研究以 BADL/IADL 能力受损测量农村老年人躯体健康程度,测量标准为量表中只要有一项活动能力为有困难及以上即定义为发生 BADL 或 IADL 能力受损。[①] 分析样本中不同跟踪调查时间农村老年人 IADL 能力受损率均高于 BADL 能力受损率,其中 2011 年农村老年人 BADL 能力受损 967 人、占比 25.63%,2013 年 979 人、占 25.95%,2015 年 1 267 人、占 33.58%;2011 年农村老年人 IADL 能力受损 1 195 人、占比 31.67%,2013 年 1 178 人、占 31.22%,2015 年 1 411 人、占 37.40%。

2. 抑郁症状发生测量心理健康

简版抑郁量表包括为小事烦恼、情绪低落、做事费劲等 10 项测试项目,其中仅充满希望和愉快 2 项用来测量积极情绪,其余 8 项均为消极情绪的测量项目。依据抑郁量表计算标准,[②]抑郁情绪或状态发生天数每周少于 1 天记 0 分、1~2 天记 1 分、3~4 天记 2 分、5~7 天记 3 分,总分 30 分,总分越高抑郁症状越严重,并将总分 10 分及以上评定为抑郁症状发生。测量心理健康的抑郁症状发生率在不同跟踪时间分布不同,农村老年人 2011 年 1 552 人、发生抑郁症状占比 41.13%,2013 年 1 235 人、占比 32.73%,2015 年 1 406 人、占比 37.26%。

3. 自评健康良好测量综合健康

CHARLS 自评健康采用 1~5 分顺序记分,1 分表示健康最好的状态、5 分表示健康最差的状态,并且每个调查对象在调查首尾分别进行两次健康自评,但健康水平设置略有不同,一组自评健康水平为极好、很好、好、一般、不好,另一组则为很好、好、一般、不好、很不好。研究中自评健康结果为是否健康良好,将至少回答一次好及以上的定义为自评健康良好,用 1 表

---

① 陈晶、曹段辉:《中国老年人日常活动能力的影响因素——基于 CHARLS 数据的分析》,载《公共卫生与预防医学》,2017(3)。

② 黄庆波、王晓华、陈功:《10 项流调中心抑郁自评量表在中国中老人群中的信效度》,载《中国健康心理学杂志》,2015(7)。

示,均回答一般及以下的定义为不健康,用 0 表示。良好自评健康因变量在
分析样本中的构成分别是 2011 年 1 273 人、占比 33.74%,2013 年 1 017
人、占比 26.95%,2015 年 940 人、占比 24.91%。

三、自变量定义

(一) 自变量操作化

研究中的自变量主要从时间维度、个人特征、家庭特征及社区特征四个
方面来定义。时间变量是由基线及跟踪年份决定,根据分析需要跟踪时间
变量有两种表达方式:一种为定性变量,取值为 2011、2013、2015 年,主要用
于双变量分析的定性时间表述;另一种为定量变量,以 2013 年为中心年份,
对时间变量进行中心对称化处理,取值为 -2、0、2,主要用于分层模型分析
中显示跟踪时间变化。

1. 个体特征因素

个体特征包括人口学变量、健康相关行为与病患特征。年龄、性别、教
育、婚姻状况都是常用人口学特征变量,本次研究中也不例外,但略有不同。
首先是未使用年龄变量,而是选择使用出生队列变量。研究中 3 期跟踪样
本数据为同一组农村老年人,5 年 3 期的跟踪调查必然存在着年龄—时
期—队列效应,其中时期效应使用跟踪时间变量表示。这三者之间存在完
全线性相关的关系,时期减去年龄等于出生队列,因此使得包含年龄、时期、
队列的模型不可识别,即方程不能得出唯一的一组解,但考虑其中两个因素
的模型拟合不受影响,[1]由于年龄组在不同跟踪时间存在组间重叠现象,本
文研究中选用跟踪时间与出生队列两个因素进行分析。

一般横断面研究中老年人年龄变量通常使用分组年龄,但跟踪调查中,
农村老年人的年龄是随着跟踪时间的变化而变化,不同跟踪时间同组调查
对象年龄组分布也在变化,并且存在重叠现象。研究样本中 2011 年 60~
64 岁农村老年人进入观察队列,2013 年跟踪调查时他们的年龄都增长 2
岁,但是对于 2011 年 60~64 岁年龄组老年人来说有一部分人会进入到

---

① Clayton, D., Schifflers, E., "Models for Temporal Variation in Cancer Rates.
II: Age-period-cohort Models", Stat Med, no.6(1987).

65~69 岁组,一部分人还留在 60~64 岁组,导致 2013 年 60~64 岁老年人数量下降;2015 年再次跟踪调查时,2011 年 60~64 岁老年人年龄几乎全部在 65 岁及以上,直接导致 2015 年 60~64 岁组老年人数所剩无几。研究中选择使用农村老年人出生队列,2011 年进入跟踪的 60~64 岁、65~69 岁、70~74 岁、75~79 岁、80 岁及以上老年人对应的出生年份分别是 1947—1951 年、1942—1946 年、1937—1941 年、1932—1936 年、1931 年及更前时间。

农村老年人其他人口学特征,性别、教育程度、婚姻状况均为二分类变量。性别分别用男、女表示,婚姻状况中因为未婚、离异、丧偶例数相对较少,将这些情况统一合并为无配偶,另一类别为处于在婚状态表示为有配偶。研究样本中的农村老年人多出生于新中国成立前,教育程度整体偏低,初中及以上文化程度的人数均很少,因此教育程度分为两类,即小学以下(简称文盲)、小学及以上。

健康相关行为包括 4 个二分类变量,即是否进行体力活动、社交活动,是否吸烟、饮酒,但不同行为方式的统计时间口径有差异。体力活动指过去一年是否进行家务、农活等一些程度不等、且与是否营利无关的体力劳动;社交活动是指过去一个月是否有串门、打牌等社会交往活动。对于吸烟行为,本次研究中指平均每天吸烟数量在 1 支以上的经常性吸烟行为;对于饮酒行为,是指每周平均 4~5 天都会饮酒的经常性饮酒行为,并且按我国 2016 年居民健康膳食指南标准判断,农村老年人最近一次饮酒都属于过量饮酒。

病患特征包括 4 个二分类变量,即是否身体残疾、患有慢病、生理疼痛和充足睡眠。患有身体残疾是指调查时农村老年人是否患有躯体、视力、听力等生理不健全的残疾现象,但未包括大脑或智力缺陷。患有慢病指调查时农村老年人是否曾经确诊患有高血压、糖尿病、血脂异常等 14 种常见慢性病之一或更多。生理疼痛是指过去两年农村老年人是否经常出现头部、肩膀、腰部等生理部位疼痛现象。是否充足睡眠根据农村老年人自报睡眠时长定义,平均每天睡眠 6~9 小时为充足睡眠,多于 9 小时或少于 6 小时均为缺少充足睡眠。

2. 家庭特征因素

家庭特征变量包括家庭人均收入、有人照料、居住方式及隔代照料。家庭人均收入是按过去一年农村老年人家庭农业生产收入、工资收入、经营性收入等家庭总收入与家庭人口数平均后的分组收入,低、中、高收入类别分别为 2 000 元及以下、2 000~6 000 元、6 000 元以上。有人照料指农村老年人在生病或需要时是否有人提供照料护理,居住方式指农村老年人是否与子女同住,隔代照料表示过去一年农村老年人是否有照料孙辈的经历,即帮子女照看孙子女。

3. 社区特征因素

社区特征变量有 4 个,包括农村社区的区域位置、社区环境形象、是否有老年人活动场地、卫生服务可及性。农村社区位置指调查样本村所在的地理位置,即东部、中西部地区;社区环境形象是指实地调查时调查员通过对样本村社会发展、文明规划、卫生环境等方面的观察对其外在形象的综合评价,表现为较差、一般、较好;活动场地是指农村社区是否建有供老年人使用的老年人活动中心。乡镇卫生院是我国农村基层医疗服务机构,承担着辖区内农村居民卫生保健与医疗服务任务,村卫生室仅是所在乡镇卫生院的派出机构。乡镇卫生院的距离直接反映卫生服务可及性,农村社区距离乡镇卫生院的三组距离分别为 2 公里及以下、2~5 公里、5 公里以上,依次反应较好、一般、较差的卫生服务可及性。

(二) 样本构成

2011 年研究样本农村老年人基线调查中,不同特征自变量的构成分布见表 2-1。人口学特征中,不同出生队列的老年人分布并不均匀,1947—1951 年出生队列,即 60~64 岁老年人所占比例最高,达到 40%,但高龄出生队列的农村老年人比例较少;男女比例基本平衡,男性略少于女性;老年人教育程度偏低,近四成跟踪对象是文盲;约 20% 的人单身无配偶。

随着年龄的增长,身体逐渐衰老,农村老年人慢性病、睡眠不足、身体疼痛等病患状况普有发生。基线样本中,农村老年人身体有残疾的占 23.91%,患有慢性病的占 73.02%,患有身体疼痛的占 40.74%,缺少充足睡眠的占 42.51%。慢性病在农村老年人中不但患病率高,而且共患病发生率也比较高,接近六成,其中患有慢病的老年人中 28.65% 患有 2 种慢性病、30.85%的患有 3 种及以上慢性病。

健康相关行为方面,农村老年人不同行为分布并不一致。66.87%的人还会从事体力活动,但过去一个月有过串门、打牌等社会交往活动的老年人比例(42.3%)还未及一半。吸烟人数的比例高于饮酒的比例,但若分性别看则会发生明显分化,男性吸烟比例 72.16%、女性 10.89%,而男性饮酒比例 35.16%、女性 7.06%。吸烟、饮酒行为通常多发生在男性老年人群体中,整体人群吸烟、饮酒比例一定程度上掩盖了性别之间的巨大差异。

家庭特征分布上,家庭人均收入 2 000~6 000 元的农村老年人比例相对最高,但与其他收入水平比例的差距并不特别大;居住安排上大部分农村老年人未与子女同住;生病或需要时有相当比例的农村老年人没有人照料,但却有近四分之一的老年人过去一年有隔代照料的经历,帮自己的子女照看孙辈。农村老年人家庭中既有老年人对子女的帮助,也有子女对老年人的支持。

研究样本数据包括 238 个社区,其中 67.65%的社区位于我国中西部,44.54%的社区环境较差、20.17%环境较好,24.79%的社区内有老年人活动中心,26.47%的社区距离乡镇医院在 2 公里以内、35.29%在 5 公里以上。农村老年人中 68.25%来自中西部社区,44.98%来自环境较差的社区,24.97%来自有老年人活动中心的社区,26.45%的人所在社区乡镇医院卫生可及性在 2 公里以内。社区样本层面的 4 个特征分布与农村老年人社区特征的分布基本一致。

表 2 - 1   2011 年农村老年人样本构成(N=3 773)

	变量	类别	人数	百分比		变量	类别	人数	百分比
人口学特征	出生队列	1947—1951	1 511	40.05		教育程度	文盲	1 418	37.58
		1942—1946	1 002	26.56			小学及以上	2 355	62.42
		1937—1941	682	18.08					
		1932—1936	368	9.75		婚姻状况	有配偶	3 008	79.72
		Min—1931	210	5.57			无配偶	765	20.28
	性别	男	1 789	47.42	相关行为	体力活动	是	2 523	66.87
		女	1 984	52.58			否	1 250	33.13

(续表)

变量		类别	人数	百分比	变量		类别	人数	百分比
	社交活动	是	1 596	42.30	子女同住		是	684	18.13
		否	2 177	57.70			否	3 089	81.87
	是否吸烟	是	1 507	39.94	有人照料		是	2 681	71.06
		否	2 266	60.06			否	1 092	28.94
	是否饮酒	是	769	20.38	隔代照料		是	932	24.70
		否	3 004	79.62			否	2 844	75.30
病患特征	身体残疾	是	902	23.91	社区特征	区域位置	东	1 198	31.75
		否	2 871	76.09			中西	2 575	68.25
	患有慢病	是	2 755	73.02		环境形象	较差	1 697	44.98
		否	1 018	26.98			一般	1 325	35.12
病患特征	身体疼痛	是	1 537	40.74			较好	751	19.90
		否	2 236	59.26		活动场地	是	942	24.97
	充足睡眠	是	2 169	57.49			否	2 813	75.03
		否	1 604	42.51		卫生服务可及性	≤2 km	998	26.45
家庭特征	人均收入	≤2 000	1 187	31.46			2～5 km	1 499	39.73
		2 000～6 000	1 487	39.41			>5 km	1 276	33.82
		>6 000	1 099	29.13					

随着我国农村社会保障体系的不断发展,农村老年人养老保险与医疗保险几乎实现全覆盖,未享受农村养老保险、医疗保险的低于5%。养老和医疗保险是农村老年人生活与卫生医疗的一道保护屏障,极高的人群覆盖率使没有享受社会保障成为小概率事件。与2011年5.14%比较,医疗保险的未参保率仍在不断下降,2013年4.08%、2015年3.23%。无论养老保险还是医疗保险均与研究样本中农村老年人健康没有相关,同类研究或未将其作为健康因素分析,或引入分析也不显著,本文未将其作为健康

因素考虑。①②

四、统计分析方法

(一) 数据预处理

初始研究样本中发现存在个别记录在不同跟踪年份出生时间、性别、教育程度等数据信息存在不一致、无法匹配的情况,则利用后期跟踪数据中的信息对前一期数据进行校验修正。对于性别信息不一致,除前后校验外,同时使用问卷中与性别相关的问题如绝经年龄、前列腺疾病等进行逻辑验证。人口学特征信息校验修正后,三期跟踪记录在出生队列、性别、教育程度上均能保持一致。

大型跟踪样本难免存在缺失数据,研究样本中 3 773 人 3 期跟踪信息也依然存在缺失值,但变量缺失值发生比例并不高,甚至某些变量仅缺失几个数值。缺失值处理最简单的办法是默认缺失随机发生并删除缺失记录,但如此操作会由于某个调查对象某一个变量缺失一个值,就要删除这个调查对象所有记录,也就是会删掉研究样本中一个调查对象 3 条跟踪记录。这样删除缺失记录带来的后果必然是样本量的大大缩减,同时也降低了样本数据的利用效率。

研究样本对缺失值采用变量值插补的处理方法。数据插补是随机样本数据中常用的处理缺失值的手段,它不但能够减少样本信息的无应答偏差,同时也可以产生一个没有缺失值的完整样本。缺失值插补方法有很多如随机插补、演绎插补、均值插补、条件均值插补、回归插补、多重插补等,不同的插补法原理各不相同,插补效果也有所差异,但目前学界对此缺少统一的评价标准。研究样本中发生缺失的变量既有定性变量也有定量变量,既有缺失例数极少的变量也有缺失例数相对较多的变量,插补时所用方法有所不同。对于缺失例数极少的定性变量采用演绎插补,定量变量采用均值插补;

---

① 罗雅楠、王振杰、郑晓瑛:《中老年人日常活动能力变化与抑郁症状关系的研究》,载《中华流行病学杂志》,2017(8)。

② 张丽:《农村老年人口健康水平及其分化研究——基于 2011 年 CHARLS 数据的实证分析》,载《南京医科大学》(社会科学版),2015(6)。

而对于缺失值相对较多的变量采用回归插补。研究样本缺失值插补过程中注意保持一个原则,即尽量保持插补前后变量类别构成或平均水平基本不变。经过缺失值插补后研究样本成为完整跟踪数据样本,基本样本结构未发生明显变动。

(二)数据分析方法

利用 STATA13.0 对农村老年人健康跟踪数据进行分析时,首先进行描述性统计分析。利用单变量描述性统计方法,主要是频数分析描述基线样本构成;利用双变量列联分析描述不同特征变量间 BADL/IADL 能力受损、抑郁症状发生及良好自评健康的频数及百分比分布,同时双变量相关的显著性检验反应两个变量之间的相关性。其次,在变量描述性分析的基础上,农村老年人健康及其影响因素的多元分析将使用分层 logistic 模型。根据研究样本中的农村老年人健康因变量特点、跟踪数据结构特征,多元分析方法的选择过程包含 logistic 回归模型及分层模型选用的两层含义。

1. 分层模型的选择

分层模型,即多水平模型的方法理论逐渐成熟于 20 世纪八九十年代,是近年来处理复杂结构数据常用的统计分析方法。随着计算技术和统计软件的不断发展,多水平模型分析的应用更加方便快捷,也进一步推进了它的广泛使用。分层模型主要适用于嵌套数据,即有层次结构或重复测量的数据,这类数据存在明显的群组聚集性,传统分析方法忽略数据间层次关系可能导致分析结果出现系统性偏差,分层模型通过将数据按层次结构进行多水平分析,有效控制群组聚集性可能产生的影响。本次研究样本数据是既包括跟踪期内的重复测量,又包括个人、家庭、社区不同层次的嵌套数据结构模式,适用于分层模型分析。

研究样本中每个农村老年人均有 3 次跟踪记录,而同一名老年人 3 次健康跟踪数据信息必然有高度相关性,不同老年人之间 3 次健康跟踪结果却可能存在明显的个体间差异性;同样,每一个社区有一定数量的农村老年人样本,他们生活在同一个社区环境中健康也可能具有相似性,而与其他农村社区老年人群健康存在整体差异性。显然农村老年人跟踪样本数据结构在重复测量层次、家庭内、社区内均可能存在群组聚集性,而在个体间、家庭间、社区间可能存在群组差异性。多水平分层模型应用的基本要求是每个层次内群组样本量至少为 2,但研究样本中家庭内调查对象例数不能满足此条件,因此分析中家庭特征不能作为一个单独层次,而需将家庭因素并入老年人个体层次中,这样多水平模型分析时最多会有 3 个层次,即重复测量的时间层次、个体家庭层次与社区层次。

2. 分层 logistic 模型的选择

理论上分层模型是传统回归模型的发展,根据不同的适用条件分层模型类型既有分层线性模型,也有分层 logistic 模型,还有分层泊松模型等。研究样本中反映农村老年人躯体健康、心理健康及综合健康的因变量在数据类型上面临两种选择,一是根据测量量表项目评分加总,将总分作为数值型因变量,另一种是根据量表项目总分、或项目判断将因变量定义为分类变量。由此,数据分析时也面临不同的分层模型选择,如果使用数值型因变量则宜选用分层线性模型,如果使用分类型因变量则宜选用分层 logistic 模型。尽管当前分层线性模型使用范围相对广泛,但却普遍存在对模型适用条件不够重视的现象。

分层线性模型依然属于线性回归模型范畴,对样本数据的基本要求仍须满足线性回归假设,即不同层次的残差服从正态分布、且 0 均值、独立、齐方差,但通常健康量表测量的数值型因变量并不能呈现正态或近似正态分布,而是有偏分布。研究样本中农村老年人 BADL、IADL、CES-D10 量表得分,如果作为数值型因变量它们都表现出明显偏态分布特征。特别是BADL/IADL 总分更是极度右偏分布,即使尝试对其进行平方根、倒数、正切等变量形式转换,结果仍无济于事,完全无法将其转换为近似正态分布。通常健康是量变到质变的过程,健康结果更适宜使用分类状态表示。鉴于以上考虑,本文躯体健康、心理健康数值型因变量,反映综合健康的顺序分类因变量并不适合使用分层线性模型分析,因此均将其转换为二分类变量进行 logistic 分层模型分析。

3. 分层 logistic 模型原理

(1) 空模型。

用 t 表示跟踪时间,i 表示农村老年人个体或家庭,j 表示农村社区,p_{tij}表示生活在 j 社区的 i 老年人 t 时间上健康结果变量类别的发生率,以下简要介绍分层 logistic 模型原理。通常使用分层模型首先引入空模型,即无

条件平均模型,检验分层是否有意义;分层有意义的基础上,根据需要拟合随机截距模型或随机系数模型。以两水平空模型为例:

$$\log p_{ti} = \beta_{0i} + \varepsilon_{ti} \tag{2-1}$$

$$\beta_{0i} = \gamma_{00} + \delta_{0i} \tag{2-2}$$

其中,β_{0i} 代表方程的截距即平均值,下标 i 代表每个农村老年人个体都有各自的截距,这也是区分多水平模型与普通回归模型的直观标志。γ_{00} 表示 $\log p_{ti}$ 总平均值,δ_{0i} 表示老年人个体层次的随机变量,它是第 i 个老年人与总平均值之间的差异;ε_{ti} 是第一层次随机变量,即 t 时间 i 个体与平均截距之间的差异。模型同样也有适用条件,一是 ε_{ti} 和 δ_{0i} 不同层次的随机变量互相独立,二是 ε_{ti} 和 δ_{0i} 服从正态分布、0 均值、群内齐方差,σ_0^2 与 τ_0^2 分别是重复测量方差和个体间方差。个体间变异有显著性,即 δ_{0i} 的方差大于 0 才有使用分层模型的必要,否则宜使用普通 logistic 回归。

(2)两水平分层模型。

使用分层模型目的是分析自变量对因变量的影响,因此空模型中需要引入自变量,分析不同层次变量特征的影响效应。两水平分层模型在实际数据分析中使用较多,随机截距模型表示个体间变化截距不同但斜率相同,随机系数模型表示个体间变化的斜率不同,以及两类随机效应同时存在的随机截距与随机系数模型。由于不同层次变量的作用方式不同,使两水平模型在形式上比普通线性回归方程要复杂,公式 2-3、2-4 分别是两水平随机截距模型、随机截距与随机系数模型的回归方程:

$$\log p_{ti} = \beta_{0i} + \beta_1 x_{ti} + \varepsilon_{ti} \tag{2-3}$$

$$\log p_{ti} = \beta_{0i} + \beta_{1i} x_{ti} + \varepsilon_{ti} \tag{2-4}$$

$$\beta_{0i} = \gamma_{00} + \gamma_{0i} z_{1i} + \delta_{0i} \tag{2-5}$$

$$\beta_{1i} = \gamma_{10} + \gamma_{1i} z_{1i} + \delta_{1i} \tag{2-6}$$

其中,x_{ti} 是第一层次变量如跟踪时间,z_{1i} 是第二层次变量如个体特征。

(3)三水平分层模型。

三水平分层模型原理与两水平分层模型一致,只是模型分层又增加了一个水平。研究样本中,第一层是重复测量的跟踪时间,即每个农村老年人个体均有三次跟踪测量的健康结果,第二层为个体及其家庭水平,第三层为农村老年人生活所在社区水平,分层数据结构由低到高是依次被嵌套关系,即重复测量嵌套于个体层次,个体嵌套于社区层次。公式 2-7、2-8 分别是三水平随机截距、随机截距与随机系数模型的回归方程:

$$\log p_{tij} = \beta_{0ij} + \beta_1 x_{tij} + \varepsilon_{tij} \qquad (2-7)$$

$$\log p_{tij} = \beta_{0ij} + \beta_{1ij} x_{tij} + \varepsilon_{tij} \qquad (2-8)$$

$$\beta_{0ij} = \gamma_{00j} + \gamma_{01} z_{1ij} + \delta_{0ij} \qquad (2-9)$$

$$\beta_{1ij} = \gamma_{100} + \gamma_{11j} z_{1ij} + \delta_{1ij} \qquad (2-10)$$

$$\gamma_{00j} = \eta_{000} + \eta_{001} w_{1ij} + \nu_{00j} \qquad (2-11)$$

$$\gamma_{11j} = \eta_{110} + \eta_{111} w_{1ij} + \nu_{11j} \qquad (2-12)$$

其中,x_{tij} 是第一层次变量如跟踪时间,z_{1ij} 是第二层次变量如个体特征,w_{1ij} 是第三层次变量如社区特征。

(4) 模型拟合。

与普通回归模型类似,logistic 分层模型利用 χ^2 统计量检验模型是否有统计学意义,利用 -2LL 或 Deviance、AIC、BIC 反映模型拟合程度,拟合程度指标还可以用来检验新引入变量对模型的贡献。利用不同层次空模型中随机变量 ε、δ、ν 的方差可以计算群间相关系数反映群组间的差异性,也可以与引入解释变量后模型中的随机变量方差比较,计算水平内自变量解释的层间变异程度。对于统计模型拟合而言,应用于实际数据分析时并不一味强调统计模型拟合达到极致,而是要兼顾研究理论与分析结果的可解释性。也就是说分层模型的拟合与选择要理论联系实际,既不是模型分层越多越好,也不是随机化系数越多越好,而是以建立具有良好可解释性的简约模型为宜。

三水平模型及以上分层模型原理与两水平模型一致,但是实际应用中如果模型分层过多,经常由于高层次内样本量不足导致模型拟合过程无法收敛;即使模型拟合理想,分层过多、解释变量较多时,随机系数解释也可能面临困难(王济川,2008)。[①] 本文研究中模型分层未追求高水平分层,而是结合实际分至三层,其中,个体与家庭归为一层,调查样本所在地理区域特征归入农村社区层次。加之样本解释变量数量较多,利用分层模型的主要

---

① 王济川、谢海义、姜宝法:《多层统计分析模型—方法与应用》,北京:高等教育出版社,2008 年,第 42 页。

目的旨在调整由于数据结构的层次性可能导致的农村老年人个体跟踪期内、社区间样本不独立现象,因此分析将选用随机截距模型。普通 logistic 回归由于因变量的特殊性,随机变量 ε 的方差被标准化为 $\pi^2/3 \approx 3.29$,此特性也出现在 logistic 分层模型。分层模型分析结果中会显示第一层随机方差始终是这一常数,由此也导致第一层次随机方差构成比的比较失去意义。分析过程中将分步骤拟合嵌套 logistic 分层模型,以呈现不同层次、不同特征解释变量对农村老年人健康的影响,展示不同嵌套模型的显著性及其拟合程度指标,农村老年人健康变量间关系解释以最终模型为准。

第三章　农村老年人躯体健康及其影响因素研究

本章研究内容聚焦农村老年人躯体健康,以 ADL 量表作为躯体健康的评价工具,分析农村老年人 BADL/IADL 能力受损状况及其影响因素。首先通过国内外文献梳理分别提出 BADL/IADL 能力变化及其不同特征影响因素的研究假设,其次对农村老年人 BADL/IADL 能力受损的时期—队列数据进行双变量描述性分析,再利用二分类 logistic 分层模型对农村老年人躯体健康因变量进行多水平、多因素分析,验证研究假设,最后对农村老年人躯体健康研究内容进行总结概括。

第一节　躯体健康研究假设提出

躯体健康是综合健康的生理载体,是人口健康的生物基础。自然界发展的规律表明随着个体不断老化,躯体健康也逐渐衰退。与临床医学使用人体健康测量指标不同,人口健康研究经常使用 ADL 量表测量躯体健康。ADL 量表是用来测量老年人躯体健康的常用工具,主要分为 BADL 基础性日常活动能力、IADL 工具性日常活动能力。日常活动能力是老年人生活质量的重要保障,有些时候不加区分将 BADL 能力与 IADL 能力合并研究会模糊两种能力的层次感。如果说 BADL 能力是日常生活中处理个人衣食起居的能力,即基本的生活自理能力,那么 IADL 能力则反映更高水平的能力,如烧饭、购物、乘车等需要与个体以外社会环境互动的能力,通常IADL 能力先于 BADL 能力出现受损或下降。

一、躯体健康状况的研究假设

老年人躯体健康与躯体功能不是一成不变的,它可能会随着时间的推移、疾患的增多而不断弱化,也可能会由于生活水平、医疗卫生条件不断提高而暂缓弱化,还有可能在一段时间内出现身体功能的反复。因此关注老年人躯体健康功能,对了解老年人健康需求,提供老年人健康服务是非常重要的。老年人躯体健康变化研究中,既有相关理论探讨,也有应用性研究的开展。

当前存在众多健康理论假设用来解释老年人健康变化规律,但它们的观点并不一致。一种观点即疾病拓展理论认为,尽管社会经济发展水平提高、医疗保健水平提高、营养与健康行为都有助于降低老年人口死亡率,但增长的预期寿命拉长了人的生命周期,更长的老年期增加了共患疾病和失能的可能性,因此会提高老年人共患疾病与失能的发生率(乔晓春,2009)。也就是说,预期寿命的不断增长虽然使人口群体的生命周期长度不断增长,但生命周期增长部分主要发生在老年期,由此在患病与失能发生时点相对稳定的情况下拉长了患病和失能窗口期,增加了暴露机会,从躯体健康发展的趋势上来看即老年人共患病率和失能率将会不断增长。

另一种观点即疾病压缩理论则认为,社会经济发展水平提高,医疗保健水平提高、营养与健康行为不仅对死亡率下降有促进作用,同时也会推迟老年人患病和失能发生的时间,因此在一定生命极限条件下,老年人处于患病或失能状态的存活时间被压缩(董维真,2009)。也就是说,戒烟、限酒等健康生活方式会推迟慢性病患病和失能的发生时间,甚至可能使人不患病、不失能,在常数平均寿命的条件下患病或失能生存时间缩短,从躯体健康发展的趋势上来看,老年人患病或失能的发生率将会不断下降。

不难看出疾病拓展与疾病压缩的理论假设既有其合理之处,也有其自身局限,1982年曼顿提出了动态平衡假说。这种平衡理论认为预期寿命的增长、患病与失能生存时间增长是同步的,在死亡率下降的同时慢性病与失能发生率可能升高,但是它们带来的严重程度却会下降(Manton,1982)。预期寿命增长与患病或失能发生之间处于一种动态平衡的状态,可能在某个阶段、某些人群中会出现此消彼长,但是长期发展看它们之间存在动态变化的关系(乔晓春,2017)。对于躯体健康功能而言,过去日常生活中失去 BADL 能力的老年人,个人生活十分不方便,只能依赖他人照顾,但现在随着科技条件的增长,各种辅助设备可以使部分失能老年人像正常人一样生活。

西方发达国家老年人健康经验研究并没有单独支持哪种健康理论,形成一致性结论,而是不同的躯体健康发展趋势共存。有研究显示美国老年人口躯体健康变得越来越好,20 世纪整个 90 年代,美国老年人躯体功能受限或失能的发生率都在下降(Freedman,2002)。美国老年人 IADL 失能发生率每年下降 0.4~2.7 个百分点,BADL 失能发生率每年下降 1.0~2.5个百分点,并且 2004—2005 年失能率以更快的速度继续下降(Liang Y,2017)。但同期,澳大利亚、加拿大等国家老年人 IADL 失能率是在上升的,英国、法国 ADL 失能率在下降,而日本、澳大利亚 ADL 失能率却在上升(Christensen,2009)。

国内老年人口 ADL 能力研究虽有文献涉及,但是基于跟踪数据关注 BADL/IADL 能力变化的甚少。一项上海老年人 1998—2008 年跟踪调查研究显示,老年人 BADL/IADL 能力受损发生率均在下降(Feng Q,2013);基于 1992—2006 年两项中国老年人健康调查研究也显示中国老年人失能发生率都在下降,其中农村的下降幅度大于城市(Liang Y,2015;顾大男,2006);仅一项多期横断面数据研究报告 1996—2004 年中国老年人失能率在上升(杜鹏,2006)。国内老年人躯体健康功能或上升或下降的研究结论并不一致,但两项跟踪研究均显示老年人躯体健康功能在转好,那么这是否也提示农村老年人 BADL/IADL 能力受损发生率随着跟踪时间变化也在下降呢?

上述研究随着时间的推移,每期都有新的、年轻的老年人调查队列进入,可能会拉低老年人群 BADL/IADL 能力受损的发生率。但本文农村老年人健康研究使用的是同组样本,跟踪调查过程中同组农村老年人日常生活能力下降、受损、甚至失能的可能性在不断积累,躯体健康风险不断堆积的直接后果会导致农村老年人 BADL/IADL 能力受损发生率升高。因此提出跟踪调查期内农村老年人躯体健康变化的研究假设,作为一级假设 1 的二级假设,它们分别是

假设 1.1a:跟踪期内农村老年人 BADL 能力受损发生率逐渐增长;

假设 1.1b:跟踪期内农村老年人 IADL 能力受损发生率逐渐增长。

二、个体特征对躯体健康影响的研究假设

老年人躯体是否健康、ADL 能力是否完好直接影响着他们晚年生活质量,也影响着他们养老方式与养老安排。健康社会决定因素模型将个人因素放在重要位置,ADL 能力状况往往离不开个人特征因素影响。对于个体特征与躯体健康的影响关系将从人口学因素、健康相关行为、病患特征三个方面进行文献梳理,提出它们对农村老年人 BADL/IADL 能力受损影响的研究假设。

(一) 人口学因素对躯体健康影响的研究假设

1. 出生队列与年龄

我国 60 岁以上老年人 ADL 能力缺失发生率是 23.8%,其中使用厕所能力缺失发生率最高,其次是洗澡、上下床;打电话是 IADL 能力缺失比例最高的项目,其次是做家务活、管理钱财(钱佳慧,2016)。国外一项研究则显示随着年龄的增长,老年人做家务、肢体运动、购物等活动失能风险最高,其中 65 岁、患有两种慢性病的老年人行动能力失能发生率为 9%,而 85 岁老年人这一比例高达 37%,但打电话、服药、管理钱财、交通出行、使用厕所等活动失能发生率很低,几乎与年龄无关(Bleijenberg N,2017)。国外老年人研究还发现 70 岁以上老年人肢体损伤状况增加,80 岁以上老年人基本日常活动能力明显下降,不同年龄老年人每个日常活动项目完成水平存在个体差异(Demura S,2003)。

与出生队列相比,年龄是老年人健康研究使用频率较高的人口学变量,跟踪数据中年龄效应等于出生队列效应与时期效应的差值。尹德挺利用中国老年健康长寿跟踪数据对高、低年龄组老年人 ADL 能力进行比较研究,发现不同年龄组间存在差异,其中年龄是 ADL 能力下降的主要影响因素(尹德挺,2007)。高龄老人失能轨迹研究也发现年龄显著地影响着失能轨迹的归属,而 65 岁及以上中国老年人在不同出生队列间失能轨迹同样存在明显差异(巫锡炜,2009)。同类研究中,不同出生队列或年龄间 BADL/IADL 失能发生率多存在显著差异,即随着年龄增长或出生队列变老,老年

人口失能率在上升。

2. 性别

上海一项老年人调查研究显示女性 BADL 失能发生率是男性的 0.62 倍,而 IADL 失能率性别间并无显著差异(Feng Q,2013);另一项研究显示无论 BADL 能力受损还是 IADL 能力受损的发生率在性别间均无显著不同(陈晶,2017)。一项中老年人研究显示我国中老年人日常活动失能的发生率存在性别差异,与男性相比,女性老年人 ADL 能力损伤的比例更高(温兴祥,2017)。性别本身既是生物学特征,又有社会学属性,但不同老年人群体、不同的研究中性别对 ADL 能力的影响并不一致。本次研究与横断面调查研究的时点性不同,在跟踪调查期间,同组农村老年人 BADL/IADL 能力受损风险的连续性可能会在性别间体现出差异性,从而表现出性别对躯体健康的影响效应。

3. 教育程度

利用中国居民调查数据分析显示老年人 BADL 失能率与他们的教育程度呈现相关关系,即未上过学的老年人失能率是上过学的老年人的 1.26 倍(黄俊,2017);利用 2011 年 CHARLS 数据分析也发现文盲的老年人 ADL 能力受损 OR 值是 2.22(陈晶,2017);北京市老年人队列研究也显示文盲与高 ADL 失能率相关(Jiang J, 2002)。较低的受教育程度导致中老年人较高的身体功能障碍发生率还被用来解释 BADL/IADL 能力的性别间差异,我国普遍存在重男轻女现象,家庭教育投资向男孩倾斜,使得女性获得的教育少于男性,由此使得女性比男性患有生活自理能力损伤的比例更大(温兴祥,2017)。文献研究显示通常教育程度对老年人躯体健康有影响,较低教育程度与较高 BADL/IADL 能力受损或失能发生率存在相关。

4. 婚姻状况

不同婚姻状况对老年人躯体活动功能存在影响,非在婚状态的老年人健康研究都发现离婚或未婚与 ADL 能力较差存在相关(Jiang J, 2002;Connolly D, 2017)。婚姻状况对 ADL 能力影响的进一步研究发现,城市老年人中不同婚姻状态间 ADL 能力均无显著差异;但在农村老年人中,以在婚状态为参考类别,离婚、丧偶的老年人 ADL 丧失的 OR 值均大于 1,分别为 1.89、1.13(周律,2012)。婚姻状况对老年人 BADL/IADL 影响研究的一致性较好,不仅未婚,那些经历过婚姻、又失去婚姻的农村老年人通常ADL 能力丧失率均较高,有配偶的在婚状态对老年人躯体健康显示出更积极的影响。

综合人口学特征与老年人躯体健康影响关系的文献研究,提出农村老年人人口学因素对 BADL/IADL 能力受损影响的研究假设,它们分别是

假设 2.1.1a:不同出生队列农村老年人 BADL 能力受损率有差异;

假设 2.1.1b:不同出生队列农村老年人 IADL 能力受损率有差异;

假设 2.1.2a:不同性别农村老年人 BADL 能力受损率有差异;

假设 2.1.2b:不同性别农村老年人 IADL 能力受损率有差异;

假设 2.1.3a:不同教育程度农村老年人 BADL 能力受损率有差异;

假设 2.1.3b:不同教育程度农村老年人 IADL 能力受损率有差异;

假设 2.1.4a:不同婚姻状况农村老年人 BADL 能力受损率有差异;

假设 2.1.4b:不同婚姻状况农村老年人 IADL 能力受损率有差异。

(二) 健康相关行为对躯体健康影响的研究假设

健康相关行为中,锻炼身体、营养均衡等对健康有积极作用的,被认为是健康行为,而吸烟、过量饮酒等是不健康行为。2001—2012 法国社区一项 65 岁以上老年人追踪研究,对 3 982 名基线测量时没有 ADL 失能的老年人跟踪 12 年,跟踪期内 31%的人发生中度或严重失能现象,其中女性占69.7%。在控制了年龄、性别、婚姻、教育等人口学因素后,分析显示较少身体活动(OR=1.72)、水果蔬菜摄入每天少于一次(OR=1.24)、吸烟或者曾经吸烟(OR=1.26)与 ADL 失能风险都存在正相关关系;不健康行为的数量与 ADL 失能风险也是正相关关系,与无不健康行为相比,同时有 3 种不健康行为的失能风险大大增加,OR 值为 2.53,某种程度上 ADL 失能是不健康行为长期积累的负面健康结果(Artaud F,2013)。如果说缺少身体活动是老年人 ADL 失能的一个共性因素,那么也有研究表明老年人与亲戚、熟人间缺少交流走动、缺少参与群体活动等社会交往行为也影响着 ADL失能风险(Komatsu M,2013;张冲 a,2016)。研究显示身体活动与社会交往对老年人躯体健康存在明显的积极效应,有助于保护老年人 ADL 能力,延缓或预防能力受损发生。

吸烟、饮酒对老年人 ADL 能力的影响在相关研究中存在分歧。国内

一项研究发现老年人饮酒对 ADL 能力受损影响的 OR 值为 1.36,即有饮酒行为的老年人 ADL 能力受损发生率比不饮酒老年人高 36%(陈晶,2017)。然而关于不同年龄组老年人 ADL 能力对比研究结果却有些特殊,吸烟和饮酒对低年龄组老年人 ADL 能力影响作用不大,但吸烟、饮酒的高年龄组老年人 ADL 能力反而较好(尹德挺,2007)。也就是说不健康行为与高龄老年人躯体健康有正向关联,这种现象明显与传统健康理论不符,一种解释认为这可能与吸烟、饮酒人群中的选择性死亡有关,另一种可能则认为变量间关系不一定是因果关系。

老年人躯体健康研究中,锻炼、社交行为的积极健康效应表现出较好的一致性,也存在吸烟、饮酒对 ADL 能力影响不一致现象,但本文依然遵循传统健康理论提出健康相关行为对农村老年人 BADL/IADL 能力受损影响的研究假设。它们分别是

假设 2.1.5a:与无体力活动相比,进行体力活动的农村老年人 BADL 能力受损率低;

假设 2.1.5b:与无体力活动相比,进行体力活动的农村老年人 IADL 能力受损率低;

假设 2.1.6a:与无社交活动相比,参加社交活动的农村老年人 BADL 能力受损率低;

假设 2.1.6b:与无社交活动相比,参加社交活动的农村老年人 IADL 能力受损率低;

假设 2.1.7a:与不吸烟相比,吸烟的农村老年人 BADL 能力受损率高:
假设 2.1.7b:与不吸烟相比,吸烟的农村老年人 IADL 能力受损率高;
假设 2.1.8a:与不饮酒相比,饮酒的农村老年人 BADL 能力受损率高;
假设 2.1.8b:与不饮酒相比,饮酒的农村老年人 IADL 能力受损率高。

(三)病患特征对躯体健康影响的研究假设

一项在印度、中国、古巴等 7 个中低收入国家开展的老年人健康研究发现中风、肢体损伤、关节炎等相关慢性病与老年人 ADL 失能相关,失能老年人中患有慢性病的占 2/3(Sousa R,2009)。上海市 80 岁以上高龄老年人共患病与失能研究显示 23.23%的高龄老年人 BADL 失能,37.9%IADL 失能,49.17%患有多种慢性病;控制社会人口学因素后共患病数与失能发

生率呈现正相关关系,其中患有 1 种慢性病的高龄老年人 BADL 失能 OR 值为 1.53,2 种慢性病的 OR 值为 2.06,3 种慢性病的 OR 值为 3.23,4 种慢性病的 OR 值为 5.61;与 BADL 失能类似,IADL 失能发生率与慢性病也有相关性(Su P,2016)。国内外关于慢性病对老年人 BADL/IADL 能力影响研究的一致性比较好,均显示患有慢性病的老年人躯体健康功能更差,这种影响效应在我国农村老年人群中也可能存在。

身体疼痛也是老年人常见慢性病症,国外文献关注老年人身体疼痛,如肌肉疼痛、骨头疼痛或身体部位疼痛对 ADL 能力的影响,研究结果均显示身体疼痛对 ADL 能力受损或缺失有促进作用,身体疼痛加速了躯体失能的进程(Connolly D,2017;Komatsu M,2013)。同时,身体残疾也是一种病患状况,长期生理缺陷可能带来肢体功能受损,由此可能会影响老年人日常活动能力,特别是可能会提高老年人 BADL/IADL 受损风险,但研究文献缺少其影响效应的相关信息。

睡眠与老年人 ADL 能力的关系研究在国内较少被关注,美国一项历时 10 年的前瞻性队列研究发现长期睡眠问题增大了躯体功能受限、失能的风险,它是成年人失能的一个稳健且具有独立效应的危险因素(Friedman EM,2016)。一项对美国未失能老年牧师 10 年跟踪研究还发现,控制了年龄、性别、教育等人口学因素后,老年人睡眠问题导致 IADL 失能率提高 20%,BADL 失能率提高 27%,运动功能失能率提高 27%,充分表明睡眠质量不好增加了老年人失能风险(Park M,2014)。睡眠问题是美国老年人 ADL 能力受损或失能的危险因素,充足睡眠是人体健康的基本需求,它也可能同样影响着我国农村老年人的躯体健康。

患有慢病与老年人躯体健康关系被广泛关注,并且研究结论具有较好的一致性,但鲜有国内研究分析其他病患特征影响效应,由此本文提出不同病患特征对农村老年人躯体健康影响的研究假设。它们分别是

假设 2.1.9a:与无身体残疾相比,身体残疾的农村老年人 BADL 能力受损率高;

假设 2.1.9b:与无身体残疾相比,身体残疾的农村老年人 IADL 能力受损率高;

假设 2.1.10a:与未患慢病相比,患有慢病的农村老年人 BADL 能力受

损率高：

假设 2.1.10b：与未患慢病相比，患有慢病的农村老年人 IADL 能力受损率高；

假设 2.1.11a：与无身体疼痛相比，身体疼痛的农村老年人 BADL 能力受损率高；

假设 2.1.11b：与无身体疼痛相比，身体疼痛的农村老年人 IADL 能力受损率高；

假设 2.1.12a：与缺少充足睡眠相比，睡眠充足的农村老年人 BADL 能力受损率低；

假设 2.1.12b：与缺少充足睡眠相比，睡眠充足的农村老年人 IADL 能力受损率低。

三、家庭特征对躯体健康影响的研究假设

1. 家庭收入

家庭收入是反映家庭社会经济地位的关键变量，也是家庭经济条件、富裕程度的直接反映，它可能以直接或间接的方式影响着家庭成员的躯体健康。2006 年中国老年人抽样调查、江西农村老年人健康调查均显示，经济贫困对老年人 ADL 能力丧失存在不利影响，老年人经济越贫困 ADL 能力丧失率越高（蒋华，2015；黄俊，2017）。上海高龄老年人研究显示低收入人群 IADL 失能风险是高收入人群的 1.94 倍，高出近乎 1 倍（Su P，2016）。低收入城市老年人家庭经济情况每下降一个水平，ADL 能力丧失风险就增加 74%，经济条件一般、有些困难、很困难的 ADL 能力丧失风险分别是家庭宽裕老年人的 1.7、3.0、5.3 倍；农村老年人家庭经济情况每下降一个水平，ADL 能力丧失风险增加 58%，经济条件一般、有些困难、很困难的 ADL 能力丧失风险分别是家庭宽裕老年人的 1.6、2.5、4.0 倍（周律，2012）。通常研究中家庭收入对城乡老年人 ADL 能力的影响效应一致，但影响程度不同。

2. 居住方式

虽说"养儿防老"是我国传统习俗，但随着社会不断发展，部分老年人主动和被动选择不与子女同住，2010 年普查数据显示有相当比例的不健康老

年人为独居状态(孙鹃娟,2013)。居住方式与老年人躯体功能关系研究,在控制老年人年龄、性别、城乡、文化等因素影响后,发现独居或与子女同住与ADL能力初始状态有关,并且也影响着ADL能力变化。如果老年人ADL能力完好,日常活动没有障碍,比较于其他方式,独居更能防止ADL能力下降;而一旦老年人ADL能力下降或者开始具有依赖性,则独居不再是显著因素;如果老年人在ADL能力上存在一定的困难或依赖,则与配偶或子女同住有利于其躯体机能转好或恢复(王德文,2008)。不同于仅与配偶同住,老年人与子女同住的居住方式可能更有利于护理照料,毕竟子女年纪轻,在照料能力、获取医疗卫生资源等方面都更有优势。

老年人居住方式分类虽有不同,通常不同居住方式对老年人ADL能力影响均显著,在婚状态的老年人不管是否与子女同住,他们的ADL能力都较单身状态老年人有优势;而单身老年人中与子女同住的ADL能力最差,和未与子女同住的比较,与子女同住的单身老年人BADL、IADL、ADL失能的回归系数分别为-1.26、-2.11、-3.39,普遍处于较低水平(Wang H,2013)。综合老年人婚姻状况分析显示,不管处于在婚还是单身状态,与子女同住的老年人ADL能力相对较差,也可能与子女一起居住的目的就是方便对老年人日常照料。

3. 有人照料

国外老年女性照料需求研究表明,家庭成员在对失能老年女性照料服务上的需求不同,并且随着时间的推移,他们对长期照护的需求也在改变。她们的丈夫认为不管失能程度如何居家照料都是最好的方式,而老年女性本人及其女儿均认为如果发生老年痴呆或需要实质性护理则护理机构是最好的选择;1/4的老年女性认为家庭护工是ADL能力缺失时最好照料选择(Kasper JD,2000)。发达国家人口老龄化起步早,照料服务已实现社会化,并且它们在老年人养老、健康照护等社会化服务方面已经积累了一些经验。

国内研究发现农村老年人的照料需求低,88.8%的老年人不需要别人提供基础性日常活动帮助,73.2%不需要提供工具性日常活动帮助;38.2%ADL能力受损的老年人依然自己料理生活,没有获得他人照料;那些有人照料的老年人,照料人主要是配偶、儿女(陈芳,2013)。对于老年人ADL

能力受损或失能状态,配偶、子女对老年人的照料更能够促使其躯体功能好转(Wang D,2009)。农村留守老人日常生活无人照料则加速了其 ADL 能力损害风险(蒋华,2015)。我国目前尚未实现养老服务社会化的条件下,老年人养老主要依靠家庭,生病或需要时有人照料对老年人躯体健康可能有积极影响。

4. 隔代照料

西方发达国家老年人提供隔代照料的现象并不常见,老年人帮助子女照看孙辈的比例很低,但研究发现照看孙辈对老年人健康存在负面影响,这些老年人更有可能发生 ADL 能力受限,躯体健康功能下降更明显(Lee S,2003)。美国社会工作人员发现非洲裔美国人中祖父母照看孙辈现象增多,这些有照看孙辈经历的祖父母 ADL 能力受限发生率高于未照看孙辈者,发生风险甚至高达 1.5 倍(Whitley DM,2015)。

中国老年社会追踪调查研究显示我国老年人照看孙辈几乎成了他们的常规工作,73%的老年人为子女提供隔代照料的帮助,人均照看孙辈数量0.52 人(黄国桂,2016)。尽管老年人含饴弄孙在我国传统文化中看起来是件"美差",但隔代照料占用了老年人大部分生活时间,不仅消耗大量体力和精力,也会占用老年人可能用于休闲保健的机会,因此照看孙辈的代价可能会损害自身躯体健康。

家庭与老年人躯体功能关系的文献研究显示,老年人家庭特征对 ADL 能力存在影响,因此提出不同家庭特征对农村老年人 BADL/IADL 能力影响的研究假设。它们分别是

假设 3.1.1a:与较低收入相比,人均家庭收入较高的农村老年人 BADL 能力受损率低;

假设 3.1.1b:与较低收入相比,人均家庭收入较高的农村老年人 IADL 能力受损率低;

假设 3.1.2a:和未与子女同住相比,与子女同住的农村老年人 BADL 能力受损率高;

假设 3.1.2b:和未与子女同住相比,与子女同住的农村老年人 IADL 能力受损率高;

假设 3.1.3a:与无人照料相比,生病或需要时有人照料的农村老年人

BADL 能力受损率低；

假设 3.1.3b：与无人照料相比，生病或需要时有人照料的农村老年人 IADL 能力受损率低；

假设 3.1.4a：与未隔代照料相比，隔代照料的农村老年人 BADL 能力受损率高；

假设 3.1.4b：与未隔代照料相比，隔代照料的农村老年人 IADL 能力受损率高。

四、社区特征对躯体健康影响的研究假设

1. 区域位置

不管城市还是农村，在我国研究老年人口健康时不能忽略地域差异。我国幅员辽阔，在自然条件、人口分布及社会经济发展方面都有明显的地域性，东部地区无论是气候、环境、土壤等自然条件都存在明显优势，人口分布集中，社会经济发展较好，中西部地区则相反。2008 年 CHARLS 在甘肃、浙江两省开展的预调查显示农村社会经济发展程度与老年人 ADL 能力受限呈负相关（Yeatts DE，2013）。中国老年人健康 Meta 分析显示我国老年人 IADL 能力受损程度比 BADL 受损严重，农村比城市严重，东、西部之间老年人 BADL/IADL 能力存在地域差异，东部老年人 ADL 正常率高于中西部地区（邵平，2017）。东、西部区域是老年人生活的宏观环境，相对发达的东部地区对农村老年人躯体健康可能存在积极影响，BADL/IADL 能力受损发生风险相对较低。

2. 环境形象

不断增多的经验研究报告社区环境与躯体活动能力具有相关关系，但是这些研究大多是在西方国家开展的。在美国、日本、比利时等 11 个国家共同开展的社区环境与躯体活动能力研究中，发现社区用地功能混乱、人行道不规范这两项社区环境因素对躯体活动能力有限制作用（Ding D，2013）。社区道路在一定程度上也反映着社区外在环境形象，特别是人行道状况差可能会增加老年人步行时失足或跌倒的风险，增加了他们躯体健康受损的可能。社区外在环境也是农村社会发展程度的直观体现，外在环境形象好的社区无疑能给农村老年人生活营造良好的外部社会环境，它可能对

BADL/IADL 能力有保护作用,减少或延迟 BADL/IADL 能力损害的发生。

3. 活动场地

目前国内从社区层面分析对老年人 ADL 能力影响的文献极少,西方国家合作研究中发现社区内设有活动场地、配备运动休闲设备对老年人躯体活动能力有促进作用,但不同国家间影响程度并不完全一致(Ding D,2013)。CHARLS 预调查分析未关注老年人活动场地因素,但显示农村有统一下水管网、连续供电、不使用煤燃料等公共基础设施建设均与农村中老年人 ADL 能力提升存在正相关(Yeatts DE,2013)。社区老年人活动中心是为老年人提供的专门场所,无疑会方便农村老年人开展各种休闲娱乐活动,这可能对 ADL 能力的保护或提高具有促进作用。

4. 卫生服务可及性

国外一项对 70 岁以上白人健康对比研究发现,社区内提供现场卫生服务的老年人比那些社区中未提供此项服务的老年人 ADL 能力受损发生率低,现场零距离的卫生服务与 ADL 能力保护有正相关关系(Young Y,2009)。由于乡村与乡镇卫生院距离有差异,农村老年人卫生服务可及性也会有所不同。乡镇卫生院距离近为老年人卫生服务利用提供了便利条件,良好的服务可及性可能与国外研究具有同样的效果,会对农村老年人 ADL 能力具有积极作用。

社区健康影响理论认为社区环境对居民健康有影响,相关文献研究中也显示社区特征与老年人 ADL 能力之间存在关联,由此本文提出不同社区特征对我国农村老年人 BADL/IADL 能力受损影响的研究假设。它们分别是

假设 4.1.1a:与中西部相比,东部社区的农村老年人 BADL 能力受损发生率低;

假设 4.1.1b:与中西部相比,东部社区的农村老年人 IADL 能力受损发生率低;

假设 4.1.2a:与环境形象较差相比,社区环境形象较好的农村老年人 BADL 能力受损发生率低;

假设 4.1.2b:与环境形象较差相比,社区环境形象较好的农村老年人

IADL 能力受损发生率低；

假设 4.1.3a：与无活动场地相比，社区有活动场地的农村老年人 BADL 能力受损发生率低；

假设 4.1.3b：与无活动场地相比，社区有活动场地的农村老年人 IADL 能力受损发生率低；

假设 4.1.4a：与可及性较差相比，社区卫生服务可及性较好的农村老年人 BADL 能力受损发生率低；

假设 4.1.4b：与可及性较差相比，社区卫生服务可及性较好的农村老年人 IADL 能力受损发生率低。

第二节　躯体健康描述性分析

跟踪期内农村老年人躯体健康测量结果可能发生变化，本节将利用研究样本对农村老年人 BADL/IADL 能力受损发生率进行描述性分析。首先利用 2011、2013、2015 年 3 次跟踪调查的重复测量数据对农村老年人 BADL/IADL 能力受损发生率的变化进行描述；其次分别从个人特征、家庭特征与社区特征三方面，描述不同特征变量的老年人 BADL/IADL 能力受损变化情况。

一、BADL/IADL 能力受损变化

2011—2015 年 3773 名农村老年人 BADL 与 IADL 能力受损的发展变化基本一致，但 IADL 能力受损率始终高于 BADL 能力受损率，如图 3-1 所示。与 2011 年的 25.63% 相比，农村老年人 2013 年 BADL 能力受损发生率几乎没有变化，为 25.95%，但 2015 年却有很大提高，达到 33.58%；类似地，与 2011 年的 31.67% 相比，农村老年人 2013 年 IADL 能力受损发生率基本保持平稳，为 31.22%，2015 年却有明显上升，增至 37.40%。农村老年人 BADL/IADL 能力在第二次重复测量时，与基线相比都没有太大变化，但第三次重复测量时，即跟踪调查到第 5 个年头均出现躯体活动能力受损人群范围明显扩大，受损率上升的现象。无论 BADL 还是 IADL，2011—

2015年期间活动能力受损发生率均显示农村老年人躯体健康功能衰退已普遍发生,并且有增高的趋势。

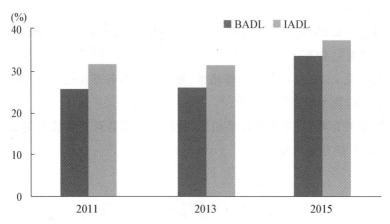

图 3 - 1   2011—2015 年农村老年人 BADL/IADL 能力受损率分布/%

二、个体特征与 BADL/IADL 能力受损变化

(一) 人口学特征与 BADL/IADL 能力受损变化

不同出生队列农村老年人 BADL 能力受损发生率分布见表 3 - 1,不同跟踪时间农村老年人 BADL 能力受损率分布并不相同。2011 年基线时,1947—1951 年即最年轻出生队列的农村老年人 BADL 能力受损率最低,随着出生队列逐渐变老 BADL 能力受损率也在逐渐提高,高龄出生队列能力受损率最高,不同出生队列间 BADL 能力受损率差异有显著性。2013、2015 年出生队列间 BADL 能力受损率分布与 2011 年相似,但同一出生队列不同跟踪时间上受损率分布却不尽相同。1947—1951、1937—1941、1942—1946 年出生队列的农村老年人 BADL 能力受损率 2013 年变化相对平稳,2015 年大幅上升;1932—1936、1931 年及以前出生队列 2013 年上升幅度比年轻队列大,2015 年继续快速升高。如果说 1936 年及以前出生队列 BADL 能力受损率持续快速增长,则其中以 1931 年及以前出生队列的农村老年人为最典型。

作为高水平的工具性日常活动能力,IADL 能力受损发生率普遍高于 BADL 能力受损率,不同出生队列、不同跟踪时间农村老年人 IADL 能力受损率分布有差异。2011 年最年轻队列的农村老年人中 IADL 能力受损率 24.09%，随着出生队列年份不断前移，老年人 IADL 能力受损率也在持续增长，80 岁及以上高龄老年人能力受损率已经是最年轻队列的 2.33 倍。2013、2015 年 IADL 能力受损分布趋势与 2011 年基本一致，但同一出生队列在不同跟踪时间上的能力受损分布却有不同。除 1947—1951、1932—1936 年两个出生队列在 2013 年 IADL 能力受损略有上升，其他队列均出现一定程度的下降，2015 年又全部升高。尽管农村老年人 IADL 能力受损率高于 BADL，但它们在不同时间、不同出生队列间的发展趋势基本相同。

BADL/IADL 能力受损在农村老年人性别间分布也存在相同的趋势，不同跟踪时间女性 BADL/IADL 能力受损发生率都显著高于男性，女性农村老年人日常生活中躯体健康功能整体较差。随着时间变化，男性老年人 BADL/IADL 能力受损率表现为稳中略升后大幅升高，女性老年人则略有回调后再快速增长。尽管不同性别老年人 BADL/IADL 能力受损率分布基本一致，但性别间差异是较大的，表 3-1 中可以看出 2011 年女性农村老年人 BADL/IADL 受损率均比 2015 年男性农村老年人的受损率还要高，其中 IADL 能力受损率 2011 年女性老年人为 37.80%，2015 年男性老年人为 30.24%，高出 7 个百分点，体现出农村老年人躯体健康功能在性别间的极度不平衡。

不同教育程度的农村老年人，BADL/IADL 能力受损率表现出显著的组间差异，并随着时间变化组间差异相对稳定。不同跟踪时间，文盲程度的农村老年人 BADL/IADL 能力受损发生率都大大高于小学及以上程度的农村老年人，其中 2011 年组间差距相对较大，2013、2015 年 BADL/IADL 能力受损的组间差距基本保持稳定。文盲程度的 BADL/IADL 能力受损率 2013 年有反复，比 2011 年略有下降，但小学及以上程度的农村老年人 BADL/IADL 能力受损率都随着时间变化不断升高。尽管如此，小学及以上程度农村老年人 BADL/IADL 能力受损率始终低于文盲程度的农村老年人。

婚姻状况中，没有配偶的农村老年人躯体健康功能较差，他们 BADL/IADL 能力受损程度都较有配偶的高，组间差异有显著性。2011 年，有配偶的农村老年人 BADL/IADL 能力受损率分别是 24.56%、29.42%，无配偶的 BADL/IADL 能力受损率分别是 29.80%、40.52%;其后 2013、2015 年农村老年人 BADL/IADL 能力受损率的组间差异性依然保持。在时间变化上,仅无配偶的农村老年人 BADL 能力受损率持续增长;有配偶的 BADL 能力受损率、是否有配偶的 IADL 能力受损率均表现为 2013 年平稳中略有下降、2015 年明显上升。不同婚姻状况间 BADL/IADL 能力受损都显示农村老年人躯体健康功能受损范围在扩大。

表 3-1 2011—2015 年不同人口学特征农村老年人 BADL/IADL 能力受损率分布

变量	类别	BADL 能力受损率/%(n)			IADL 能力受损率/%(n)		
		2011	2013	2015	2011	2013	2015
出生队列	1947—1951	20.71(313)	20.31(307)	28.39(429)	24.09(364)	24.29(367)	29.98(453)
	1942—1946	23.75(238)	24.65(247)	31.84(319)	30.04(301)	29.34(294)	34.13(342)
	1937—1941	30.94(211)	29.47(201)	38.12(260)	36.95(252)	35.19(240)	43.26(295)
	1932—1936	33.97(125)	36.14(133)	42.39(156)	43.48(160)	45.92(169)	52.99(195)
	Min—1931	38.10(80)	43.33(91)	49.05(103)	56.19(118)	51.43(108)	60.00(126)
	χ^2/p	61.63/0.000	83.15/0.000	61.25/0.000	132.19/0.000	117.45/0.000	134.11/0.000
性别	男	21.30(381)	22.08(395)	28.73(514)	24.87(445)	25.66(459)	30.24(541)
	女	29.54(586)	29.44(584)	37.95(753)	37.80(750)	36.24(719)	43.85(870)
	χ^2/p	33.51/0.000	26.49/0.000	35.87/0.000	72.65/0.000	49.07/0.000	79.43/0.000
教育	文盲	32.65(463)	30.54(433)	38.93(552)	41.41(587)	39.77(564)	45.70(648)
	小学以上	21.40(504)	23.18(546)	30.36(715)	25.82(608)	26.07(614)	32.40(763)
	χ^2/p	58.77/0.000	24.89/0.000	29.12/0.000	99.26/0.000	77.38/0.000	66.86/0.000
婚姻	有配偶	24.56(739)	24.05(697)	31.10(863)	29.42(885)	29.33(850)	34.09(946)
	无配偶	29.80(228)	32.23(282)	40.48(404)	40.52(310)	37.49(328)	46.59(465)
	χ^2/p	8.77/0.003	23.39/0.000	28.97/0.000	34.73/0.000	20.81/0.000	49.01/0.000

(二)健康相关行为与 BADL/IADL 能力受损变化

农村老年人进行适当的体力活动与 BADL/IADL 能力受损存在相关关系,见表 3-2,没有体力活动的农村老年人 BADL/IADL 能力受损发生率普遍较高。2011 年未进行体力活动的农村老年人 BADL/IADL 能力受损率分别是 36.40%、45.92%,进行体力活动的老年人这一比例分别是

20.29%、24.61%,差距都在 15 个百分点以上;2015 年未进行体力活动的老年人 BADL/IADL 能力受损率跃升至 44.56%、52.11%,进行体力活动的老年人这一比例分别是 24.74%、25.55%,差距扩大至 20 个百分点以上。时间变化上,虽然 2015 年能力受损率都较 2011 年有增长,但体力活动组的增长幅度远低于无体力活动组。体力活动是躯体机能的一种锻炼行为,活动过程可能增强老年人躯体协调能力,延缓 ADL 能力衰退。

是否进行社会交往活动对农村老年人 BADL/IADL 能力受损发生率分布有不同影响。2011 年有社交活动的农村老年人 BADL/IADL 能力受损率分别为 20.80%、26.88%,没有社交活动的农村老年人这一比例分别是 29.17%、35.19%,社交活动与较低的 BADL/IADL 能力受损相关联。与基线相比,2015 年有社交活动的老年人 BADL/IADL 能力受损率分别上升约 9 个百分点、3 个百分点,没有社交活动的老年人 BADL/IADL 能力受损率均上升约 7 个百分点。其中社交活动组农村老年人 IADL 能力受损率增速较慢,社会交往活动具有明显的社会性,IADL 能力也是一种社会功能性活动能力,农村老年人社交活动可能在一定程度上对其更具保护作用,防止或延迟 IADL 活动能力下降的作用更强。

吸烟、饮酒行为都与农村老年人 BADL/IADL 能力受损具有反向相关性,并且在不同跟踪时间这种相关关系的方向一直保持不变。但吸烟、饮酒作为不健康行为,它们与农村老年人 BADL/IADL 能力受损之间的关系似乎有些不同寻常,与不健康行为的传统健康理论认知不符。2011 年,吸烟的农村老年人 BADL/IADL 能力受损发生率分别为 20.86%、26.24%,不吸烟的这一比例分别为 27.93%、34.29%;饮酒的这一比例分别为 21.76%、26.34%,不饮酒的这一比例分别为 27.34%、34.03%。吸烟、饮酒的农村老年人 BADL/IADL 能力受损发生率都比较低,表明吸烟、饮酒行为与躯体健康功能受损之间存在负向关联。

吸烟、饮酒通常在男性人群流行率明显高,而研究样本中女性老年人 BADL/IADL 能力受损比男性严重,这可能会存在吸烟、饮酒老年人 BADL/IADL 能力反而更好的现象。进一步分析,以基线为例分性别对吸烟、饮酒行为进行分析,结果发现男性老年人中,吸烟组 2011 年 BADL/IADL 能力受损率分别是 19.77%、24.40%,不吸烟组是 23.47%、

26.10%；饮酒组这一比例分别是 18.76%、24.48%，不饮酒组是 23.90%、25.09%。女性老年人中，吸烟组 2011 年 BADL/IADL 能力受损率分别是 32.40%、45.83%，不吸烟组是 29.19%、36.82%；饮酒组这一比例分别是 32.14%、37.86%，不饮酒组这一比例分别是 29.34%、37.80%。吸烟、饮酒的男性农村老年人 BADL/IADL 能力受损率比不吸烟、不饮酒的低，而女性农村老年人中吸烟、饮酒的 BADL/IADL 能力受损率却比不吸烟、不饮酒的高，性别间 BADL/IADL 受损率相反的分布特点提示模型分析中宜引入吸烟、饮酒与性别的交互作用，以反映多元分析中性别与吸烟、饮酒行为影响可能存在的差异性。

表 3-2　2011—2015 年不同健康相关行为农村老年人 BADL/IADL 能力受损率分布

变量	类别	BADL 能力受损率/%(n)			IADL 能力受损率/%(n)		
		2011	2013	2015	2011	2013	2015
体力活动	是	20.29(512)	19.67(452)	24.74(517)	24.61(621)	22.46(516)	25.55(534)
	否	36.40(455)	35.70(527)	44.56(750)	45.92(574)	44.85(662)	52.11(877)
	χ^2/p	113.77/0.000	120.12/0.000	164.30/0.000	175.34/0.000	209.32/0.000	280.89/0.000
社交活动	是	20.80(332)	23.28(413)	29.56(455)	26.88(429)	25.14(446)	29.82(459)
	否	29.17(635)	28.31(566)	36.35(812)	35.19(766)	36.62(732)	42.61(952)
	χ^2/p	33.82/0.000	12.39/0.000	18.30/0.000	29.36/0.000	57.66/0.000	63.67/0.000
吸烟	是	20.86(256)	21.20(214)	25.83(258)	26.24(322)	23.89(241)	27.83(278)
	否	27.93(711)	27.68(765)	36.37(1009)	34.29(873)	33.90(937)	40.84(1133)
	χ^2/p	21.67/0.000	16.09/0.000	36.64/0.000	24.77/0.000	34.53/0.000	53.15/0.000
饮酒	是	21.76(252)	21.43(239)	27.74(314)	26.34(305)	23.95(267)	29.06(329)
	否	27.34(715)	27.84(740)	36.08(953)	34.03(890)	34.27(911)	40.97(1082)
	χ^2/p	13.11/0.000	16.37/0.000	24.75/0.000	21.97/0.000	39.02/0.000	47.97/0.000

（三）病患特征与 BADL/IADL 能力受损变化

农村老年人如果有身体残疾对他们个人行动或完成某些功能性动作可能存在直接影响，表 3-3 显示身体残疾与 BADL/IADL 能力受损间均存在相关关系，患有生理残疾的农村老年人 ADL 能力受损率均远高于无生理残疾的老年人。2011 年身体残疾的老年人 BADL/IADL 受损率分别是

38.35％、49.56％,2015 年这一比例已经分别增至 44.60％、50.85％,即几乎一半的残疾老年人 BADL/IADL 能力受损;2011 年没有残疾的老年人 BADL/IADL 受损率分别是 21.86％、26.05％,2015 年这一比例分别为 22.55％、23.93％,BADL 受损率仅略有上浮,但 IADL 受损率甚至比基线略有下降。以往老年人健康研究中较少考虑生理残疾对 ADL 能力的影响,但双变量关系显示生理残疾会直接制约农村老年人 ADL 能力,严重限制他们的躯体健康功能。

老年人是慢性病发病的重点人群,慢性病对身体的消耗与损伤可能会影响到老年人日常活动能力,研究样本数据显示患有慢性病与 BADL/IADL 能力受损具有较强的相关关系。在患有慢性病的农村老年人中,不管是 BADL 能力还是 IADL 能力受损率都大大高于没有慢性病的农村老年人。2011 年患有慢性病的农村老年人 BADL 能力受损率为 30.38％,IADL 能力受损率为 35.28％,2015 年这一比例分别升至 37.85％、40.59％,上升 5～7 个百分点;2011 年未患慢性病的农村老年人 BADL 能力受损率为 12.77％,IADL 能力受损率为 22.00％,2015 年这一比例分别为 16.24％、24.43％,略有上升。由此可见患有慢性病的农村老年人不仅 ADL 能力受损可能性更大,而且受损率增长速度也快于未患病组。

随着年龄的增长,身体免疫力不断下降,身体疼痛也是老年群体中一种常见慢性生理病症,尽管产生原因可能各种各样,但表现形式都是一致的,即生理部位疼痛。农村老年人身体疼痛也会直接干扰他们的 ADL 能力,有生理疼痛的老年人 BADL/IADL 能力受损率远高于不疼痛组,组间差距几乎都在 20 个百分点以上。2011 年疼痛组老年人 BADL 能力受损率41.70％、不疼痛组仅为 14.58％,2015 年这一比例分别增至 50.13％、22.71％;2011 年疼痛组老年人 IADL 能力受损率 45.87％、不疼痛组仅为 21.91％,2015 年这一比例分别增至 52.87％、27.23％。通常国内老年人健康研究中缺少对生理疼痛与躯体健康影响关系的关注,但双变量关系显示出它与农村老年人 ADL 能力受损之间有着紧密的联系。

表 3 - 3　2011—2015 年不同病患特征农村老年人 BADL/IADL 能力受损率分布

变量	类别	BADL 能力受损率/%(n)			IADL 能力受损率/%(n)		
		2011	2013	2015	2011	2013	2015
身体残疾	是	38.35(346)	38.16(535)	44.60(842)	49.56(447)	44.86(629)	50.85(960)
	否	21.63(621)	18.73(444)	22.55(425)	26.05(748)	23.15(549)	23.93(451)
	χ^2/p	100.78/0.000	173.16/0.000	205.64/0.000	175.19/0.000	193.37/0.000	292.01/0.000
患有慢病	是	30.38(837)	29.39(872)	37.85(1146)	35.25(971)	33.97(1008)	40.59(1229)
	否	12.77(130)	13.28(107)	16.24(121)	22.00(224)	21.09(170)	24.43(182)
	χ^2/p	120.95/0.000	85.66/0.000	125.13/0.000	60.22/0.000	48.98/0.000	66.68/0.000
身体疼痛	是	41.70(641)	39.57(626)	50.13(750)	45.87(705)	42.29(669)	52.87(791)
	否	14.58(326)	16.11(353)	22.71(517)	21.91(490)	23.23(509)	27.23(620)
	χ^2/p	351.61/0.000	263.11/0.000	304.53/0.000	241.32/0.000	155.37/0.000	253.63/0.000
充足睡眠	是	19.92(432)	21.55(480)	28.74(619)	26.28(570)	26.76(596)	33.01(711)
	否	33.35(535)	32.28(499)	40.02(648)	38.97(625)	37.65(582)	43.24(700)
	χ^2/p	87.35/0.000	54.61/0.000	52.80/0.000	68.57/0.000	50.33/0.000	41.30/0.000

农村老年人睡眠是否充足与他们躯体健康之间存在相关关系,缺少充足睡眠的 BADL/IADL 能力受损程度明显高于充足睡眠组。对于 BADL 能力受损,虽然在跟踪期内不同组间受损率均在增长,但不同跟踪年份充足睡眠组 BADL 能力受损率均比缺少睡眠组高出 10 个百分点有余,甚至2011 年缺少睡眠组的 BADL 能力受损率仍高于 2015 年充足睡眠组;对于IADL 能力受损,虽然不同跟踪年份各组受损率均高于 BADL 受损率,但其分布特点与 BADL 能力受损相似,2011 年缺少睡眠组的农村老年人 IADL能力受损率比 2015 年充足睡眠组高出近 6 个百分点。充足的睡眠是人体健康的基本保障,农村老年人缺少充足睡眠对他们躯体健康功能可能存在负面影响。

三、家庭特征与 BADL/IADL 能力受损变化

人均家庭收入是老年人家庭社会经济条件的衡量指标,与农村老年人躯体健康关系密切,见表 3 - 4。2011 年人均家庭收入少于 2 000 元的低收

入农村老年人 BADL/IADL 能力受损率分别是 30.75％、35.64％,明显高于 6 000 元以上高收入家庭的农村老年人,后者 BADL/IADL 能力受损率分别是 18.29％、26.30％;2015 年低收入组这一比例 34.53％、37.83％,高收入组这一比例 30.53％、35.32％。2011—2015 年 3 期跟踪数据都显示农村老年人人均家庭收入越高,BADL 能力受损发生率越低;2011、2013 年人均家庭收入与 IADL 能力受损率也有这样的关系。从时间变化上看,低收入组老年人 BADL/IADL 能力受损率 2011—2015 年增幅仅 2～4 个百分点,但高收入组老年人 BADL/IADL 能力受损率增幅明显偏大,分别约为 12 个、9 个百分点,一定程度上也反映出高收入组农村老年人 BADL/IADL 能力受损率起点低、增速快。

居住方式与农村老年人 BADL/IADL 能力受损关系在不同跟踪时间表现并不相同。2011、2013 年与子女同住的老年人 BADL 受损率均低于不同住组,组间无显著差异;2015 年虽然同住组 BADL 受损率略高于不同住组,但组间差异仍没有显著性。对于 IADL 能力受损率,2011 年组间差异没有显著性;2013 年组间差异有显著性,并且同住组受损率比不同住组低;2015 年组间差异依然有显著性,但同住组受损率却比不同住组高。尽管不同时间、不同居住状态组间 BADL/IADL 能力受损率分布并不相同,但时间上的变化却基本一致。与基线相比,2015 年同住组 BADL/IADL 能力受损率分别增长约 12～13 个百分点,不同住组分别增长约 5～7 个百分点,这也显示出与子女同住的农村老年人 ADL 能力受损率的增长速度更快。

生病或需要时是否有人照料反映农村老年人有照料需求时,照料人员的提供是否能够及时到位。有人照料的农村老年人 BADL/IADL 能力受损率均比没人照料的低,需要时是否有人照料与 BADL/IADL 能力受损存在相关关系。有人照料的农村老年人 2011 年 BADL/IADL 能力受损率分别是 23.05％、30.44％,2015 年分别是 30.08％、35.24％;没有人照料的农村老年人 2011 年 BADL/IADL 能力受损率分别是 31.96％、34.71％,2015年分别是 40.64％、42.76％。与 2011 年基线相比,2013 年不同组间 BADL能力受损率均有微弱增长,有人照料组 IADL 能力受损率有所下降,无人照料组却有所上升;至 2015 年不同组间 BADL/IADL 能力受损趋势一致,均比基线有明显增长。

农村老年人帮助自己的子女照看孩子在我国比较普遍,并且隔代照料的老年人显示出比较低的 BADL/IADL 能力受损率。对于 BADL 能力受损,2011、2013 年是否照看孙辈组间差异均有显著性,并且他们在时间变化上基本保持稳定,2015 年虽然照看孙辈老年人的受损率(31.15%)依然低于未照看组(34.21%),但组间差异已没有显著性。农村老年人 IADL 能力受损在不同跟踪时间组间差异均有显著性,与基线相比,2013 年老年人IADL 能力受损有所好转,特别是照看孙辈的老年人受损率下降至少 2 个百分点,至 2015 年则 IADL 能力受损率与前期相比都有明显上升。在照看孙辈的农村老年人中 BADL 能力受损率 2015 年比 2011 年上涨近 9 个百分点,IADL 能力受损率上涨约 6 个百分点,这一对比似乎显示农村老年人照看孙辈可能延缓了他们 IADL 能力受损率上涨幅度。

表 3-4 2011—2015 年不同家庭特征农村老年人 BADL/IADL 能力受损率分布

变量	类别	BADL 能力受损率/%(n)			IADL 能力受损率/%(n)		
		2011	2013	2015	2011	2013	2015
家庭收入	<=2 000	30.75(365)	28.69(350)	34.53(376)	35.64(423)	34.10(416)	37.83(412)
	2 000~6 000	26.97(401)	25.38(388)	35.60(502)	32.48(483)	31.13(476)	38.94(549)
	>6 000	18.29(201)	23.53(241)	30.53(389)	26.30(289)	27.93(286)	35.32(450)
	χ^2/p	48.79/0.000	8.13/0.017	8.33/0.016	23.74/0.000	9.88/0.007	3.86/0.145
子女同住	是	22.66(155)	22.44(147)	34.83(140)	31.43(215)	27.18(178)	44.28(178)
	否	26.29(812)	26.68(832)	33.43(1 127)	31.73(980)	31.22(1 000)	36.58(1 233)
	χ^2/p	3.86/0.049	5.07/0.024	0.31/0.576	0.02/0.882	6.04/0.014	9.10/0.003
有人照料	是	23.05(618)	23.24(622)	30.08(759)	30.44(816)	28.77(770)	35.24(889)
	否	31.96(349)	32.54(357)	40.64(508)	34.71(379)	37.19(408)	42.76(522)
	χ^2/p	32.31/0.000	35.02/0.000	41.77/0.000	6.54/0.011	25.68/0.000	15.20/0.000
隔代照料	是	22.42(209)	22.80(174)	31.15(243)	27.15(253)	24.77(189)	33.46(261)
	否	26.68(758)	26.74(805)	34.21(1 024)	33.16(942)	32.86(989)	38.42(1 150)
	χ^2/p	6.67/0.010	4.92/0.027	2.60/0.107	11.72/0.001	18.54/0.000	6.51/0.011

四、社区特征与 BADL/IADL 能力受损变化

跟踪调查期内农村老年人 BADL/IADL 能力受损表现出与我国区域间差异的一致性,见表 3-5。2011 年东部社区农村老年人 BADL 能力受损率为 21.62%、中西部 27.5%,2015 年分别增长至 28.55%、35.92%;2011 年,东部社区农村老年人 IADL 能力受损率 30.13%、中西部 32.39%,2015 年分别增至 32.72%、39.57%,中西部地区 2011 年 IADL 能力受损率与东部地区 2015 年近似相等。东部地区农村老年人 BADL/IADL 能力受损发生率普遍低于中西部老年人,甚至有近 5 年的时间差。在跟踪期内东部地区农村老年人 IADL 能力发生率增长 2.59 个百分点,与中西部 IADL 能力受损率涨幅 7.18 个百分点相比,其增长幅度是相对缓慢的,躯体健康功能是相对较好的。

农村社区的环境形象与老年人 BADL/IADL 能力受损的关系表现得并不一致,它与老年人 BADL 能力受损没有相关关系,但与老年人 IADL 能力受损有相关关系。对于 BADL 能力受损,尽管农村社区环境形象不同,农村老年人 BADL 能力受损发生率略有区别,但是每一期跟踪数据水平间差异均未表现出显著性。对于 IADL 能力受损,尽管每一期跟踪数据水平间差异都有显著性,但不同跟踪时间社区形象与能力受损之间的相关性却不完全相同。2011、2015 年 IADL 能力受损率都随着农村社区形象转好而下降,但 2013 年能力受损率由低到高对应的社区环境形象却是一般、较好、较差。与基线相比,2015 年不同环境形象社区的农村老年人 IADL 能力受损率均有增长,并且不同水平间上涨幅度相近。

农村社区是否建有老年人活动中心与老年人躯体健康具有相关性,社区内有活动场地的老年人 BADL/IADL 能力受损率明显低于社区内无活动场地的老年人。对于 BADL 能力受损,社区有活动场地的农村老年人受损率 2011 年 18.47%、2013 年 20.81%、2015 年 28.77%,跟踪期内持续增长;社区没有活动场地的农村老年人 BADL 能力受损率 2011 年 28.01%、2013 年 27.66%、2015 年 35.18%,2013 年受损率没有继续增长而是平稳中略有下降,但跟踪期内整体增长的趋势未改变。对于 IADL 能力受损,在是否有活动场地的社区间农村老年人表现出与 BADL 能力受损近似的变

化特点。对农村老年人来说,社区内有老年人活动中心对延缓 BADL/IADL 能力下降,增强躯体健康功能可能具有积极作用。

表 3-5 2011—2015 年不同社区特征农村老年人 BADL/IADL 能力受损率分布

变量	类别	BADL 能力受损率/%(n)			IADL 能力受损率/%(n)		
		2011	2013	2015	2011	2013	2015
区域位置	东部	21.62(259)	20.62(247)	28.55(342)	30.13(361)	25.04(300)	32.72(392)
	中西部	27.50(708)	28.43(732)	35.92(925)	32.39(834)	34.10(878)	39.57(1 019)
	χ^2/p	14.81/0.000	25.95/0.000	19.94/0.000	1.92/0.166	31.22/0.000	16.39/0.000
环境形象	较差	26.10(443)	27.05(459)	35.36(600)	34.77(590)	33.47(568)	39.54(671)
	一般	26.34(349)	24.30(322)	32.15(426)	30.79(408)	28.68(380)	36.60(485)
	较好	23.30(967)	26.36(198)	32.09(241)	26.23(197)	30.63(230)	33.95(255)
	χ^2/p	2.69/0.261	3.01/0.223	4.36/0.113	18.26/0.000	8.11/0.017	7.49/0.024
活动场地	是	18.47(174)	20.81(196)	28.77(271)	24.52(231)	26.11(246)	31.85(300)
	否	28.01(793)	27.66(783)	35.18(996)	34.05(964)	32.92(932)	39.24(1 111)
	χ^2/p	33.75/0.000	17.27/0.000	13.03/0.000	299.66/0.000	15.25/0.000	16.52/0.000
服务可及性	<=2 km	23.45(234)	23.85(238)	31.56(315)	28.76(287)	30.46(304)	35.57(355)
	2~5 km	26.95(404)	25.88(388)	32.35(485)	30.35(455)	29.49(442)	36.29(544)
	>5 km	25.78(329)	27.66(353)	36.60(467)	35.50(453)	33.86(432)	40.13(512)
	χ^2/p	3.88/0.143	4.25/0.119	8.04/0.018	14.77/0.001	6.49/0.039	6.26/0.044

农村社区与乡镇卫生院距离越近、服务可及性越好。对于农村老年人 BADL 能力受损,2011、2013 年乡镇卫生院不同距离水平间 BADL 能力受损率均无显著差异,但 2015 年卫生服务可及性水平间存在相关,随着服务可及性逐渐递减,即乡镇卫生院距离逐渐变远,农村老年人 BADL 能力受损率在逐渐上升。老年人 IADL 能力受损在卫生服务可及性不同水平间差异均有显著性,2011 年、2015 年均显示出社区卫生服务可及性越差,老年人 IADL 能力受损率越高;2013 年乡镇医院距离在 5 公里以下的两个服务可及性水平间 IADL 能力受损率仅相差 1 个百分点,水平间差异程度不大,但均与乡镇医院距离 5 公里以上的水平差异明显。

通过对农村老年人 BADL/IADL 能力受损率变化的描述性分析,可以看到不管是 BADL 能力受损发生率还是 IADL 能力受损发生率跟踪期内整体都是处于增长的状态。双变量分析显示，跟踪期内个体、家庭、社区等不同层次的特征变量几乎都与农村老年人 BADL/IADL 能力受损存在相关关系。但应该看到，农村老年人 BADL/IADL 能力受损并非仅受某一个因素影响所致，而是多方面、多因素综合作用的结果。BADL/IADL 能力受损的双变量分析反映的是未调整的初始变量关系，尚不能体现多层次、多变量共同影响效应。要了解 BADL/IADL 能力受损与多层次、多变量间的影响关系还需要进一步分析，本节躯体健康的描述性分析为后序分层模型拟合提供了基础变量信息。

第三节　躯体健康及其影响因素分析

本节对农村老年人躯体健康状况及其影响因素进行 logistic 分层模型分析。模型分别以 BADL/IADL 能力受损为因变量，其中能力受损取值为 1、未受损取值为 0；不同层次自变量包括第一层重复测量的时间变量，第二层个体与家庭特征变量，第三层社区特征变量。通过拟合分层嵌套 logistic 模型，分析结果将回答以下问题：(1) 农村老年人 BADL/IADL 能力受损如何变化？(2) 个体特征对农村老年人 BADL/IADL 能力影响如何？(3) 家庭特征对农村老年人 BADL/IADL 能力影响如何？(4) 社区特征对农村老年人 BADL/IADL 能力影响如何？

一、Logistic 分层模型的拟合与解释

农村老年人 BADL/IADL 能力跟踪调查数据具有明显的层次性，首先分别对 BADL 能力受损、IADL 能力受损拟合三层空模型，分析结果显示分层有意义。BADL 能力受损空模型中不同层次方差成分构成比不同，时间层次方差信息占总变异的 49.77%、个体层次方差信息占 41.45%、社区层次方差信息占 8.78%；IADL 能力受损空模型中不同层次方差成分构成比分别是重复测量的时间层次占 56.72%、个体层次占 36.55%、社区层次占 6.73%。

对 BADL 能力受损、IADL 能力受损分别拟合模型,逐步建立嵌套回归方程。首先模型 1 是在重复测量时间层次拟合的一层 logistic 模型,与普通 logistic 回归模型无异,模型中引入两个时间自变量 t 和 t^2,见表 3-6。BADL 能力受损模型 1 有统计学意义,并且时间自变量在模型中均显著,OR 值表示跟踪调查时间变化一个单位,农村老年人 BADL 能力受损率的变化程度;IADL 能力受损模型 1,与 BADL 模型 1 类似,亦如此解释。

模型 2 在模型 1 的基础上引入个体层次,并同时引入人口学特征变量,BADL 能力受损模型 2 有统计学意义;与模型 1 相比,模型 2 中−LL、AIC、BIC 均有减小,模型拟合程度提高;OR 值表示与参考类别相比,某个人口学因素其他类别的农村老年人 BADL 能力受损发生率,如与 1947—1951 年参考出生队列相比,1942—1946 年出生队列的农村老年人 BADL 能力受损率为其 1.29 倍,受损率比参考类别高 29%。IADL 模型 2 的分析结果亦如此解释。

BADL 模型 3 在模型 2 的基础上引入个体层次的健康相关行为变量;模型 4 在模型 3 的基础上引入个体层次病患特征变量;模型 5 在模型 4 的基础上引入并个体层次的家庭特征变量;最终建立三层模型并引入社区特征变量,拟合最终模型 6。BADL 模型 3~6 亦均有统计学意义,并且模型拟合程度顺序提高;IADL 能力受损模型 3~6 拟合过程亦类似,回归系数 OR 值的固定效应、随机效应及模型拟合程度等详细信息见表 3-6。

表 3-6 显示随着模型引入层次与影响变量的增加,个体层、社区层的随机方差都在不断减小。BADL 模型 6 与空模型比较,个体层变异减少了 45.62%,社区层变异减少了 51.72%;IADL 模型 6 与空模型比较,个体层变异减少了 55.66%,社区层变异减少了 53.85%。它们分别表示最终模型中个体层次、社区层次的影响变量对农村老年人 BADL 能力受损、IADL 能力受损相应层次内变异的解释程度。

二、BADL/IADL 能力受损率变动

时间变量处于分层模型的第一层,反应农村老年人 BADL/IADL 能力受损率的变化,引入时间变量 t 和 t^2 在模型 1 中均显著,直至模型 6 中仍保持这种显著性。BADL 模型 6 中,在其他变量水平保持不变的情况下,

表 3 - 6　农村老年人 BADL/IADL 能力受损及其影响因素的 logistic 分层模型分析

变量		类别	BADL 能力受损						IADL 能力受损					
			模型 1 OR	模型 2 OR	模型 3 OR	模型 4 OR	模型 5 OR	模型 6 OR	模型 1 OR	模型 2 OR	模型 3 OR	模型 4 OR	模型 5 OR	模型 6 OR
时间		t	1.16***	1.16***	1.12***	1.05***	1.04**	1.06***	1.10***	1.09***	1.05***	0.97	0.98	0.98
		t^2	1.07***	1.07***	1.07***	1.08***	1.08***	1.08***	1.05***	1.05***	1.05***	1.06***	1.07***	1.06***
	出生队列	1947—1951												
		1942—1946		1.29**	1.19*	1.10*	1.09*	1.15**		1.36***	1.24***	1.16*	1.17**	1.19**
		1937—1941		1.91***	1.56***	1.39***	1.36***	1.42***		2.02***	1.55***	1.39***	1.37***	1.44***
		1932—1936		2.46***	1.82***	1.56***	1.54***	1.65***		3.06***	2.01***	1.77***	1.77***	1.93***
		Min—1931		3.23***	2.14***	2.11***	2.18***	2.43***		4.32***	2.49***	2.26***	2.31***	2.65***
人口学特征	性别	男												
		女		1.66***	1.62***	1.57*	1.60*	1.49**		1.87***	2.21***	1.83***	1.88***	1.73**
	教育程度	文盲												
		小学以上		0.81**	0.82**	0.89**	0.90**	0.86*		0.71***	0.74***	0.79***	0.81***	0.81***
	婚姻	有配偶												
		无配偶		1.12	1.07	0.97	0.98	0.98		1.18**	1.09	0.98	0.99	0.96
相关行为	体力活动	是												
		否			1.93***	1.83***	1.84***	1.89***			2.38***	2.24***	2.25***	2.31***

（续表）

变量	类别	BADL 能力受损 模型1 OR	模型2 OR	模型3 OR	模型4 OR	模型5 OR	模型6 OR	IADL 能力受损 模型1 OR	模型2 OR	模型3 OR	模型4 OR	模型5 OR	模型6 OR
社交活动	是												
	否			1.32***	1.25***	1.24***	1.23***			1.58**	1.49***	1.48***	1.47***
是否吸烟	是												
	否			0.94	0.92	0.91	0.89			1.04	1.04	1.03	1.01
是否喝酒	是												
	否			1.25*	1.29**	1.27**	1.29**			1.27**	1.31***	1.31***	1.30***
病患特征 身体残疾	是												
	否				0.41***	0.42***	0.44***				0.37***	0.37***	0.39***
患有慢性病	是												
	否				0.39***	0.39***	0.40***				0.57***	0.57***	0.58***
身体疼痛	是												
	否				0.30***	0.31***	0.32***				0.40***	0.40***	0.42***
充足睡眠	是												
	否				1.49***	1.46***	1.41***				1.31***	1.29***	1.26***

（续表）

变量	类别	BADL 能力受损						IADL 能力受损					
		模型 1 OR	模型 2 OR	模型 3 OR	模型 4 OR	模型 5 OR	模型 6 OR	模型 1 OR	模型 2 OR	模型 3 OR	模型 4 OR	模型 5 OR	模型 6 OR
家庭特征 家庭收入	<=2 000												
	2 000~6 000					0.94	0.95					0.95	0.98
	>6 000					0.76***	0.81**					0.81***	0.87*
子女同住	是												
	否					0.98	0.98					0.86**	0.87*
有人照料	是												
	否					1.61***	1.60***					1.26***	1.26***
隔代照料	是												
	否					0.96	0.96					1.02	1.02
社区特征 区域位置	东部												
	中西部						1.30**						1.20**
环境形象	较差												
	一般						0.99						0.90
	较好						1.06						0.83*

（续表）

变量	类别		BADL 能力受损						IADL 能力受损					
			模型 1 OR	模型 2 OR	模型 3 OR	模型 4 OR	模型 5 OR	模型 6 OR	模型 1 OR	模型 2 OR	模型 3 OR	模型 4 OR	模型 5 OR	模型 6 OR
活动场地	是													
	否							1.51***						1.42***
服务可及性	<=2 km													
	2~5 km							1.05						0.88
	>5 km							1.04						1.00
随机方差	c1		3.29	3.29	3.29	3.29	3.29	3.29	3.29	3.29	3.29	3.29	3.29	3.29
	c2		3.52	3.21	2.85	1.80	1.79	1.49	2.57	2.12	1.71	1.17	1.15	0.94
	c3							0.28						0.18
模型拟合	-LL		6 184	6 095	6 034	5 618	5 579	5 522	6 763	6 573	6 433	6 067	6 051	5 997
	AIC		12 375	12 211	12 100	11 274	11 206	11 106	13 533	13 168	12 898	12 172	12 150	12 056
	BIC		12 405	12 292	12 218	11 413	11 382	11 333	13 563	13 249	13 016	12 312	12 326	12 284
	df		4	11	17	21	26	33	4	11	17	21	26	33
	χ^2		111***	269***	387***	1 052***	1 090***	1 065***	57***	393***	660***	1 192***	1 211***	1 207***

注：* $p < 0.1$，** $p < 0.05$，*** $p < 0.01$；BADL 模型 6 中女性 * 不吸烟、女性 * 不饮酒交互项均不显著；IADL 模型 6 中女性 * 不吸烟、女性 * 不饮酒交互项均不显著。

BADL 能力对数受损率(logitp)变化的回归表达式为($0.054 \times t + 0.074 \times t^2$)。尽管每个时间变量的 OR 值都大于 1,但跟踪期内农村老年人的 BADL 能力受损率却不是持续上升的。用来反映 2011、2013、2015 年 3 期跟踪时间的变量 t 经中心化处理,取值为 -2、0、2,2011 年至 2013 年农村老年人 BADL 能力受损率下降 20.45%,而 2013 至 2015 年 BADL 能力受损率上升 49.69%,假设 1.1a 不成立,即跟踪期内农村老年人 BADL 能力受损率并非逐渐增长的。

类似地,农村老年人 IADL 能力受损的 logistic 分层模型分析中,时间变量 t 和 t^2 在模型 1~模型 4 中均显著,但 t 的回归系数逐渐接近 0,模型 6 中仅余 t^2 的回归系数有统计学意义。最终模型 t^2 回归系数为 0.062,表明在 2011—2015 年农村老年人 IADL 能力对数受损率下降后又等幅回升,并未出现持续增长的发展趋势,研究假设 1.1b 不成立。农村老年人 IADL 能力受损在跟踪期内显示为上下波动,经历过下降后又恢复如初,这与 BADL 能力受损率变动有明显不同。

分析发现农村老年人不管是 BADL 能力受损率,还是 IADL 能力受损率都没有出现本文假设现象,但也未出现前人研究中活动能力受损率持续下降、上升甚至保持不变的变化趋势,而是表现为在波动中变动。如果说农村老年人 BADL 能力受损率的波动规律形如"J"曲线,那么 IADL 能力受损率变动规律则形如"U"曲线。跟踪期内 BADL 能力受损率先略有下降后快速上升,平均变动趋势处于上升状态;IADL 能力受损率虽然也经历了先下降再上升的波动过程,但从平均变动趋势上看其发展速度却是静止的。

老年人在某些特定的时段,某些形式的躯体活动功能可能稍有提升,但这种趋势不具有持久性,在未来的时间躯体功能只会以更快的速度下降(WHO,2016a)。本次研究中农村老年人 BADL/IADL 能力受损率均较高,并且 BADL 能力受损率始终低于 IADL 能力受损率,这符合 IADL 能力的指标特性。跟踪期内它们均显示出波动性变化,但期末 BADL 能力下降,基础性躯体功能降低,而 IADL 能力保持不变,工具性躯体功能并未下降。BADL/IADL 能力受损在跟踪期内如此变动现象可能与两方面原因有关系,一方面本次研究样本包括历时 5 年的 3 次跟踪测量,跟踪时长属于中短期,与那些 10 年以上的同类研究相比,农村老年人 BADL/IADL 能力受损的长期趋势可能还没有充分体现,即较短时期内尚未能形成 ADL 能力持续下降的发展趋势(Feng Q,2013;Liang Y,2015;Liang Y,2017)。另一方面农村老年人躯体健康中短期内也许未必是持续单向发展的,而是有可能存在周期性波动或反复性变化,多个中短期变化才能形成躯体健康发展的长期变动趋势,研究中 BADL/IADL 能力受损的变动凸显了农村老年人躯体健康功能发展中,某段时期的阶段性波动特征。

三、个人特征对 BADL/IADL 能力影响

农村老年人 BADL/IADL 能力受损分层模型拟合过程中,模型 2~4 中渐次将个体特征的人口学变量、健康相关行为及病患特征引入模型。每组特征变量的引入都在个体层次解释了因变量的部分变异,比较发现引入病患特征的模型 4 中个体层次随机方差下降幅度最大,这表明尽管人口学变量、健康相关行为均解释了 BADL/IADL 能力受损的部分差异,但相比较而言,病患特征对农村老年人躯体健康因变量的解释能力更强。

(一) 人口学特征的影响

1. 出生队列间 BADL/IADL 能力受损有差异

不管是 BADL 能力受损,还是 IADL 能力受损模型中,以最年轻出生队列 1947—1951 年为参考类别,模型 1~6 中出生队列间 OR 值的变化趋势与显著性始终保持不变,出生队列影响均有显著性。农村老年人 BADL 能力受损分析中,最终模型 6 显示随着出生队列的逐渐变老,BADL 能力受损发生率也在逐渐升高,出生队列间 BADL 能力受损存在显著差异,假设 2.1.1a 成立。农村老年人 IADL 能力受损的最终模型中,同样也存在出生队列越老,IADL 受损率 OR 值越高的变动规律,不同出生队列 IADL 能力受损率存在差异,假设 2.1.1b 成立。

对比 BADL 与 IADL 能力受损的最终模型,还发现相同出生队列的农村老年人 IADL 能力受损发生的 OR 值均高于 BADL 能力受损。通常认为老年人 IADL 能力受损先于 BADL,并且发生率高于 BADL,研究中农村老年人躯体健康不仅表现出这一规律,而且还进一步表现出 BADL/IADL 能力的层次性,即不同出生队列的农村老年人 IADL 能力受损发生风险都高于 BADL 受损风险。

农村老年人不同出生队列组顺序间,年龄不断增长,BADL/IADL 能力受损发生风险不断升高,表现出躯体能力受损的门槛效应,这与人体生理衰老进程是一致的,即生命历程的中晚期生理机能持续进入衰退阶段。特别是最年老出生队列,BADL/IADL 受损风险都出现大幅提升,上涨幅度显著增大,从人口健康发展进程的角度看这也具有合理性,随着人体机能不断衰退,农村老年人的躯体功能终会有一定的健康极限,进入高龄期这种健康极限发生可能性必然快速上升(Demura S, 2003)。农村老年人躯体健康的高龄门槛效应更明显,1931 年及以前的出生队列在进入基线时已经 80 岁及以上高龄,一定程度上他们的躯体活动能力可能开始接近极限状态,因此出现高龄出生队列的农村老年人 BADL/IADL 能力受损风险快速上升。

2. 性别间 BADL/IADL 能力受损有差异

农村老年人性别在嵌套模型中始终表现为与不同活动能力受损存在相关,BADL 模型 6 中,女性农村老年人 BADL 能力受损发生率是男性的1.49 倍,性别间躯体功能受损差异的研究假设 2.1.2a 成立;IADL 模型中,女性农村老年人 IADL 能力受损发生率是男性的 1.73 倍,性别间差异的研究假设 2.1.2b 成立。研究中农村女性老年人 BADL/IADL 能力受损率高于男性的分析结果,与中国老年人健康与营养 20 年跟踪研究结论一致(Liang Y, 2015; Liang Y, 2017)。尽管中国女性老年人平均预期寿命高于男性,但其健康寿命损失年也高于男性,女性老年人不一定比男性老年人拥有更长的健康寿命年(Salomon JA, 2012)。与男性相比,农村女性老年人发生 BADL/IADL 能力受损的高风险必然进一步带来她们躯体活动能力的弱化,从而在健康状况上处于弱势地位;农村女性老年人中,与出生队列特征类似,她们的 IADL 受损风险亦高于 BADL。

3. 教育程度间 BADL/IADL 能力受损有差异

与文盲相比,小学及以上教育程度的农村老年人 BADL 能力受损的OR 值为 0.86,即较高的教育程度降低了农村老年人 BADL 能力受损的可能性,下降程度为 14%,教育程度间差异性的研究假设 2.1.3a 成立;与文盲相比,小学及以上教育程度的农村老年人 IADL 能力受损的 OR 值为0.81,即较高的教育程度也降低了农村老年人 IADL 能力受损的可能性,下降程度为 19%,教育程度间差异性的研究假设 2.1.3b 成立。尽管有研究显示教育程度与 BADL 能力间没有显著相关,与 IADL 能力显著相关,甚至还有教育程度与 BADL/IADL 能力都不相关(Feng Q,2013;Bleijenberg N,2017),但本文研究结果认为较高的教育程度对农村老年人BADL/IADL 能力有保护作用。较高的教育程度不仅有益于老年人掌握健康知识与能力,同时也使他们在生命历程中有较好的社会经济地位,可以创造更好的生活,维持较好的躯体健康水平(Jiang L,2002)。

4. 婚姻状况间 BADL/IADL 能力受损无差异

是否有配偶对农村老年人 BADL 能力受损的影响在模型 1~6 中均不显著,假设 2.4.1a 不成立;是否有配偶对农村老年人 IADL 能力受损的影响仅在模型 1 中显著,模型 2~6 中亦不显著,假设 2.4.1b 不成立。目前婚姻状况对老年人 BADL/IADL 影响的研究结论并不一致,既有与本研究类似认为婚姻状况与 BADL/IADL 能力都无关的结论,也有相关的观点,特别是未婚或无配偶对老年人 BADL/IADL 能力受损有促进作用的研究结论(Feng Q,2013;Schoeni RF,2008)。BADL/IADL 能力本质上是农村老年人躯体健康的活动能力,具有一定的客观性,而是否有配偶是一种伴侣关系,有配偶的影响可能更多地体现在活动能力受损、下降甚至失能后的扶持与照顾,但对活动能力是否受损的躯体功能并无直接影响。

最终 logistic 分层模型中不管是农村老年人 BADL 能力受损,还是IADL 能力受损,人口学因素均表现出一致的影响效应。越年老出生队列、女性、文盲程度的农村老年人不仅 BADL 能力受损发生风险较高,IADL 能力受损发生风险亦较高,但是否有配偶的婚姻状况对农村老年人 BADL/IADL 能力受损均无显著影响。出生队列、教育程度、性别与 BADL/IADL关系的研究假设被验证,但婚姻状况的影响假设未被证实。

(二)健康相关行为的影响

1. 进行体力活动的农村老年人 BADL/IADL 能力受损风险低

适当地锻炼有利于促进人体健康,农村老年体力活动也是一种身体锻炼方式,它与 BADL/IADL 能力受损的关系均有显著性。BADL 模型 6 中与进行体力活动相比,不进行体力活动的农村老年人 BADL 能力受损可能性增长 89%,假设 2.1.5a 成立;IADL 模型 6 中与进行体力活动相比,不进行体力活动的农村老年人 IADL 能力受损可能性增长 131%,假设 2.1.5b

成立。与国外研究一致(Komastu M，2013)，农村老年人进行的体力活动并不一定是专门的体育锻炼，但是干农活儿、操持家务等体力活动同样是一种锻炼，这种身体活动方式不仅可以增强躯体功能的协调性，也在客观上起到了延迟 BADL/IADL 能力受损的作用，从而使进行体力活动的农村老年人 BADL/IADL 能力受损发生风险低于不活动者。

2. 参加社交活动的农村老年人 BADL/IADL 能力受损风险低

正常的社会交往是个人社会适应能力的表现，农村老年人是否进行社交活动对他们 BADL/IADL 能力受损均有显著影响。BADL 模型 6 中与进行社交活动相比，没有社交活动的农村老年人 BADL 能力受损风险增加23%，研究假设 2.1.6a 成立；IADL 模型 6 中与进行社交活动相比，没有社交活动的农村老年人 IADL 能力受损风险增加 47%，研究假设 2.1.6b 成立。人口健康研究表明社交活动中的老年人大脑被调动处于社交状态，而活跃在社交状态的大脑对于预防老年人认知老化，促进身心健康都是大有裨益的。日本曾经做过老年人社交活动与 ADL 能力调查，发现老年人 ADL 能力低与低程度、甚至从来没有社交活动之间有密切关系(Tamakoshi A，1995)。日常生活中，串门聊天、打牌娱乐等活动增加了农村老年人社会人际交往的机会，同时也是身心协调能力的一种锻炼方式，参加社交活动有效地降低了他们 BADL/IADL 能力受损的发生风险。

3. 吸烟与农村老年人 BADL/IADL 能力受损无相关关系

吸烟作为一种不健康行为几乎尽人皆知，但吸烟有害躯体健康的说法并未在农村老年人 BADL/IADL 能力分析中得到验证。研究中未发现吸烟行为与农村老年人 BADL/IADL 能力受损存在相关性，BADL 模型 6 中吸烟的主效应并不显著，引入性别与吸烟的交互作用亦不显著，是否吸烟对 BADL 能力受损无影响，假设 2.1.7a 不成立；IADL 模型 6 中吸烟的主效应并不显著，引入性别与吸烟的交互作用亦不显著，是否吸烟对 IADL 能力受损无影响，假设 2.1.7b 不成立。与未控制的变量关系中显示出较强的相关性不同，吸烟与 BADL/IADL 能力受损在多因素分层模型中并未出现关联性，这与我国一项低龄老年人 ADL 研究结果一致(尹德挺，2007)。

4. 饮酒的农村老年人 BADL/IADL 能力受损率低

研究中发现农村老年人饮酒与 BADL/IADL 能力受损之间存在相关

关系,但变量间关联方向亦与传统健康理论认知不符(陈晶,2017)。BADL最终模型中与饮酒的相比,不饮酒的农村老年人 BADL 能力受损发生率升高 29%,假设 2.18a 不成立;IADL 最终模型中与饮酒的相比,不饮酒的农村老年人 IADL 能力受损发生率升高 30%,假设 2.1.8b 不成立。尽管分析结果显示饮酒的农村老年人 BADL/IADL 能力受损率均较低,但若因此判定饮酒对农村老年人 BADL/IADL 能力受损具有保护作用也明显欠妥,毕竟目前分析的变量关系是相关关系,并非因果关系。也可能有其他因素作用其中,导致农村老年人饮酒与躯体健康间出现反常的相关关系。

健康相关行为对健康结果的影响十分重要,体力活动、社交活动与BADL/IADL 能力存在正向关联,农村老年人适度进行体力活动、参与社会交往有助于他们的躯体健康发展,延缓 ADL 能力下降,这些研究结果亦与相关文献结论一致(Artaud F,2013;张冲 a,2016)。尽管吸烟、饮酒行为是十大健康危险因素之一,但其对农村老年人 BADL/IADL 能力的影响在本次研究中并未被证实。国外也有类似报告,法国社区一项对老年人 10 年健康追踪研究亦未发现饮酒与 ADL 能力之间关系具有显著性,但却发现吸烟有害 ADL 能力(Artaud F,2013)。国内研究也发现类似现象(尹德挺,2007 年),其解释认为这与吸烟、饮酒人群中的死亡选择与淘汰有关,即吸烟、饮酒人群死亡率高,经死亡淘汰后存活的这些老年人躯体健康程度反而较好。

值得注意的是,多变量分析结果解释时不能混淆相关关系与因果关系,更不能使用因果关系解释模型中变量的相关关系。本次研究尽管使用的是跟踪数据,但分析的依然是变量间相关关系,吸烟、饮酒与农村老年人躯体健康、BADL/IADL 能力之间的关系存在双向影响的可能性,即可能吸烟、饮酒损害健康,也可能由于健康水平下降而选择不再吸烟、不再饮酒。如果原来吸烟、饮酒的农村老年人躯体健康功能或 BADL/IADL 能力下降,可能导致部分人主动或被动地改变或调整过去的生活方式,如戒除吸烟、饮酒的行为习惯,因此他们进入不吸烟、不饮酒的健康行为人群中,但他们躯体健康水平是相对较低的,可能会拉低当前健康行为人群的整体健康水平。也可能存在那些吸烟、饮酒的农村老年人躯体健康功能或 BADL/IADL 能力良好甚至没有下降,他们不认为有必要改变或调整自己的生活习惯,依然吸烟、饮酒,加之部分健康水平低的原不健康行为人群加入健康行为人群,无疑会拉高当前不健康行为人群的躯体健康水平。由于与躯体健康相关的健康行为的选择调整,可能导致研究中出现吸烟与 BADL/IADL 能力不相关、饮酒与 BADL/IADL 能力受损之间的反常相关。

(三) 病患特征的影响

1. 身体残疾的农村老年人 BADL/IADL 能力受损发生率高

农村老年人身体有残疾影响他们的躯体健康功能,身体残疾对 BADL/IADL 能力受损均有显著影响。BADL 最终模型中与有生理残疾比较,没有生理残疾的农村老年人 BADL 能力受损风险下降 56%,假设 2.1.9a 成立;IADL 最终模型中与有生理残疾比较,没有生理残疾的农村老年人 IADL 能力受损风险下降 61%,假设 2.1.9b 成立。尽管生理残疾有部位、程度等差异,但农村老年人身体有残疾均在一定程度上降低了他们的日常活动能力,BADL 受损风险增加 1.27 倍,IADL 受损风险增加 1.56 倍,大大增高了躯体健康功能损害的可能性。生理残疾作为一种长期病患状态,未被列入老年人常见疾病或慢性病名单中,它也几乎被老年人 ADL 相关研究所忽略,从而导致研究中缺少相关文献信息参考。

2. 患有慢性病的农村老年人 BADL/IADL 能力受损发生率高

对老年人来说慢性病几乎等同于常见病,患有慢性病对农村老年人 BADL/IADL 能力受损有显著影响,并且慢性病的影响效应相对比较稳定,在 BADL/IADL 模型 3~6 中其 OR 值基本未发生变化。BADL 模型 6 中与患有慢性病相比,未患慢性病农村老年人 BADL 能力受损的发生风险下降 60%,假设 2.1.10a 成立;IADL 模型 6 中与患有慢性病相比,未患慢性病农村老年人 IADL 能力受损的发生风险下降 42%,假设 2.1.10b 成立。老年人 ADL 研究中慢性病的影响具有较好的一致性,患有慢性病提高了 BADL/IADL 能力下降或失能的可能性(Su P, 2016)。研究中患有慢性病的农村老年人 BADL 能力受损的风险提高了 150%,IADL 能力受损的风险提高了 72%,躯体健康功能大大下降。

3. 身体疼痛的农村老年人 BADL/IADL 能力受损发生率高

与身体残疾类似,身体疼痛也是老年人 ADL 研究中被忽略的一个因素,但是其对 ADL 能力受损的影响非常重要,本次研究验证了这一观点

(Connally D，2017)。BADL 模型 6 中与患有生理疼痛相比，没有生理疼痛的农村老年人 BADL 能力受损发生风险下降 68％，假设 2.1.11a 成立；IADL 模型 6 中与患有生理疼痛相比，没有生理疼痛的农村老年人 IADL 能力受损发生风险下降 58％，假设 2.1.11b 成立。农村老年人身体疼痛虽然会有疼痛部位、疼痛程度的差别，但疼痛的刺激却是相同的，它可能会带来躯体应激反应迟缓或滞后，对躯体健康功能的影响是直接导致 BADL/IADL 能力下降，患有生理疼痛的农村老年人 BADL 能力受损风险提高了 2.13 倍，IADL 受损风险提高了 1.38 倍。

4. 睡眠充足的农村老年人 BADL/IADL 能力受损发生率低

睡眠质量在国内老年人健康研究中也是一个未被充分重视的因素，但它与农村老年人 ADL 能力受损关系密切，亦在本次研究中得到证实(Park M，2014)。BADL 模型 6 中与睡眠充足的农村老年人比较，缺少充足睡眠的 BADL 能力受损风险提高 41％，假设 2.1.12a 成立；IADL 模型 6 中与睡眠充足的农村老年人比较，缺少充足睡眠的 IADL 能力受损风险提高 26％，假设 2.1.12b 成立。睡眠是生物个体不可或缺的自然现象，充足的睡眠使人体系统的器官与机能得到充足休息后再协调运转，它也是良好躯体活动能力的必要保障。对农村老年人来说良好睡眠更是躯体健康的基础，充足睡眠的农村老年人 BADL 能力受损发生率下降 29％，IADL 能力受损发生率下降 21％。

国内外老年人健康研究中，慢性病对 BADL/IADL 能力影响的研究结论具有相似性，并且在本次研究也得到证实，患有慢性病会提高老年人 BADL/IADL 能力受损、甚至失能风险(钱佳慧，2016)。国内老年人 BADL/IADL 能力研究普遍缺少对身体残疾、身体疼痛及睡眠质量的关注，但它们对老年人躯体活动能力均存在显著影响，并且是稳健型的影响因素，这与国外同类研究结论一致(Friedman EM，2016)。但研究还发现我国农村老年人病患特征对 BADL/IADL 受损的影响程度均明显强于国外同类研究，病患特征对躯体健康水平下降有更强的促进作用可能与我国农村老年人保健康复能力及基层卫生服务水平有关。现代科学技术的快速发展，对病患采取有效的保健康复措施已经可以将其影响降到最低，甚至可以使老年人躯体活动能力与常人无异。但目前我国农村保健康复方面，无论是基层服务提供还是个人健康能力发展都相对薄弱,难免会导致具有同样病患特征的农村老年人日常活动能力损害更强,下降风险更高。

四、家庭特征对 BADL/IADL 能力影响

1. 家庭收入高的农村老年人 BADL/IADL 能力受损风险低

家庭收入是一个家庭社会经济实力的衡量标准,高收入家庭对农村老年人 BADL/IADL 能力受损影响显著(周律,2012)。BADL 最终模型中与人均 2 000 元及以下低收入比较,2 000～6 000 元的中等收入没有显著影响,但 6 000 元以上高收入的农村老年人 BADL 能力受损风险下降近 20%,假设 3.1.1a 成立;IADL 最终模型中与低收入比较,中等收入亦无显著影响,高收入家庭的农村老年人 IADL 能力受损风险下降 13%,假设 3.1.1b 成立。农村老年人家庭收入高,家庭社会经济地位也会相对较高,健康梯度也会相对较高,高收入家庭更有条件为家庭成员创造有利于健康发展的家庭生活环境,也更有能力获取良好的健康服务资源,农村老年人受益其中。

2. 与子女同住的农村老年人 IADL 能力受损风险高

与子女同住和农村老年人 BADL/IADL 能力受损的关系并不一致。BADL 能力受损模型拟合过程中与子女同住变量始终未表现出显著性效应,假设 3.1.2a 不成立;IADL 能力受损最终模型中和与子女同住比较,未与子女同住的农村老年人 IADL 能力受损风险下降 13%,假设 3.1.2b 成立。由此可见 IADL 不仅能力受损先于 BADL,在居住方式上的差异性也先于 BADL。研究中并未发现与子女同住的老年人 BADL/IADL 能力都变差的现象(Wang H,2013),仅发现与子女同住的老年人 IADL 能力受损风险提高(Wang D,2009)。这可能是由于农村老年人 IADL 能力受损,工具性活动能力下降,日常生活的依赖性需要与子女同住,导致出现 IADL 能力受损和与子女同住之间的正向关联。

3. 需要时有人照料的农村老年人 BADL/IADL 能力受损风险低

农村老年人生病或需要时,照料护理资源主要来自家庭,通常是配偶或子女为老年人提供照料,是否有人照料对农村老年 BADL/IADL 能力受损存在显著影响。BADL 模型中与有人照料相比较,无人照料的农村老年人

BADL 受损风险提高 60%，假设 3.1.3a 成立；IADL 模型中与有人照料相比较，无人照料的农村老年人 IADL 受损风险提高 26%，假设 3.1.3b 成立。对于农村老年人来说生病或需要时无人照料，身体恢复程度可能会延迟或滞后，也必然会带来 BADL/IADL 能力的下降，这与农村留守老年人研究结论一致（蒋华，2015）。反之，如果需要时有人照料，则能够有效地改善他们的生活质量，促进身体机能恢复，有人照料的农村老年人 BADL 能力受损风险下降 38%，IADL 能力受损下降 22%。

4. 隔代照料对农村老年人 BADL/IADL 能力受损无显著影响

老年人照看未成年孙子女是家庭成员之间的一种支持模式，也是我国传统社会的家庭习俗，但最终模型均显示隔代照料对农村老年人 BADL/IADL 能力受损影响均不显著，研究假设 3.1.4a 与 3.1.4b 未被验证。以往研究中隔代照料的老年人躯体健康功能变差的现象并未在农村老年人群体中出现（Lee S，2013）。是否照看孙辈对农村老年人 BADL/IADL 能力受损无显著影响，可能与照看孙辈过程的健康收益与损耗有关。隔代照料对躯体健康的影响具有两面性，首先照看孙子女可以看作是一种体力锻炼方式，对老年人健康有益；其次如果照看的体力强度和频度过大又可能对躯体健康造成一定的损害，使他们 BADL/IADL 能力受损或下降。可能由于农村老年人照看孙辈对躯体健康的积极影响与消极影响基本平衡，从而未表现出与未照看孙辈的农村老年人 BADL/IADL 能力上的差异。

家庭特征对农村老年人 BADL/IADL 能力影响的研究假设未被全部证实，其中照看孙辈对农村老年人躯体健康无显著影响，这与其他研究认为照看孙辈会损害老年人 ADL 能力的研究结论不一致（Whitley DM，2015）。本次研究中也未发现与子女同住的农村老年人 BADL 能力受损风险高，仅证实了他们 IADL 能力受损风险高。家庭特征中较高收入、需要时有人照料对农村老年人 BADL/IADL 能力的影响假设被证实。农村老年人家庭具有较好的经济条件、稳定的照料资源是他们躯体健康的保护因素；反之如果家庭中缺少足够的经济支持、需要时缺少照料支持则会加快农村老年人 BADL/IADL 能力下降速度。

五、社区特征对 BADL/IADL 能力影响

1. 东部社区农村老年人 BADL/IADL 能力受损发生率低

社区区域位置是农村老年人宏观社会生活环境差异性的反应,对 BADL/IADL 能力受损存在显著影响(邵平,2017)。BADL 模型中与东部社区相比,中西部社区的农村老年人 BADL 能力受损发生风险提高 30%,研究假设 4.1.1a 成立;IADL 模型中与东部社区相比,中西部社区的农村老年人 IADL 能力受损发生风险提高 20%,研究假设 4.1.1b 成立。农村老年人 BADL/IADL 能力受损在社区区域位置间的差异也是我国中西部区域发展差异的直接体现,长期以来我国东部地区在自然条件、生活水平、教育文化、卫生保健、社会经济发展等方面一直较好,农村老年人躯体健康也相对较好,东部农村老年人 BADL/IADL 能力受损可能性分别下降 23%、17%。

2. 社区环境形象较好的农村老年人 IADL 能力受损发生率低

对于 BADL 能力受损率,与社区形象较差相比,社区形象一般、较好均没有显著性差异,假设 4.1.2a 不成立;对于 IADL 能力受损率,与社区形象较差相比,社区形象一般依然没有显著性,但社区形象较好有显著性,社区环境较好的农村老年 IADL 能力受损风险相对较低,OR 值为 0.83,假设 4.1.2b 成立。农村社区的外在环境形象好与其社会文化环境建设分不开,较好的社会文化环境可能营造了良好的社会功能性活动空间、社会规范与秩序,对农村老年人 IADL 能力具有促进作用,延缓了 IADL 能力受损发生风险。可能由于 IADL 具有与社会环境互动,并先于 BADL 变化的特点,社区外在环境对 BADL 能力受损影响的差异性尚未体现,仅表现出对 IADL 能力受损的显著影响。

3. 社区有活动场地的农村老年人 BADL/IADL 能力受损发生率低

社区老年人活动中心是专为老年人提供的休闲活动聚集地,它对农村老年人 BADL/IADL 能力受损有显著影响,与同类研究结论一致(Ding D,2013)。BADL 模型中和有活动场地的比较,社区内没有活动中心的农村老年人 BADL 能力受损风险提高 51%,假设 4.1.3a 成立;IADL 模型中和有活动场地的比较,社区内没有活动中心的农村老年人 IADL 能力受损风险

提高 42％,假设 4.1.3b 成立。老年人活动中心属于社区物理环境范畴,是老年人进行休闲活动的重要环境场地,乡村社区能为老年人活动设置专门场所表明社区对老年人群体的重视,它对老年人躯体健康的影响可能主要是通过参与中心活动的方式体现出来,社区内设有活动中心的农村老年人 BADL/IADL 能力受损可能性下降 34％、30％。

4. 社区卫生服务可及性与农村老年人 BADL/IADL 能力受损无相关关系

乡镇卫生院距离是农村社区卫生服务可及性的直接体现,良好的服务可及性方便居民医疗保健、求医问诊,但模型中卫生服务可及性不仅与农村老年人 BADL 能力受损关系不显著,假设 4.1.4a 不成立,而且与 IADL 能力受损的关系亦不显著,假设 4.1.4b 也不成立。卫生服务可及性对农村老年人 BADL/IADL 能力受损无影响的现象可能与农村基础设施建设有关。近年来我国农村基础设施建设大力发展,除个别偏远落后农村,大部分农村已经基本实现村村通公路、通公交,交通状况大大改善,乡镇卫生院的就诊距离可能已不是影响农村老年人躯体健康的主要服务性问题,由此表现出卫生服务可及性与农村老年人 BADL/IADL 能力受损之间并无关联。

社区特征对农村老年人 BADL/IADL 能力影响的研究假设未全部证实,其中卫生服务可及性对农村老年人 BADL/IADL 能力无影响,社区外在环境与 BADL 能力无关,但对 IADL 能力有影响,社区所在区域与是否有老年人活动场地的研究假设均被证实。社区健康影响理论认为社区的社会经济、社会文化、物理及服务环境均对居民健康存在影响,农村老年人躯体健康分析仅部分地验证了社区社会经济、社会文化与物理环境的健康影响。我国东、西部地区社会经济发展水平的不平衡直接导致东、西部农村老年人躯体活动能力的差异,东部农村老年人 BADL/IADL 能力存在一定的健康优势;较好的社区外在环境对农村老年人 IADL 能力有积极影响;社区老年人活动场地的建设与配置也表现出对农村老年人 BADL/IADL 能力的促进作用。

第四节　本章小结

本章农村老年人躯体健康研究以 BADL/IADL 能力受损为因变量,通过文献梳理提出研究假设,在因变量与不同特征变量描述性统计与双变量相关分析的基础上,利用 logistic 分层嵌套模型对农村老年人 BADL/IADL 能力受损进行影响因素分析,并验证研究假设是否成立。研究发现农村老年人躯体健康受损现象普遍,不同层次的个体特征、家庭特征及社区特征与农村老年人 BADL/IADL 能力受损关系显著,现小结如下。

2011—2015 年农村老年人 BADL 能力受损率呈现先小幅下降、再大幅上升的"J"形增长变动,IADL 能力受损则表现出先下降、后等幅上升的"U"形变动。跟踪期内农村老年人躯体活动能力受损率均未出现持续下降规律,研究假设未被验证。由于跟踪时长相对较短,农村老年人 BADL/IADL 能力受损长期趋势可能尚未充分展现。

个体特征对农村老年人躯体健康有显著影响。一是人口学特征对 BADL/IADL 能力受损影响的研究假设中,除婚姻状况,出生队列、性别和教育程度的影响假设均被验证。较老出生队列、女性、较低教育程度的农村老年人无论是 BADL 能力受损,还是 IADL 能力受损发生率都较高。其中,农村老年人躯体健康表现出年龄门槛效应,特别是高龄门槛效应更明显,随着出生队列的不断变老,BADL/IADL 能力受损风险持续升高,并且高龄出生队列上升幅度最大。二是健康相关行为中,进行体力活动、社交活动的农村老年人 BADL/IADL 能力受损风险较低,相关研究假设被验证;饮酒的农村老年人 BADL/IADL 能力受损风险较低,吸烟无显著影响,研究假设未被验证。农村老年人吸烟、饮酒行为与躯体健康之间的反常相关关系,可能与他们因自身健康状况而进行的行为方式选择与调整有关,进一步须利用因果关系的设计方案研究其影响效应。三是病患特征对农村老年人 BADL/IADL 能力受损影响的研究假设全部被验证,生理残疾、患有慢性病、生理疼痛和缺少充足睡眠均对 BADL/IADL 能力受损有促进作用。病患特征对我国农村老年人躯体健康水平下降有较强的解释力,并且对

BADL/IADL 能力受损的影响强度更甚于西方发达国家,这可能与我国农村个人保健能力与基层服务水平较差有关。

良好的家庭经济支持及照料支持是农村老年人躯体健康的积极因素。高收入家庭、生病和需要时有人照料对 BADL/IADL 能力受损均有保护作用,研究假设被验证;与子女同住的老年人 IADL 能力受损发生率较高,但和 BADL 能力受损无相关关系;隔代照料与 BADL/IADL 能力受损均无相关,假设未被证实。

社区环境中,东部地区、社区内有老年人活动中心对农村老年人 BADL/IADL 能力受损有保护作用,研究假设被证实。较好的社区外在形象对 IADL 能力受损有保护作用,但对 BADL 能力受损无显著影响;社区卫生服务可及性对 BADL/IADL 能力受损亦无显著影响,假设未被验证。社区良好的社会经济、社会文化与物理环境,即较好的社区支持对农村老年人躯体健康有积极影响。

第四章 农村老年人心理健康及其影响因素研究

本章研究内容聚焦农村老年人心理健康,以 SES-D10 简版抑郁量表作为心理健康的评价工具,分析农村老年人心理抑郁状况及其影响因素。首先通过国内外文献梳理提出心理健康状况及其影响因素的研究假设,其次对农村老年人抑郁症状发生的时期—队列数据进行双变量描述性分析,再利用二分类 logistic 分层模型对农村老年人心理健康因变量进行多水平、多因素分析,最后对农村老年人心理健康研究内容进行总结概括。

第一节 心理健康研究假设提出

心理健康是对个体内外环境的良好适应状态,是全面健康的重要维度。对老年人来说心理健康尤显重要,研究表明社会经济的不断发展,患有抑郁症状人群数量不断增长,老年人心理抑郁已经是人口健康领域的一项重要议题。世界卫生组织资料显示到 2020 年,抑郁症将成为仅次于癌症的人类第二大杀手,老年人的自杀和自杀企图有 50%～70% 继发于抑郁症。

一、心理健康状况的研究假设

心理抑郁是全球关注的心理健康问题,研究显示西方国家老年人抑郁症或抑郁症状发生率波动范围较大。2006 年美国 65 岁以上老年人中,4.1% 自报有重度抑郁,9.1% 至少有一种抑郁症状;2010 年据估计有 3.0%～4.5% 的老年人患有抑郁症,其中拉丁裔美国老年人患病率最高为 6.9%;2005—2010 年 61.72% 的老年人自报调查前两周至少出现过一种抑郁症状,2013 年美国健康与养老跟踪研究表明过去 10 年间老年人抑郁症状发生率下降,从 59.1% 下降到 52.6%(Vaughn MW,2013;Zivin K,2013)。但也有研究认为老年人抑郁被普遍低估,其中很多老年人抑郁症或抑郁症状的发生未被发现或未进行治疗(Cahoon CG,2012)。

我国老年人心理抑郁研究起步较晚,早期研究显示我国中老年人抑郁症状患病率较低,仅为 4.14%,但发展速度较快,到 2010 年已达 31%(曹裴娅,2016)。一项调查研究发现农村老年人抑郁症状发生率比城市严重,其中城市老年人轻度抑郁症的患病率为 30.9%,中度抑郁症为 9.4%,重度抑郁症为 4.2%;农村老年人轻度抑郁症的患病率为 38.7%,中度抑郁症为 18.1%,重度抑郁症为 7.4%(李兵水,2013)。国内老年人抑郁症状 Meta 分析发现,老年人抑郁症状的综合发生率为 23.6%,并且随着时间的推移老年人抑郁症状发生率在不断提高(Li D,2014)。研究显示我国老年人抑郁症状发生率存在快速升高的现象,并且农村高于城市。随着时间的推移,农村老年人衰老进程不断加深,负面事件与不良情绪的不断积累可能导致抑郁情绪郁结,增加抑郁症状发生的可能性,由此提出研究**假设 1.2:跟踪期内农村老年人心理抑郁症状发生率逐渐提高。**

二、个体特征对心理健康影响的研究假设

我国传统中医谈及老年人保健要注重"精、气、神","神"字便与心理健康的概念相似,日常生活中老年人缺少了"神"多会表现在精神不振、兴趣缺乏,这通常是消极心理健康状态的外在表现。个体特征与老年人抑郁症状影响的文献梳理主要从人口学因素、病患特征、健康相关行为三个方面展开。

(一)人口学特征对心理健康影响的研究假设

1. 出生队列与年龄

一项澳大利亚老年人 13 年跟踪研究发现,基线调查中随着年龄的增长老年人抑郁症状发生率在逐渐下降,老年人年龄与抑郁症状发生率存在负向相关,但跟踪时期与老年人抑郁症状存在正向相关(Burns RA,2013)。另一项研究也显示 60 岁以上老年人未患有抑郁症状的比例在上升,不同年龄组老年人心理健康状况不同,其中 80 岁以上老年人抑郁症状发生率下降最为明显,老年人群中抑郁症状下降主要是由于高龄组老年人抑郁症状下

降,无抑郁症状上升导致的(Zivin K,2013)。

　　台湾地区一项老年人研究分别于 1989、2003 年对 1920—1924、1925—1929 年两个出生队列跟踪发现,老化过程与抑郁症状之间有线性及二次曲线效应,随着年龄的增长抑郁症状发生率的线性趋势在增加(0.26),但二次项系数为负(-0.01)下调了增长速度(Chiao C,2009)。一项 1987—2010 年的中国老年抑郁症状 Meta 分析也显示,不同年龄组老年人抑郁症状发生率都有显著上升,并且年龄组间未调整抑郁症状发生率有差异,其中以高龄组老年人发生率最高(Shao J,2013)。老年人抑郁症状研究中人口学特征多选择年龄,出生队列使用较少,并且国内研究显示年龄与抑郁症状发生率之间多存在正相关。与年龄效应类似,农村老年人出生队列与抑郁症状发生之间也可能存在类似的相关关系,即越年老的出生队列,抑郁症状发生风险越高。

　　2. 性别

　　老年人心理健康研究表明女性老年人比男性更易发生心理抑郁。国外老年人跟踪调查发现男女间抑郁症状发生率存在性别差异,女性老年人抑郁症状发生率明显高于男性(Back JH,2014)。上海老年人健康跟踪研究也表明女性老年人重度或轻度抑郁症状发生率都高于男性(Liu Q,2018)。我国农村老年人研究也发现类似现象,江西省农村老年人抑郁症状发生率为 63.5%,女性老年人抑郁症状发生风险比男性高近 80%;福建农村一项研究发现传统农村老年人中有抑郁情绪问题的比例高于城乡接合部老年人(刘正奎,2018)。国内外研究的一致性提示,我国农村老年人抑郁症状发生风险也可能存在女高男低的性别差异。

　　3. 教育程度

　　一项国内老年人心理抑郁的文献研究发现随着教育程度的升高,老年人抑郁症状发生率在下降(Li D,2014)。上海一项跟踪研究也显示女性老年人教育程度越高,发生抑郁症状的可能性越低(Liu Q,2018)。与小学及以上相比,文盲程度的江西省农村老年人抑郁程度增加的风险增长近 1 倍(陈丽,2017)。教育程度低的老年人抑郁症状发生率高于教育程度高的老年人,也就是说较高的教育程度降低了老年人抑郁症状发生率,出现这种现象的原因可能与教育程度低的老年人自我保健意识与行为能力相对较差,而教育程度高的老年人晚年生活安排得相对丰富有关系。我国农村老年人心理抑郁症状发生也可能会受到教育程度的影响,较高的教育程度对他们的心理健康有保护作用。

4. 婚姻状况

西方人口学中婚姻状况是健康结果一个稳健型影响因素,但在亚洲文化背景下婚姻状况对老年人口健康的影响还不甚明朗。一项韩国研究利用2006 年韩国人口老龄化跟踪数据分析老年人婚姻的健康效益,对 45 岁以上中老年人首先以性别分层,控制其社会经济地位、居住安排、失能和慢性病等因素,发现随着年龄的增长抑郁症状也在增多,但女性人群中 75～85 岁组婚姻状况间抑郁症状没有差异,而男性人群中,单身男性比已婚男性自报有更高的抑郁症状发生率(Jang SN, 2009)。我国不同婚姻状况老年人的心理抑郁评分结果发现不同婚姻状态对抑郁程度的参数效应不同,其中对中等抑郁状态老年人的影响最为明显(高敏 a, 2016)。农村老年人研究中,吴义娇等人研究发现离异、未婚、分居或丧偶的老年人抑郁症状发生率比已婚或同居的高出 2 倍,刘正奎等人研究显示独居老年人抑郁症状比非独居的高出 1.72 倍,这些研究结果均表明单身状态的农村老年人患有抑郁症状的可能性更高(吴义娇, 2018;刘正奎, 2018)。

老年人人口学特征与抑郁症状关系的研究文献显示,人口学特征对农村老年人抑郁症状发生率可能存在影响,因此提出相关研究假设。它们分别是:

假设 2. 2. 1:不同出生队列农村老年人抑郁症状发生率有差异;

假设 2. 2. 2:不同性别农村老年人抑郁症状发生率有差异;

假设 2. 2. 3:不同教育程度农村老年人抑郁症状发生率有差异;

假设 2. 2. 4:不同婚姻状况农村老年人抑郁症状发生率有差异。

(二) 健康相关行为对心理健康影响的研究假设

老年人心理抑郁研究中,运动、社交等健康行为对心理健康多有积极作用。日本老年人抑郁症状调查发现身体活动、饮食均衡并保持个人爱好对降低抑郁症状发生有促进效果,社区内保持良好的邻里关系与女性老年人心理健康有正向相关关系(Aihara Y, 2011)。国内研究也发现老年人参加社会活动、身体锻炼有助于他们心理健康发展,减少抑郁症状发生,对老年人心理健康促进具有积极的影响效应（Liu Q，2018；Li LW，2016；Tsai AC，2013；张冲 b，2016）。

有研究发现吸烟、饮酒行为与老年人心理健康之间存在正向关联。日本成年人研究发现类似现象，男性人群饮酒与低抑郁风险相关，饮酒与心理健康之间是正向变化关系（Fushimi M，2015）。我国 CHARLS 基线数据分析也发现中老年人吸烟、饮酒行为与抑郁症状存在负相关，有抑郁症状的人群吸烟、饮酒风险低，而吸烟、饮酒人群中抑郁症状发生率也低（Cheng HG，2016）。这些文献研究结论显示吸烟、饮酒与老年人心理抑郁症状发生之间的反向关联，显然与健康影响的传统理论存在矛盾之处。

吸烟、过量饮酒作为不健康生活方式，也有相关老年人研究支持其传统健康影响理论。台湾地区 50 岁以上中老年人跟踪研究中，基线数据显示过量饮酒提高了抑郁症状发生风险（OR＝1.85），跟踪 8 年后发现老年人吸烟行为提高了抑郁症状的发生风险（OR＝1.56）（Tsai AC，2013）。上海老年人跟踪研究也发现吸烟、每年吸烟 35 包及以上，每天饮酒两次及以上抑郁症状发生风险均比较高（Liu Q，2018）。两项老年人抑郁症状影响的跟踪研究都显示吸烟、饮酒对心理健康的消极影响，显著提高了老年人抑郁症状发生风险。

健康相关行为是健康生活方式的体现，它们直接对个体健康发生影响。尽管存在影响效应不一致现象，本文依然遵循传统健康理论提出健康相关行为与农村老年人心理抑郁影响关系的研究假设。它们分别是：

假设 2.2.5：与无体力活动相比，进行体力活动的农村老年人抑郁症状发生率低；

假设 2.2.6：与无社交活动相比，参加社交活动的农村老年人抑郁症状发生率低；

假设 2.2.7：与不吸烟相比，吸烟的农村老年人抑郁症状发生率高；

假设 2.2.8：与不饮酒相比，饮酒的农村老年人抑郁症状发生率高。

（三）患病特征对心理健康影响的研究假设

1. 身体残疾

全国残疾人抽样调查显示老年人为残疾人的主要构成人群，约占残疾人口的一半。利用第二次全国残疾人调查数据将 60 岁以上与 60 岁以下的残疾人进行比较,未发现年龄组间抑郁症状发生率存在显著差异,残疾人抑郁症状发生具有普遍性(洪伟,2009)。身体有残疾可能导致老年人在外表形象、身体结构甚至行动能力上与常人有异,这可能会对他们的心理健康产生影响,提高他们心理抑郁的发生率,但目前缺少老年人身体残疾与抑郁症状的相关研究,缺少身体残疾与非残疾老年人心理健康的对比研究。

2. 患有慢性病

Hsu 等人利用1996—2007年台湾地区老年人4期跟踪数据,使用两层线性模型分析共患病与抑郁症状之间的关系,发现时间趋势为正向的,即随着时间的推移,抑郁症状发生为增长趋势;有心血管疾病、消化道疾病、慢性呼吸道疾病,或者有任意前两种疾病的老年人抑郁症状发生率都相对较高;不同的共患病模式对老年人抑郁症状有不同程度的影响效应(Hsu WC,2013)。利用2011年CHARLS基线数据进行城乡老年人抑郁症状对比研究发现,农村老年人抑郁症状高于城市,与没有慢性病的老年人相比,患有两种以上共患病的老年人抑郁症状发生率普遍较高(Li LW,2016)。地区性农村老年人抑郁症状调查也发现有抑郁情绪的老年人比例约为33.3%,患有慢性病会使抑郁症状发生风险升高(陈丽,2017)。老年人中,有中风史、患有癌症、帕金森症等慢性病都有更高的可能发生抑郁症状,慢性病与老年人抑郁症状发生具有正向关联关系,农村老年人可能也不例外。

3. 身体疼痛

与身体残疾类似,国内也缺少老年人生理疼痛与心理健康的相关研究,国外相关研究显示老年人身体疼痛与抑郁症状发生有正相关关系(McDonald DD,2016)。荷兰4年跟踪1 122名抑郁症复发病例显示,颈部(HR=1.45)、胸部(HR=1.48)、腹部(HR=1.52)疼痛,疼痛部位数量(HR=1.10)和疼痛严重程度(HR=1.18)都与抑郁症复发有强相关,并且阈下抑郁症状调节着疼痛和抑郁症复发之间的相关关系(Gerrits MM,2014)。德国对724名68～92岁老年人横断面调查样本分析发现老年人身体部位疼痛发生率57.5%,患有身体疼痛的老年人抑郁症状发生率大大提高(Bauer H,2016)。身体疼痛对老年人心理健康影响研究结论的一致性提示,农村老年人心理健康也可能受到身体疼痛的困扰,身体疼痛也可能会提高他们抑郁症状发生风险。

4. 充足睡眠

2008年南非50岁以上中老年人一项全国性调查研究显示,老年人自报抑郁症状是个重要的健康问题;对过去一年患有抑郁症状老年人进行影响因素分析,睡眠质量被当作一种长期病患纳入慢性病因素,结果显示充足睡眠对抑郁症状发生有抑制作用(Peltzer K,2013)。国外一项对2 759名65岁以上老年人睡眠与心理健康关系的调查研究也发现两者存在极强的相关关系,中途醒来、入睡困难、睡眠质量欠佳是老年人睡眠的主要问题,导致他们睡眠时间得不到保障,促使老年人焦虑、抑郁症状产生(Leblanc MF,2015)。研究文献显示充足睡眠对老年人心理健康有促进作用,农村老年人心理健康也可能受睡眠时长的影响,即充足睡眠的抑郁症状发生率低,缺少充足睡眠的抑郁症状发生率高。

综合国内外研究发现老年人病患特征与心理抑郁症状之间存在关联,因此本文提出不同病患特征对农村老年人抑郁症状影响的研究假设。它们分别是:

假设2.2.9：与无身体残疾相比,身体残疾的农村老年人抑郁症状发生率高;

假设2.2.10：与未患慢性病相比,患有慢性病的农村老年人抑郁症状发生率高;

假设2.2.11：与无身体疼痛相比,身体疼痛的农村老年人抑郁症状发生率高;

假设2.2.12：与缺少充足睡眠相比,睡眠充足的农村老年人抑郁症状发生率低。

三、家庭特征对心理健康影响的研究假设

1. 家庭收入

尽管研究中家庭收入使用频率相对较高,但家庭经济状况衡量标准并不唯一,家庭支出、家庭资产也可以直接反映家庭财富。上海市一项老年人跟踪研究显示家庭资产与抑郁症状之间具有相关性,家庭资产越多、经济条件越好,老年人抑郁症状发生率越低(Li LW,2016)。利用家庭支出作为家庭经济指标也反映出其与老年人抑郁症状具有相关性,家庭支出越高抑

郁症状发生率越低,其中家庭支出中位数以下的样条函数与抑郁症状发生率的负相关程度更强(Lei X,2017)。家庭收入与老年人抑郁症状关系研究结论一致性比较好,即家庭收入与抑郁症状之间存在负向相关,不管是使用何种家庭经济状况的测量指标,研究都表现出家庭经济水平比较低的老年人与较高抑郁症发生率相关联(Back JH,2014;高敏 a,2016)。

2. 居住方式

日本老年人心理健康研究发现独自居住和抑郁有较强相关,他们还会表现出缺少生活欲望、有自杀倾向、紧张焦虑等症状,但良好的社会支持可以消减单独居住的负向心理影响(Fukunaga R,2012)。国内也有研究认为和与配偶同住相比,其他居住方式的老年人抑郁程度都相对较高,但更多研究认为与子女同住对老年人心理健康积极作用更大(任强,2014)。利用CHARLS 数据研究亲子居住模式对老年人心理健康的影响,结果表明亲子共同居住显著改善了老年人的心理健康状况,传统上的"儿子偏好"和"多子多福"观念受到挑战(江克忠,2016)。中国长寿跟踪数据发现与空巢老人相比,与子女同住对老年人精神健康具有显著的积极效应,尤其是对高龄老年人精神健康的积极效应更强,但多核心家庭老年人抑郁水平却都较高(穆滢潭,2016)。2014 年"中国计划生育家庭发展追踪调查"数据显示独居老年人抑郁倾向最严重,而与子女同住抑郁倾向最轻,与子女同住的居住安排对老年人抑郁症状的影响程度较大(靳永爱,2017)。相关文献研究多显示居住方式与老年人心理健康具有相关性,与子女同住的老年人抑郁症状发生风险、抑郁症状严重程度都相对较低。

3. 有人照料

在我国,照料老年人的任务通常由家庭来承担,照料者主要是家庭成员,研究发现 95%的老年人在需要时有人照料,主要是配偶和子女;城市中儿子与女儿几乎承担了同等的照料老年父母的任务,在农村照顾父母则更多地由儿子来承担,女儿起辅助作用(孙鹃娟,2017)。一项利用 2013 年CHARLS 数据对非正式照料与失能老年人心理健康关系的研究发现,非正式照料能够调节失能老年人的抑郁程度和生活满意度,其中配偶、子女或子女配偶提供的照料均能减轻老年人心理抑郁症状;同时还发现非正式照料能够显著减轻女性老年人的心理抑郁症状,改善轻微失能老年人的心理健康程度,提高老年人的生活满意度(刘亚飞,2017)。当前阶段,家庭照料资源仍是我国老年人养老的保障、心理的依靠,需要时有人照料的老年人明显有更好的心理健康状态,抑郁症状发生可能性相对较低。

4. 隔代照料

相同文化背景对照看孙子女的感受可能存在共通性,有研究显示在美国照顾孙子女的中国老年人有更好的心理健康状态,较低的抑郁水平,但对他们来说更多的是来自成年子女的压力和否定让他们感到难过(Tang F,2016)。台湾地区中老年人跟踪数据分析也发现,与未照看孙子女的老年人相比,照看孙子女的抑郁症状更少(Ku LJ, 2013)。中国健康与养老追踪调查数据研究发现,过去一年内照料孙子女的经历对城乡中老年人的身心健康有积极影响,且对女性中老年人和农村中老年人影响更大,隔代照料对中老年人健康的影响主要是由于照料孙辈增加他们社会交际范围、锻炼机会,并能够从子女那里获得经济补偿,从而对他们的健康水平产生促进效应(吴培材,2018)。

虽然不少中国文化背景老年人的相关研究显示照看孙辈对老年人心理健康有保护作用,但世界范围内随着照看孙子女老年人数量的不断增长,也有研究发现这会导致他们抑郁症状风险面临增长的可能,国外研究表明参与隔代照料的祖父母自报增加了更多的抑郁症状,甚至照看孙子女使老年人抑郁症状发生风险增加了1倍(Whitley DM, 2015)。在我国传统文化中隔代照料一定程度上是老年父母的义务,但照看孙辈也未必是快乐的任务,一项国内研究显示照看孙辈并不利于老年人精神健康(程昭雯,2017)。隔代照料在享受天伦之乐的同时,农村老年人也可能面临来自子女、照看过程等途径的多重心理压力,也存在提高他们抑郁症状发生的可能性。

家庭是个体生活的最微小社会单位,健康发展离不开家庭环境。研究文献显示家庭特征对老年人抑郁症状有影响,由此提出家庭特征与农村老年人抑郁症状关系的研究假设。它们分别是:

假设 3.2.1:与较低收入相比,人均家庭收入较高的农村老年人抑郁症状发生率低;

假设 3.2.2:和未与子女同住相比,与子女同住的农村老年人抑郁症状发生率低;

假设 3.2.3：与无人照料相比，有人照料的农村老年人抑郁症状发生率低；

假设 3.2.4：与未隔代照料相比，隔代照料的农村老年人抑郁症状发生率高。

四、社区特征对心理健康影响的研究假设

1. 区域位置

农村老年人所在社区的区域位置是一条分界线，明确了他们生活所在宏观社会经济环境的差异性。长期以来我国东、西部地区社会经济发展存在巨大差距，这种全方位结构性的区域差异表现在社会经济、文化教育、卫生服务的方方面面，农村老年人健康难免会受到区域差异的影响。我国中老年人抑郁症状研究证实了这一点，即西部地区是抑郁症状发生的危险因素，不仅农村中老年人抑郁症状发生率高于城市，而且西部地区中老年人抑郁症状发生率也高于东部地区（李甲森，2017）。东、西部地区老年人抑郁症状发生风险的不均衡，是我国区域发展不协调的一个缩影，也是我国健康不公平现象在区域间的反映。

2. 环境形象

农村社区是老年人日常生活的主要地点，也是他们度过晚年生活的重要场域，他们长期暴露于社区环境之中，农村老年人心理健康与社区环境之间可能存在关联。有研究表明社区环境对老年人心理状况会产生影响，环境较好的社区老年人抑郁症状发生率相对较低，社区文化活动的开展有利于老年人心理抑郁症状的缓解（靳永爱，2017）。村级社区水平的研究也发现，农村老年人抑郁症状与社区环境有相关关系，农村社区社会发展环境好、平均文化程度高、基础设施配套好，社区内老年人抑郁症状发生率低，心理健康程度好，但社区内存在工业污染则老年人抑郁症状发生率高，心理健康水平下降（Yeatts DE，2014；Li LW，2016；梁樱，2018）。

3. 活动场地

老年人日间中心是澳门社区配套的养老硬件环境，供居家老年人白天来参加文娱社交活动。一项研究随机抽取澳门 15 个老人日间中心的老年人，分析他们抑郁状态及其相关因素，结果表明抑郁状态是澳门日间中心老

年人常见的心理问题,其相关因素包括社会网络、居家生活能力等(曾文,2011)。不仅日间活动中心的老年人存在抑郁问题,社区内是否有老年人活动中心也可能影响着老年人心理健康。社区内是否有老年人活动场地与老年人心理抑郁关系研究显示,有活动场地的社区老年人抑郁症状发生率相对较低,但这种显著性关系在加入 ADL 能力及慢性病变量后则被消减,可以认为一定程度上社区老年人活动中心对缓解老年人心理抑郁有促进作用(Li LW,2009;Li LW,2016)。

4. 卫生服务可及性

上海市徐汇区在社区为老年人开展系列心理健康服务,通过对 1 431名老年人三次测量后比较观察组与对照组心理健康差异,研究发现观察组在基线、6 个月末和 12 个月末抑郁症状持续下降,服务干预前后差异均有统计学意义,而对照组抑郁症状没变化,差异均无统计学意义,这表明良好的可及性服务对社区老年人心理健康状况有改善效应,持续开展效果会更明显(占归来,2015)。我国农村老年人社区服务可及性研究也发现社区卫生机构与老年人抑郁症状存在相关,农村社区内设有卫生室等服务机构与老年人心理抑郁呈现负相关;低收入农村社区研究也显示社区中方便、近距离、步行可至的村卫生机构是农村老年人抑郁症状的保护因素(Li LW,2016;Chen YY,2016)。

研究文献显示社区特征与老年人心理健康、抑郁症状发生存在相关关系,参考相关研究本文提出社区特征与农村老年人抑郁症状影响关系的研究假设。它们分别是:

假设 4.2.1:与中西部相比,东部社区的农村老年人抑郁症状发生率低;

假设 4.2.2:与形象较差相比,社区环境形象较好的农村老年人抑郁症状发生率低;

假设 4.2.3:与无活动场地相比,社区有活动场地的农村老年人抑郁症状发生率低;

假设 4.2.4:与可及性较差相比,社区卫生服务可及性较好的农村老年人抑郁症状发生率低。

第二节 心理健康描述性分析

以是否发生抑郁症状为分析变量,本节将利用研究样本对农村老年人抑郁症状发生率进行描述性分析。首先利用 2011、2013、2015 年 3 次跟踪调查的重复测量数据对农村老年人抑郁症状发生率的变化进行描述;其次分别从个人特征、家庭特征与社区特征三方面,描述不同特征老年人抑郁症状发生率的变化情况。

一、抑郁症状变化

2011—2015 年农村老年人心理抑郁症状发生率处于动态变动中,如图 4-1 所示。2011 年农村老年人抑郁症状发生率为 41.13%、2013 年 32.73%、2015 年 37.26%,与基线相比,第二次跟踪调查时农村老年人心理抑郁得到了很大的缓解,但第三次跟踪调查时抑郁症状发生率又处于回升状态,回升幅度尚未达到基线水平。与相同测量工具、相同定义标准的其他研究比较,我国 45 岁及以上中老年人心理抑郁症状发生率比较分别是 2011 年 38.47%、2013 年 31.9%,2015 年 60 岁以上江苏农村老年人抑郁症状发生率 35.9%(Li LW,2016;曹裴娅,2016;仲亚琴,2016)。与同类研究类似,本文研究亦表明农村老年人抑郁症状发生比较普遍。

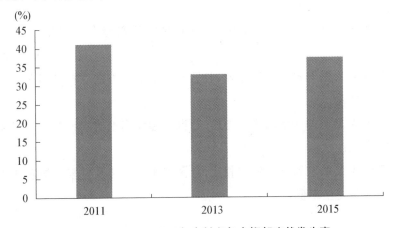

图 4-1 2011—2015 年农村老年人抑郁症状发生率

二、个体特征与抑郁症状变化

（一）人口学特征与抑郁症状变化

不同出生队列农村老年人抑郁症状发生率并不完全相同，见表4-1。2011年随着出生队列由年轻至年老的顺序，农村老年人抑郁症状发生率整体表现出逐渐升高的趋势；但2013年出生队列间抑郁症发生率差异微小，仅前三个出生队列的抑郁症状发生率有极其微弱的上升趋势；2015年不同出生队列抑郁症状发生率几乎没有规律，相邻队列间发生率高低错落。不同跟踪时间，出生队列与农村老年人是否患有抑郁症状相关性均未通过显著性检验，即使2011年出生队列间抑郁症状表现出一定程度的线性增长趋势，变量间关系也没有统计学意义。同一出生队列在不同跟踪时间，抑郁症状发生率基本都保持着2013年下降、2015年回升的变化特点。

不同性别间农村老年人抑郁症状发生率也处在变动中，但发生率在性别间女高男低的相对分布趋势并没有改变，性别与抑郁症状之间存在相关关系。2011—2015年女性农村老年人抑郁症状发生率几乎都在40%以上，虽然不同跟踪时间抑郁症发生率有起伏，但女性与男性抑郁症发生率的差距却比较稳定，始终相差15个百分点左右。不同跟踪时间男性、女性农村老年人抑郁症状分布都表现为先下降再上升，变化规律一致。2013年不同性别农村老年人抑郁症状发生率比2011年下降约8～9个百分点，2015年抑郁症状发生率比2013年上升约5～6个百分点，虽然农村老年人不同性别间抑郁症状发生率水平不同，但发生率在时间趋势上的变动幅度却基本相同。

农村老年人心理抑郁症状发生率体现出较高教育程度、较低抑郁症状的关联现象。2011年小学及以上程度的农村老年人抑郁症状发生率比文盲组低7个百分点，2013年、2015年这个差距也维持在5～6个百分点，较低教育程度的农村老年人抑郁症状总是比较高教育程度的严重。较低教育程度的农村老年人抑郁症状发生率随着时间变动的幅度略高，2013年文盲程度的农村老年人抑郁症状发生率几乎下降10个百分点，小学程度的下降约7.5个百分点；2015文盲程度的农村老年人抑郁症状发生率比2011下降约4.5个百分点，小学程度的下降约3.5个百分点。这在一定程度上反映出较高教育程度的农村老年人不仅抑郁症状发生率低于较低教育程度老年人,而且抑郁症状的稳定性也相对好于较低教育程度老年人。

是否有配偶的农村老年人抑郁症状发生率有显著不同,无配偶农村老年人心理抑郁症状发生程度更高。2011 年农村老年人抑郁症状发生率最高,无配偶、有配偶的抑郁症状发生率分别为 48.63%、39.23%,跟踪期内虽然也有波动但无配偶的抑郁症状发生率高于有配偶者的相对关系始终保持,并且抑郁症状发生率的组间差距也稳定在 9～10 个百分点。不同婚姻状况间农村老年人抑郁症状发生率分布虽然不同,但是不同跟踪时间,不同婚姻状况的农村老年人抑郁症发生率组间变化幅度基本相同。在我国,老年人的配偶通常称为老伴,即老来相伴的意思。可以看出,有老伴的农村老年人心理健康状况更好,抑郁症状发生率较低。

表 4-1　不同人口学特征农村老年人抑郁症状发生率分布

变量	类别	抑郁症状发生率/%(n)		
		2011	2013	2015
出生队列	1947—1951	39.11(591)	32.56(492)	36.93(558)
	1942—1946	41.12(412)	32.93(330)	38.12(382)
	1937—1941	42.08(287)	33.87(231)	36.66(250)
	1932—1936	45.38(167)	32.61(120)	40.76(150)
	Min—1931	45.23(95)	29.52(62)	31.43(66)
	χ^2/p	7.00/0.136	1.42/0.840	5.48/0.241
性别	男	32.92(589)	24.87(445)	29.01(519)
	女	48.54(963)	39.82(790)	44.71(887)
	χ^2/p	94.73/0.000	95.42/0.000	99.15/0.000
教育程度	文盲	45.49(645)	35.68(506)	40.97(581)
	小学及以上	38.51(907)	30.96(729)	35.03(825)
	χ^2/p	17.77/0.000	8.98/0.003	13.36/0.000
婚姻状况	有配偶	39.23(1180)	30.46(883)	34.74(964)
	无配偶	48.63(372)	40.23(352)	44.29(442)
	χ^2/p	22.25/0.000	29.07/0.000	28.63/0.000

（二）健康相关行为与抑郁症状变化

农村老年人日常生活中是否进行体力活动与他们的抑郁症状发生率存在相关关系，见表4-2。进行体力活动的农村老年人抑郁症状发生率明显低于没有体力活动的农村老年人，2011年有体力活动组老年人抑郁症状发生率比无体力活动组的低7个百分点，跟踪期内是否有体力活动也仍然存在这种组间差异。在时间变化上，不同体力活动水平间的农村老年人尽管抑郁症状发生率各不相同，但是他们在不同跟踪时间的变化幅度并无太大差异。在农村普遍缺少专业体育设施与场地的环境下，体力活动也是身体锻炼的一种方式，特别是做一些力所能及的家务劳动或农活比较常见，有这些行为的农村老年人抑郁症状相对较低，心理健康状况更积极。

农村老年人日常串门、聚会打牌等活动都是人际间的社会交往，社交活动与农村老年人较低的抑郁症状发生率存在正相关。2011—2015年，没有社交活动的农村老年人抑郁症状发生率分别是42.67%、34.57%和38.94%，均高于有社交活动的农村老年人，是否有社交活动水平间的差距在不同跟踪时间上相对稳定，保持在3~4个百分点之间。与基线相比，2013年是否参加社交活动的老年人抑郁症状发生率下降幅度均为8个百分点左右；与2013年相比，2015年两组水平的上升幅度也均为4个百分点。不同社交活动水平间尽管抑郁症状发生率不同，但是跟踪期内的变化幅度却基本一致，这也表明无社交活动组抑郁症状发生率不仅相对较高，而且比较稳定。

吸烟作为一种不健康行为，它与农村老年人抑郁症状存在相关关系，不吸烟的农村老年人抑郁症状发生率更高。2011年，基线调查显示不吸烟的农村老年人抑郁症状发生率比吸烟的高出约7个百分点，2013年亦高出约7个百分点，2015年高出8个百分点，虽然组间抑郁症状发生率的相对关系没有改变，但是组间差距略有变化。与基线相比，2013年吸烟的农村老年人抑郁症状发生率下降约9个百分点，2015年下降4.7个百分点；与2011年相比，2013年不吸烟组抑郁症状发生率下降约8个百分点，2015年下降4个百分点。与吸烟组比较，不吸烟组农村老年人抑郁症状发生变动略小，稳定性略好。吸烟与农村老年人抑郁症状的双变量关系反应两者之间存在反向变化关系，但性别可能在其中存在干扰，以2011年为例男性农村老年人吸烟比例 72.16％,女性仅 10.89％。

过量饮酒作为一种不健康行为,同样与农村老年人抑郁症状存在相关关系,饮酒的农村老年人抑郁症状发生率更低。2011 年,不饮酒农村老年人抑郁症状发生率 43.34％,比饮酒的农村老年人高出近 9 个百分点,其后的跟踪时间,虽然组间抑郁症状发生率发生了变化,但是不同水平组间差距并未出现太大波动。与吸烟类似,过量饮酒与抑郁症状之间的关系也存在反向变化的规律,这可能亦与性别因素有关。吸烟、饮酒行为通常在男性人群中发生率较高,分析 3 次跟踪时期中亦如此,2011 年男性、女性饮酒的比例分别是 35.16％、7.06％,2013 年 35.27％、6.91％,2015 年 34.21％、6.75％。鉴于性别间吸烟、饮酒发生率的悬殊差异,多变量分析时会考虑性别与这两种相关行为间的交互作用,以反映性别因素与吸烟、饮酒之间可能存在的差异性影响效应。

表 4-2　不同健康相关行为农村老年人抑郁症状发生率分布

变量	类别	抑郁症状发生率/%(n)		
		2011	2013	2015
体力活动	是	38.84(980)	30.47(700)	34.59(723)
	否	45.76(572)	36.24(535)	40.58(683)
	χ^2/p	16.52/0.000	13.60/0.000	14.30/0.000
社交活动	是	39.04(623)	30.67(544)	34.83(536)
	否	42.67(929)	34.57(691)	38.94(870)
	χ^2/p	5.03/0.025	6.50/0.000	6.60/0.010
是否吸烟	是	36.70(553)	27.65(405)	31.98(424)
	否	44.09(999)	35.96(830)	40.13(982)
	χ^2/p	20.42/0.000	28.15/0.000	24.46/0.000
是否饮酒	是	32.51(250)	24.22(186)	30.97(231)
	否	43.34(1302)	34.91(1049)	38.82(1175)
	χ^2/p	29.67/0.000	31.74/0.000	15.78/0.000

(三) 病患特征与抑郁症状变化

农村老年人患有身体残疾与消极心理健康存在相关关系,见表 4-3。

2011 年有身体残疾的农村老年人抑郁症状发生率几乎达到 50％,比没有身体残疾的农村老年人高出约 12 个百分点,这种差距到 2015 年已经扩大至近 18 个百分点。比较 2015 年农村老年人抑郁症状发生率变化发现,身体残疾的农村老年人抑郁症状发生率比 2011 年有所缓解,下降 4 个百分点;没有身体残疾的农村老年人抑郁症状发生率也有下降,下降幅度约 11 个百分点,明显高于生理残疾组农村老年人。身体残疾与农村老年人抑郁症状之间的相关关系反映出生理上的缺陷可能使农村老年人抑郁症状发生率升高,带来心理上的负面效应。

　　与心理健康的双变量关系中,慢性病均表现出显著的相关关系,患有慢性病的农村老年人抑郁症状发生率明显高于未患病人群。2011 年患有慢性病的农村老年人抑郁症状发生率 46.31％,而未患慢性病农村老年人这一比例仅为 27.11％,相差约 19 个百分点,在其后的跟踪时间这种组间差距并没有太大的变化。与基线相比,2015 年患有慢性病的农村老年人抑郁症状发生率下降近 6 个百分点,未患慢性病的农村老年人下降约 3 个百分点。相对来说,未患慢性病的农村老年人抑郁症状发生率低,并且时间上的变化幅度较小;患有慢性病可能会干扰其心理健康,这些老年人不仅抑郁症状发生率较高,而且在时间上波动也较大。

　　是否有生理疼痛与农村老年人心理抑郁症状存在着较强的相关关系,有生理疼痛的农村老年人抑郁症状发生率处于高位水平。患有生理疼痛的农村老年人中,抑郁症状发生率在不同跟踪时间几乎都在 50％以上,2015 年比 2011 年略有下降,仅约 3 个百分点;没有生理疼痛的老年人中,抑郁症状发生率只在基线时超过 25％,2015 年比 2011 年下降 4 个百分点,可见有生理疼痛的农村老年人不仅抑郁症状发生率高,而且波动幅度小。老年人生理疼痛可能是一个部位疼痛,也可能是几个部位疼痛;既可能原发性的,也可能是并发性的。不管哪一种生理疼痛,其与农村老年人心理抑郁症状的关系显而易见,患有生理疼痛降低了农村老年人心理健康水平,抑郁症状发生率明显增高。

表 4-3　不同病患特征农村老年人抑郁症状发生率分布

变量	类别	抑郁症状发生率/%(n)		
		2011	2013	2015
身体残疾	是	49.89(450)	39.51(554)	45.60(861)
	否	38.38(1102)	28.72(681)	28.91(545)
	χ^2/p	37.52/0.000	46.61/0.000	112.41/0.000
患有慢病	是	46.31(1276)	36.03(1069)	40.59(1229)
	否	27.11(276)	20.60(166)	23.76(177)
	χ^2/p	113.21/0.000	68.57/0.000	72.44/0.000
身体疼痛	是	61.61(947)	49.30(780)	58.89(881)
	否	27.06(605)	20.77(455)	23.06(525)
	χ^2/p	449.21/0.000	339.80/0.000	495.88/0.000
充足睡眠	是	32.04(695)	24.34(542)	29.99(646)
	否	53.43(857)	44.83(693)	46.94(760)
	χ^2/p	174.18/0.000	173.96/0.000	113.61/0.000

　　充足睡眠使人体生理机能和心理机制得到充分的休养生息,老年人保证充足的睡眠时长是必要的保健措施。研究样本中,是否有充足睡眠与老年人心理健康存在相关关系,每天平均 6～9 小时充足睡眠的农村老年人发生抑郁症状的比例明显低于睡眠不充足的农村老年人。基线调查中,没有充足睡眠的农村老年人抑郁症状发生率高达 53.43%,比充足睡眠的老年人高出 20 余个百分点。2015 年,没有充足睡眠的老年人抑郁症状发生率比基线下降约 6 个百分点,充足睡眠的农村老年人仅下降 2 个百分点,无论是绝对水平还是相对变化,缺少充足睡眠的农村老年人抑郁症状的改善程度都不及充足睡眠的老年人,缺少充足睡眠对抑郁症状发生影响较大。

三、家庭特征与抑郁症状变化

　　农村老年人人均家庭收入与心理健康存在相关关系,家庭收入高的农村老年人抑郁症状发生率低,见表 4-4。同一跟踪时间,随着家庭收入水平的提高,农村老年人抑郁症状发生率基本保持逐渐下降趋势;不同跟踪时间,尽管农村老年人抑郁症状发生率不同,但收入水平间这种趋势依然保持。不同收入水平的农村老年人抑郁症状发生率的变化幅度也不相同,高收入组农村老年人 2015 年抑郁症状发生率比 2011 年下降近 2 个百分点,低收入组则下降约 8 个百分点。可以看到低收入组农村老年人不仅抑郁症状发生率高,而且发生率波动幅度也相对较大。家庭收入较高,家庭社会经济地位也相对较高,农村老年人心理健康水平也较高,抑郁症状发生率较低。

表 4-4　不同家庭特征农村老年人抑郁症状发生率分布

变量	类别	抑郁症状发生率/%(n)		
		2011	2013	2015
家庭收入	<=2 000	46.59(553)	35.98(439)	38.75(422)
	2 000~ 6 000	41.22(613)	33.22(508)	39.50(557)
	>6 000	35.12(386)	28.13(288)	33.52(427)
	χ^2/p	30.99/0.000	15.90/0.000	11.71/0.003
子女同住	是	36.11(247)	29.77(195)	38.56(155)
	否	42.25(1 305)	33.35(1 040)	37.11(1 251)
	χ^2/p	8.71/0.003	3.16/0.076	0.32/0.571
有人照料	是	37.08(994)	28.03(750)	33.01(833)
	否	51.10(558)	44.21(485)	45.84(573)
	χ^2/p	63.02/0.000	92.56/0.000	58.80/0.000
隔代照料	是	41.95(391)	35.91(274)	38.97(304)
	否	40.87(1 161)	31.93(961)	36.82(1 102)
	χ^2/p	0.34/0.558	4.39/0.036	1.23/0.268

不同跟踪时间,是否与子女同住和农村老年人抑郁症状之间的关系表现并不完全一致。2011 年,不与子女同住的农村老年人抑郁症状发生率高于与子女同住的老年人,组间差异具有显著性;2013 年,尽管不与子女同住的农村老年人抑郁症状发生率仍然高于同住组,但是组间差异程度在下降,组间差异的显著性也在减小;2015 年,不与子女同住的农村老年人抑郁症

状发生率反而略高于同住组,但组间差异已没有统计学意义。这种变化趋势显示农村老年人是否与子女同住的居住状态与抑郁症状发生之间的关系在逐渐发生变化,从基线显著到其后组间差异显著性消失,反映出是否与子女同住的居住状态与农村老年人心理抑郁的相关关系似乎在慢慢弱化。

生病或需要时是否有人照料反映农村老年人的照料需求能否得到满足,它与农村老年人心理健康存在相关关系。2011 年,需要时有人照料的农村老年人抑郁症状发生率比无人照料老年人低 14 个百分点;2013 年,虽然农村老年人抑郁症状发生率均有所下降,但组间差距却在扩大,有人照料组抑郁症状发生率比无人照料组低 16 个百分点;2015 年,抑郁症状发生率有回升,组间差距又缩小至约 13 个百分点。不同跟踪时间尽管抑郁症状发生率一直在变动,但组间分布的相对模式并没有改变,有人照料的农村老年人抑郁症状发生率始终低于无人照顾组,心理健康水平相对较高。

不同跟踪时间,农村老年人是否隔代照料与他们抑郁症状发生的关系并不完全一致。2011 年,有隔代照料经历的农村老年人抑郁症状发生率比未照料组略高 1 个百分点,组间差异没有显著性;2013 年,照料组的农村老年人抑郁症状发生率比未照看组高 4 个百分点,组间差异变得有统计学意义;2015 年,抑郁症状发生率组间相差 2.1 个百分点,组间差异又不再具有显著性。从数值上看,虽然照看孙子女的农村老年人抑郁症状发生率都高于未照料组,但组间差异程度并不相同,仅 2013 年差异略大才呈现出组间显著性。照看孙辈与抑郁症状发生在时间变化上的特点显示,这两个变量处于是否相关的边缘,双变量分析可能难以反映出是否隔代照料对农村老年人抑郁症状发生的实际影响。

四、社区特征与抑郁症状变化

社区所在区域位置与农村老年人抑郁症状关系在不同跟踪时间表现出较好的一致性,东部社区农村老年人抑郁症状发生率普遍低于中西部,组间差异有显著性,见表 4 - 5。2011 年,中西部农村老年人抑郁症状发生率比东部高 7 个百分点,2013 年高 7 个百分点,2015 年组间差距略有扩大,至近 9 个百分点。与基线相比,2013 年东部社区的农村老年人抑郁症状发生率下降约 8 个百分点,2015 年降幅缩小至 5 个百分点;与基线相比,2013 年中西部地区的农村老年人抑郁症状发生率下降约 10 个百分点,2015 年降幅缩小到约 4 个百分点。生活社区所在区域与心理健康水平之间存在双变量相关关系,中西部农村老年人抑郁症发生率均保持在相对较高的水平。

农村社区环境形象较好,农村老年人抑郁症状发生率较低。2011 年,环境较好的农村社区老年人抑郁症状发生率比环境较差社区发生率低 9 个百分点,尽管不同跟踪时间抑郁症发生率有所不同,但是不同社区环境水平间的这种差异状态并未改变。与基线相比,2013 年社区环境较差、一般的农村老年人抑郁症状发生率下降约 8～9 个百分点,2015 年下降幅度缩小到 4 个百分点;与基线相比,2013 年社区环境较好的抑郁症状发生率下降约 6 个百分点,2015 年降幅缩小到 2 个百分点。与环境较好社区相比,较差社区的农村老年人抑郁症状不仅发生率高,而且变动幅度也相对较大,跟踪期内农村老年人抑郁症状发生率在社区环境水平间差异均有统计学意义。

表 4-5　不同社区特征农村老年人抑郁症状发生率分布

变量	类别	抑郁症状发生率/%(n)		
		2011	2013	2015
区域	东部	36.14(433)	27.96(335)	31.47(377)
	中西部	43.46(1119)	34.95(900)	39.96(1029)
	χ^2/p	18.06/0.000	18.13/0.000	25.22/0.000
环境形象	较差	44.37(753)	35.95(610)	40.54(688)
	一般	40.45(536)	30.72(407)	35.62(472)
	较好	35.02(263)	29.03(218)	32.76(246)
	χ^2/p	19.20/0.000	15.08/0.001	15.85/0.000
活动场地	是	30.15(284)	27.18(256)	30.36(286)
	否	44.79(1268)	34.58(979)	39.56(1120)
	χ^2/p	62.57/0.000	17.60/0.000	25.60/0.000
服务可及性	<=2 km	36.67(366)	30.16(301)	33.47(334)
	2～5 km	40.36(605)	30.69(460)	37.42(561)
	>5 km	45.53(581)	37.42(474)	40.05(511)
	χ^2/p	18.77/0.000	17.14/0.000	10.40/0.006

　　农村社区是否建有老年人活动中心与他们的心理健康有相关关系,社区中有专门活动场地的农村老年人抑郁症状发生率均低于没有活动场地的农村老年人。2011 年社区内没有活动中心的农村老年人抑郁症状发生率比有活动中心组高约 15 个百分点,2015 年组间差距缩小至 9 个百分点。与 2011 年相比,2013 年没有活动中心的农村老年人抑郁症状发生率下降约 10 个百分点,2015 年下降幅度缩小至 5 个百分点;与 2011 年相比,2013 年有活动场地的农村老年人抑郁症状发生率下降 3 个百分点,2015 年则几乎没有变化。老年人活动中心是社区为老年人设立的活动场地,与有活动场地相比,没有活动场地的农村老年人抑郁症状发生率更高,变动幅度更大,跟踪期内农村老年人抑郁症状发生率在活动场地水平间差异均有统计学意义。

　　农村社区卫生服务可及性与老年人抑郁症状存在显著关联,社区距离乡镇卫生院距离越近,抑郁症状发生率越低。2011 年,距离乡镇卫生院最远的社区老年人比最近距离的老年人抑郁症状发生率高 9 个百分点,其后跟踪期内组间差距虽略有减小,但不同水平间抑郁症状发生率的相对分布模式并没有改变。与基线相比,2013 年社区卫生服务可及性较好、一般的农村老年人抑郁症状发生率下降近 7 个百分点,2015 年降幅缩小到 3 个百分点;与基线相比,2013 年社区卫生服务可及性较差的农村社区老年人抑郁症状发生率下降 8 个百分点,2015 年降幅缩小至近 6 个百分点。社区到乡镇卫生院距离与农村老年人心理健康水平的双变量关系有统计学意义,即服务可及性越差,农村老年人抑郁症状发生率越高。

　　2011—2015 年农村老年人抑郁症状发生呈现出先快速下降、后有所回升的变化特点,而跟踪期内个体、家庭及社区等不同特征变量水平下,农村老年人抑郁症状发生率的分布也显示出变量之间的联系程度。除出生队列外,个体特征的人口学、健康相关行为、病患状况变量几乎都与农村老年人抑郁症状发生存在双变量相关关系,家庭、社区特征变量亦如此。农村老年人抑郁症状的发生与变化不是单纯某一个因素导致的,而可能是多层次、多因素共同作用的结果,但抑郁症状发生的双变量分析仅反映未调整的初始变量关系,尚不能反映出多层次、多因素的影响效应。要了解抑郁症状发生与多层次、多变量之间的关系还需进一步分析,本节描述性变量关系的分析为后续分层模型分析提供了基础信息。

第三节　心理健康及其影响因素分析

本节对农村老年人心理健康及其影响因素进行 logistic 分层模型分析。模型以抑郁症状是否发生为因变量,其中抑郁症状发生取值为 1、未发生取值为 0;自变量组包括第一层重复测量的时间变量,第二层个体与家庭特征变量,第三层社区特征变量。通过拟合分层嵌套 logistic 模型,分析结果将回答以下问题:(1)农村老年人抑郁症状如何变化?(2)个体特征对农村老年人抑郁症状影响如何?(3)家庭特征对农村老年人抑郁症状影响如何?(4)社区特征对农村老年人抑郁症状影响如何?

一、Logistic 分层模型的拟合与解释

农村老年人抑郁症状跟踪数据具有明显的层次性。首先对抑郁症状发生拟合三层空模型,分析结果显示分层有意义。抑郁症状发生的空模型中不同层次方差成分构成比分别是重复测量的时间层次 33.61%、个体层次 56.69%、社区层次 9.70%。模型的拟合与 BADL/IADL 能力受损分层模型拟合过程类似,逐步建立抑郁症状发生的嵌套 logistic 回归方程。模型 1 与普通 logistic 回归无异,在重复测量的时间层次引入两个时间变量 t 和 t^2;模型 2 引入个体层次,同时引入人口学特征变量,模型 3 在个体层次继续引入健康相关行为,模型 4 在个体层次继续引入病患特征变量,模型 5 依然在个体层次引入变量,它们是并入个体层次的家庭特征变量;模型 6 引入社区层次,同时引入社区特征变量,并拟合最终模型。

从初始模型 1 到最终模型 6,−LL、AIC、BIC 取值持续下降,这表明模型拟合程度不断提高,模型回归系数 OR 值的固定效应、随机效应及模型拟合程度等详细信息见表 4-6。模型 2 与模型 1 相比,Deviance 统计量是模型 2 与模型 1 之间−2LL 的差值,即−$2LL_2$−(−$2LL_1$)=182,自由度的改变为 7,卡方检验显示有统计学意义($\chi^2=182$,$p<0.000$),这表明模型 2 中增加个体层次、引入人口学特征变量对模型有贡献。同理,嵌套分层模型拟

合过程每引入一组新变量都增加了模型拟合程度,对模型贡献有统计学意义。

随着模型结构越来越复杂,与空模型相比,个体层次、社区层次的随机方差都在不断减小,而随机方差减少的正是被新引入影响变量所解释的那部分变异。空模型中个体层次、社区层次的层次内方差分别为 5.55、0.95。农村老年人抑郁症状多因素分析的最终模型与空模型比较,个体层变异减少了 $(5.55-3.62)/5.55$,即 34.77%,社区层变异减少了 $(0.95-0.34)/0.95$,即 64.21%,这表明最终模型中第二层个体与家庭特征因素解释了个体间变异程度的 34.77%,而社区特征解释了农村社区间变异的 64.21%。

表 4-6 农村老年人抑郁症状发生及其影响因素的 logistic 分层模型分析

| 变量 | 类别 | 模型 1 | 模型 2 | 模型 3 | 模型 4 | 模型 5 | 模型 6 |
		OR	OR	OR	OR	OR	OR
时间	t	0.92***	0.91***	0.91***	0.88***	0.88***	0.88***
	t^2	1.14***	1.14***	1.14***	1.15***	1.15***	1.15***
人口学特征	出生队列 1947—1951						
	1942—1946		1.07	1.05	0.99	0.97	0.96
	1937—1941		1.02	0.96	0.89	0.89	0.89
	1932—1936		1.06	0.97	0.92	0.93	0.96
	Min—1931		0.59**	0.59***	0.59**	0.65**	0.68*
	性别 男						
	女		3.35***	3.59***	4.03***	4.16***	4.11***
	教育程度 文盲						
	小学及以上		1.02	1.04	0.96**	0.97***	0.98***
	婚姻 有配偶						
	无配偶		1.83***	1.79***	1.52***	1.54***	1.53***
相关行为	体力活动 是						
	否			1.22**	1.16*	1.17**	1.18**
	社交活动 是						
	否			1.21***	1.17**	1.15**	1.15**

（续表）

变量	类别	模型1 OR	模型2 OR	模型3 OR	模型4 OR	模型5 OR	模型6 OR
是否吸烟	是						
	否			0.77**	0.73**	0.73***	0.72***
是否喝酒	是						
	否			1.61***	1.74***	1.71***	1.72***
女性	不吸烟			1.06	1.06	1.07	1.08
	不饮酒			0.46***	0.54**	0.55**	0.55**
病患特征	身体残疾 是						
	否				0.48***	0.50***	0.51***
	患有慢病 是						
	否				0.56***	0.55***	0.56***
	身体疼痛 是						
	否				0.24***	0.25***	0.25***
	充足睡眠 是						
	否				2.17***	2.13***	2.11***
家庭特征	家庭收入 ≤2 000						
	2 000～6 000					0.88	0.89
	＞6 000					0.75***	0.77***
	子女同住 是						
	否					1.08	1.08
	有人照料 是						
	否					1.85***	1.87***
	隔代照料 是						
	否					0.80**	0.80**
社区特征	区域位置 东部						
	中西部						1.31*
	环境形象 较差						
	一般						0.84
	较好						0.75*

（续表）

变量	类别	模型 1 OR	模型 2 OR	模型 3 OR	模型 4 OR	模型 5 OR	模型 6 OR
活动场地	是						
	否						1.64***
服务可及性	<=2 km						
	2～5 km						0.95
	>5 km						1.42**
随机方差	c1	3.29	3.29	3.29	3.29	3.29	3.29
	c2	6.91	6.42	6.33	4.15	3.65	3.62
	c3						0.34
模型拟合	−LL	6 381	6 290	6 253	5 952	5 894	5 838
	AIC	12 769	12 603	12 597	11 941	11 835	11 738
	BIC	12 798	12 683	12 714	12 081	12 011	11 966
	df	4	11	17	21	26	33
	χ^2	106***	270***	285***	924***	1 095***	1 178***

注：* $p<0.1$，** $p<0.05$，*** $p<0.01$。

二、抑郁症状发生率变动

时间变量处于分层模型的第一层，反映农村老年人抑郁症状发生率变化，时间变量 t 和 t^2 在模型 1 中均显著，直到模型 6 中仍保持这种显著性。最终模型中，在其他变量水平保持不变的情况下，抑郁症状对数发生率（logitp）的回归表达式为（$-0.13\times t+0.14\times t^2$），随着时间的变化其增长率为（$-0.13+0.14t$），抑郁症状对数发生率的变化与时间 t 的取值有关。用来反应 2011、2013、2015 年 3 期跟踪的时间变量 t 经中心化处理，取值为 -2、0、2，2011 年至 2013 年农村老年人抑郁症状发生率下降 80.47%，而 2013 到 2015 年又回升 29.09%。跟踪期内，农村老年人抑郁症状发生率并未出现逐渐增长的现象，而是整体下降，出现"t"形变化特征，研究假设 1.2 不成立。

尽管有研究普遍认为我国老年人抑郁症状发生率不断升高(Yu J,2012;曹裴娅,2016),但本文同组农村老年人研究并未发现此类现象。跟踪期内农村老年人抑郁症状发生率整体趋势是下降的,但并非线性或持续下降,而是表现出线性与二次曲线效应,这种变化特点与台湾地区两个出生队列老年人跟踪研究结果有相似性(Chiao C,2009)。抑郁症状是心理健康状态,它可能会因内外界环境影响而变动,同时也可能会因个体主动调节而变动,从而在不同跟踪时间农村老年人表现出抑郁症状发生的差异性波动,5年跟踪分析发现农村老年人心理健康水平有所改善,抑郁症状发生率有一定程度降低。但心理抑郁症状"t"形变动仅反应跟踪期内的动态规律,未来更长时期农村老年人抑郁症状发生率的趋势尚不能确定,可能这组农村老年人抑郁症状会继续下降,也可能出现上升发展的态势。

三、个人特征对抑郁症状影响

(一)人口学特征对抑郁症状影响

1. 最年老出生队列农村老年人抑郁症状发生率低

农村老年人出生队列自进入模型2到最终模型,与1947—1951年出生队列比较,仅最年老队列具有显著性,OR值显示其抑郁症状发生率比其他队列低32%,假设2.2.1成立。尽管不同出生队列间抑郁症状发生率有显著性差异,但仅体现在最年老出生队列与其他队列有差异。基线进入调查时,1931年及以前的出生队列为80岁及以上的高龄农村老年人,他们心理状态良好。尽管未控制的双变量分析时出生队列间均无显著差异,模型分析中控制其他因素影响后出生队列间的差异性得以显现,本文研究结果与国内老年人抑郁症状在出生队列或年龄间不存在显著差异的研究结论不同,却发现与高龄队列负相关关系(Yu J,2012;Liu Q,2018)。与其他较年轻出生队列相比,高龄队列农村老年人在研究中显示出较低的抑郁症状发生风险,在心理健康上表现出明显的高龄门槛效应。

高龄老年人抑郁症状明显转好的现象在相关研究中也有类似发现(Zivin K,2013;刘正奎,2018)。80岁已经高于我国人口预期寿命,但高龄农村老年人的躯体健康、心理健康却朝相反的方向发展。与躯体健康、生理机能开始加速退化相反,高龄队列农村老年人心理健康出现跳跃式变化,抑郁症状发生率大幅下降,心理健康水平明显提高,这可能与高寿老年人通常心态较好有关。同时,相对于那些中低龄出生队列的农村老年人仍被个人、家庭等负向事务所困扰,高龄农村老年人已经进入乐天知命、颐养天年的人生阶段。高龄生存状态下,他们也可能主动调整了自己的心理预期、健康期望,较少劳神烦恼,从而出现较好的心理健康状态。

2. 女性农村老年人抑郁症状发生率高

模型 2 显示农村老年人不同性别间抑郁症状发生率不同,随着模型结构不断复杂,性别变量的主效应均未改变。但由于吸烟、饮酒行为发生率在不同性别间存在很大差异,因此模型 3 引入健康相关行为变量的同时,也引入性别与吸烟、性别与饮酒的交互作用。最终模型中,与男性且吸烟比较,女性且不吸烟的交互项没有显著影响;与男性且饮酒比较,女性且不饮酒的农村老年人抑郁症状发生风险 OR 值为 0.55。性别对农村老年人抑郁症状发生的影响要同时考虑性别的主效应及其交互作用,即与男性相比,女性农村老年人抑郁症状发生风险为 $4.11×0.55=2.26$。女性农村老年人抑郁症状发生可能性比男性高,性别间存在显著差异,研究假设 2.2.2 成立。

农村老年人抑郁症状的性别差异与大多数研究结论一致(刘正奎,2018;Back JH,2014),而出现女性农村老年人抑郁症状发生风险高于男性的现象却可能是社会合力的性别结果。农村老年人性别间心理健康的差异不能排除性荷尔蒙在其中起着重要作用,同时敏感、细致的女性气质也可能会促使抑郁症状发生在性别间差异的产生,而忍耐的特质又可能在无形中进一步提高她们抑郁症状的发生风险,多重力量作用于农村女性老年人群体导致其抑郁症状发生风险增高。

3. 较高教育程度农村老年人抑郁症状发生率低

教育程度自模型 4 后表现出比较稳定的显著性影响效应,模型 6 中尽管影响效应差异幅度不大,但却有统计学意义,小学及以上的农村老年人抑郁症状发生率比文盲低 2 个百分点,研究假设 2.2.3 成立。尽管与以往研究结果类似(Li D,2014;Liu Q,2018;Lei X,2014),发现较高教育程度对老年人抑郁症状发生有保护作用,但本次研究中并未发现国内农村老年人教育程度与抑郁症状之间的强相关关系,即小学及以上程度的农村老年人比文盲程度的抑郁风险会下降近 50%(陈丽,2017)。较高教育程度对心理健康的积极影响可能在于其自我心理调节能力相对较强,较高教育程度的农村老年人心理上受内外界干扰的程度相对较小。

4. 无配偶的农村老年人抑郁症状发生率高

婚姻状况对农村老年人抑郁症状发生存在显著影响,无配偶农村老年人抑郁症状发生率比有配偶的高 53%,假设 2.2.4 成立。无配偶状态对农村老年人抑郁症状的影响在模型中一直具有显著效应,但随着模型中不断引入新变量,婚姻状况影响效应被其他新进变量消减了一部分。模型 4 后,无配偶类别对抑郁症状的影响进入相对稳定的状态,最终模型显示农村老年人如果没有配偶,其抑郁症状发生风险会大大提高。

农村老年人婚姻状况对抑郁症状的影响结论与国内外同类研究保持较好的一致性(Jang SN,2009;吴义娇,2018)。这也进一步说明农村老年人生活中配偶的作用无人替代,没有配偶老年人在家庭中缺少了与伴侣之间的相互支持、相互交流。遇到问题,特别是遇到心理情绪问题时,无配偶老年人更缺少了即时与伴侣沟通的有效疏解渠道,伴侣间情感缺失可能直接导致他们抑郁症状风险升高。

模型 6 中农村老年人人口学因素均表现出对抑郁症状发生率的显著性影响,人口学特征与抑郁症状关系的研究假设均被验证。最年老出生队列的心理健康水平明显转好,出现农村老年人心理健康的高龄门槛效应;较低教育程度、女性、无配偶农村老年人抑郁症状发生率均较高。

(二)健康相关行为对抑郁症状影响

1. 进行体力活动的农村老年人抑郁症状发生率低

农村老年人是否进行体力活动对抑郁症状发生存在显著影响(Li LW,2016;张帅,2016)。体力活动在模型 3 中被引入时就表现出对农村老年人抑郁症状发生的影响有统计学意义,直到模型 6 依然保持变量的显著性效应。与进行体力活动的农村老年人相比,没有体力活动对心理抑郁有促进作用,它使农村老年人抑郁症状发生风险升高 18%,假设 2.2.5 成立。农村老年人从事家务、农活儿等力所能及的体力劳动不仅可以锻炼躯体功能的协调性,也能刺激精神情绪的活跃程度,对于促进他们心理健康,预防抑郁症状发生有积极作用。

2. 参加社交活动的农村老年人抑郁症状发生率低

农村老年人是否进行社会交往对其抑郁症状发生存在显著影响。模型3中刚引入此变量时，没有社交活动农村老年人抑郁症状发生风险提高21％，随后的模型中其影响效应略有消减，至模型5社交活动的影响达到稳定。模型6中，与进行社交活动的农村老年人相比，没有社交活动的抑郁症状发生率提高15％，假设2.2.6成立。与保持良好邻里关系对心理健康的影响同理（Aihara，2011），农村老年人人际交往活动中神经系统被调整至社交状态，精神情绪兴奋程度提高，心理健康状态会更积极。串门、打牌等人际交往、休闲娱乐等社交活动不仅有助于农村老年人躯体活动能力的提升，也可以明显提高农村老年人心理健康水平，有效地抑制农村老年人抑郁症状发生风险。

3. 吸烟的农村老年人抑郁症状发生率高

是否吸烟对农村老年人抑郁症状的影响效应由两部分组成，一部分是吸烟对抑郁症状发生影响的主效应，另一部分是性别与吸烟的交互作用。最终模型中，与吸烟的农村老年人相比，不吸烟的抑郁症状发生风险显著，OR值为0.72；与男性、吸烟的农村老年人相比，女性且不吸烟的交互作用并不显著。吸烟与抑郁症状的关系由模型6中吸烟的主效应决定，即不吸烟的农村老年人抑郁症状发生率下降28％，假设2.2.7成立。与台湾地区中老年人健康跟踪研究结论一致（Tsai AC，2013），吸烟和心理健康水平下降有正向关联，吸烟的农村老年人抑郁症状发生风险较高。

4. 饮酒的农村老年人抑郁症状发生率高

与吸烟影响效应分析类似，是否饮酒对农村老年人抑郁症状的影响也是由主效应及其交互作用两部分构成。最终模型中，与饮酒的农村老年人相比，不饮酒的抑郁症状发生风险显著，OR值为1.69；与男性、饮酒的农村老年人相比，女性且不饮酒的交互作用亦显著，OR值为0.57。饮酒对抑郁症状的影响效须计算饮酒主效应与交互作用OR值乘积，即$1.69 \times 0.57 = 0.96$，表明与饮酒相比，不饮酒的农村老年人抑郁症状发生风险下降4％。尽管风险下降相对微弱，但依然验证了不饮酒对农村老年人抑郁症状发生有保护作用，假设2.2.8成立。与上海老年人跟踪研究结论一致（Liu Q，2018），饮酒与心理健康水平下降有正向关联，饮酒的农村老年人抑郁症状发生风险相对较高。

　　研究中健康相关行为与农村老年人抑郁症状的关系假设均被验证。与日本、台湾地区的相关研究结果一致，老年人适当参加身体锻炼、社会交往活动有益于他们保持心情愉悦、精神健康（Aihara Y，2011；Tsai AC，2013）。在人口健康促进领域，随着对规律性体力活动、社交活动健康影响重要性的不断认知，它们已经具有了公共卫生意义。吸烟、饮酒作为世界卫生组织健康行为框架中的不健康生活方式，它们在研究中表现出的对老年人抑郁症状的影响结论并不一致，有的研究认为吸烟、饮酒对老年人抑郁症状发生有抑制作用（Cheng HG，2016），有的研究认为它们对老年人抑郁症状发生具有促进作用（Liu Q，2018）。本文研究支持后者观点，分析显示农村老年人吸烟、饮酒提高了抑郁症状发生风险，这一结论与传统健康影响理论一致。吸烟、饮酒导致心理健康水平下降的影响机制存在生物学基础，人体大脑中存在一块犒赏中枢区域，一旦激活难以控制，经常吸烟、过量饮酒是为了维持尼古丁、酒精水平，以保持犒赏中枢区域兴奋，否则会产生烦躁、抑郁等消极心理症状（李鲁，2015）。在我国传统文化中，吸烟、饮酒不仅是一种生活方式，也是一种待客社交之道，当前农村老年人，特别男性老年人吸烟、饮酒现象也较普遍，这对他们心理抑郁症状发生起到促进作用。

（三）病患特征对抑郁症状影响

1. 身体残疾的农村老年人抑郁症状发生率高

　　农村老年人患有身体残疾对他们的心理健康水平存在显著影响，和有生理残疾的相比，身体健全的农村老年人抑郁症状发生风险下降49%，假设2.2.9成立。身体残疾自引入模型后对农村老年人心理抑郁的影响基本稳定，没有因为其他变量的引入出现回归系数的强烈波动。这也表明生理残疾对农村老年人心理健康影响路径相对独立，基本不受其他因素的干扰，但研究结论缺少相关文献对比。身体残疾给老年人带来的不仅是躯体健康下降或 ADL 活动能力受损风险上升，而且也提高了农村老年人抑郁症状发生风险，降低了他们的心理健康水平。身体残疾对心理抑郁的影响一方面可能源于身体残疾使活动能力受损、生活不便而出现心理抑郁，另一方面身体残疾也可能面临他人负面评价、个体自卑感等不良情绪积累而导致心理抑郁。

2. 患有慢性病的农村老年人抑郁症状发生率高

老年人是慢性病高发人群,是否患有慢性病对农村老年人心理抑郁存在显著影响(陈丽,2017)。和未患慢性病的农村老年人相比,患有慢性病的抑郁症状发生风险提高 79%,假设 2.2.10 成立。与身体残疾对抑郁症状的影响类似,是否患有慢性病对农村老年人抑郁症状发生的影响也比较稳定,基本未受其他因素干扰。研究结果显示患有慢性病对农村老年人躯体健康与心理健康都存在负面影响,它增强了农村老年人健康损害风险。患有慢性病可能对农村老年人造成了一定的心理压力,由以前的无病到经医生诊断自己患病、是个病人,并且日常用药也在不断地强化自己的病人标签,导致他们心理情绪上出现抑郁症状的可能性大大提高。

3. 身体疼痛的农村老年人抑郁症状发生率高

身体疼痛对抑郁症状发生存在显著影响(Gerrits,2014),和没有生理疼痛困扰的农村老年人相比,患有生理疼痛的农村老年人抑郁症状发生风险提高 3 倍,假设 2.2.11 成立。由于老年人生理机能不断老化,病患程度不断发展,原发性或并发性身体疼痛在老年人群体中比较常见,有些生理疼痛在临床医学上也被诊断为一种慢性病,但国内对此尚未引起充分重视。身体疼痛带给农村老年人的影响不仅是限制了他们的躯体活动能力,同时也带来精神上、心理上的负面刺激,抑郁症状发生风险大大提高。生理疼痛通常是生理痛觉与心理刺激相伴而行,生理疼痛程度与时长可以直接导致个体产生痛苦、抑郁、焦虑等情绪,甚至有时一想到生理疼痛可能发作都会引发心理抑郁情绪。

4. 缺少充足睡眠的农村老年人抑郁症状发生率高

是否有充足睡眠对抑郁症状发生存在显著影响(Peltzer,2013),与充足睡眠的农村老年人相比,缺少充足睡眠的农村老年人抑郁症状发生率提高 1.11 倍,假设 2.2.12 成立。充足睡眠对农村老年人健康的影响既包括躯体健康也包括心理健康,它不仅降低了农村老年人 ADL 能力受损风险,也降低了农村老年人抑郁症状发生风险。通常人体缺少充足睡眠的直接反映是白天困乏、精力不集中、心绪不宁、甚至胡思乱想,此时个体应激性处于迟缓状态、精神情绪被抑制,容易引发心理抑郁情绪,增加抑郁症状发生风险。充足的睡眠能够恢复人体的体力与精神,对处于衰老阶段的农村老年人来说尤为重要。

农村老年人病患特征与抑郁症状关系的相关假设在研究中均已验证。现有老年人抑郁症状影响因素分析中,关于病患特征通常仅考虑慢性病因素,关注患有慢性病或甚至患有几种慢性病对抑郁症状发生的影响,即患有慢性病、多共患病会加重老年人心理抑郁的发生风险(Liu Q,2018;Li LW,2009;曹裴娅,2016)。与国外相关研究结论一致(McDonald DD, 2016;Leblanc MF,2015),本文发现身体残疾、身体疼痛与缺少充足睡眠都与农村老年人心理抑郁症状高发存在高度相关,人体病痛的困扰损害了农村老年人的心理健康水平,并且损害程度亦强于国外相关研究。同时,农村老年人病患特征与心理抑郁之间可能还存在互相强化的效应,具有某种病患促使心理抑郁症状产生,而心理抑郁又可能进一步加深其已有病患症状,因此更须加强对病患特征健康影响效应的重视。但国内缺少对身体残疾、身体疼痛、睡眠质量等病患特征与老年人心理抑郁关系的相关研究,这也导致此类研究结论几乎缺少国内文献回应。

四、家庭特征对抑郁症状影响

1. 高收入家庭的农村老年人抑郁症状发生率低

农村老年人家庭收入对心理健康存在显著影响,高收入家庭的农村老年人抑郁症状发生风险较低(Back JH,2014;高敏 a,2016)。同低收入家庭比较,家庭人均收入 2 000～6 000 元的农村老年人抑郁症状无统计学意义,但人均收入在 6 000 元以上的抑郁症状发生率下降 23%,假设 3.2.1 成立。家庭收入高使农村老年人社会梯度相对较高,生活条件相对较好,获得健康资源的能力也比较强,高收入家庭更有能力为农村老年人健康发展提供必要的经济支持;反之,中低收入家庭的农村老年人则面临着心理健康水平较低,抑郁症状发生风险提高的可能。

2. 与子女同住和农村老年人抑郁症状发生没有相关关系

老年人与子女同住也是家庭代际支持的一种表现形式,但是否与子女同住对农村老年人心理抑郁发生并无影响。与子女同住在模型 5～6 中始终没有统计学意义,假设 3.2.2 未被验证。尽管国内研究文献(穆滢潭, 2016;江克忠,2016)显示与子女同住对老年人心理健康有积极作用,但本次研究并未发现这一现象。我国传统农村家庭模式提倡多代同堂,但是社会的发展、观念的改变,农村家庭也在逐渐趋向小型化,CHARLS 基线调查时仅 18％的农村老年人与子女同住。随着通信手段的发展、手机的普及,农村老年人与子女之间的沟通交流不再受居住方式的约束;也有研究(张文娟,2004)发现,通常农村老年人赡养义务由儿子承担,但外嫁、未同住的女儿却更多地承担为父母提供情感慰藉的义务,可能由此导致研究中出现与子女同住对农村老年人心理健康无影响。

3. 生病或需要时有人照料的农村老年人抑郁症状发生率低

生病或者需要时有人照料对老年人心理健康具有促进作用(刘亚飞,2017),与无人照料相比,有人照料的农村老年人抑郁症状发生率下降47％,假设 3.2.3 成立。当前农村家庭规模不断减小、青壮年劳动力外出转移,农村老年人的家庭照护资源与过去相比大大下降,但与此同时农村社会化养老服务并没有规模发展。家庭照护资源稀缺给农村老年人带来的健康影响,不仅使他们 BADL/IADL 能力受损风险上升,也使抑郁症状发生风险上升。无人照料意味着农村老年人生病或需要时没有人可以求助或依靠,农村社区养老服务又处于欠发展状态,这可能会使农村老年人产生巨大的心理失落或恐慌感,郁郁而不得的照料资源催生心理抑郁症状。

4. 提供隔代照料的农村老年人抑郁症状发生率高

农村老年人是否照看孙辈对心理抑郁存在显著影响,与照看孙子女的农村老年人相比,未照看孙子女的抑郁症状发生风险下降 20％,假设 3.2.4成立,照料孙辈对老年人心理健康有积极影响的现象并未在本次研究中出现(Tang F,2016;吴培材,2018)。与对躯体健康影响比较而言,尽管照看孙辈没有对农村老年人 BADL/IADL 能力产生影响,但却给他们心理健康带来负面效应,照看孙子女的农村老年人抑郁症状发生风险升高。农村老年人在享受含饴弄孙之乐的同时,照看孙子女也可能是一种精神损耗,如照看过程中对孩子安全性等意外风险的担忧、与儿女在孩子养育观念与做法上存在冲突、甚至可能会面临"受累不讨好"的委曲状况等。隔代照料既有积极心理效应,也有消极的心理作用,两种心理影响此消彼长,在一定程度上决定着农村老年人是否出现心理抑郁症状,本次研究中可能是照看孙辈对心理影响的消极作用更强,从而表现出抑郁症状风险升高。

除居住方式,家庭特征对农村老年人抑郁症状影响的相关假设均被验证。家庭收入较高、生病或需要时有人照料的农村老年人抑郁症状发生率较低,而照看孙辈却提高了农村老年人抑郁症状发生风险,与子女居住和农村老年人抑郁症状发生无关。由此可见,良好的家庭经济支持、照护支持对农村老年人心理健康有积极影响,但隔代照料却对农村老年人心理健康有消极影响。

五、社区特征对抑郁症状影响

1. 东部社区农村老年人抑郁症状发生率低

我国区域发展差异大,社区所在区域位置对农村老年人心理健康存在显著影响(李甲森,2017)。与东部相比,中西部农村社区的老年人抑郁症状发生风险提高31%,假设4.2.1成立。我国东部地区社会经济发展水平长期领先于中西部,东部地区良好的社会经济状况给农村老年人健康促进提供了更好的平台、更多的资源,因此东部社区的农村老年人不仅躯体健康相对较好,ADL能力发生风险较低,而且心理健康水平也好于中西部,东部农村老年人心理抑郁症状发生风险明显偏低,比中西部低24%。

2. 社区外在环境好的农村老年人抑郁症状发生率低

社区外在环境形象对农村老年人心理健康存在显著影响,较好的社区环境与农村老年人较低的抑郁症状发生率相关(Li LW,2016)。与较差社区环境相比,外在环境一般的社区在模型中没有统计学意义,较好社区环境影响效应显著,并且农村老年人抑郁症状发生风险下降25%,假设4.2.2成立。农村社区村容村貌不仅可以反映社区文化、社会规范与秩序建设状况,也反映了农村老年人日常生活的社会环境,社区良好的外在环境不仅为增强农村老年人身心健康提供了必要条件,同时也可能有助于增强农村老年人的集体自豪感,有利于促进他们心理健康水平的提升。

3. 社区有活动场地的农村老年人抑郁症状发生率低

社区内是否建有老年人活动中心对农村老年人抑郁症状存在显著影响,有活动场地的农村老年人心理健康状况相对较好(Li LW, 2016)。与有活动中心相比,没有活动中心的农村老年人抑郁症状发生风险提高64%,假设4.2.3成立。农村社区是否建有专门的老年人活动中心不仅反映了社区硬件设施的建设与配套状况,也反映了社区对老年人群体的重视程度。社区老年人活动中心不仅为农村老年人活动提供了专门场地,同时也可能增强了他们的心理归属感与社会认同程度。社区硬件环境中建有老年人活动场地既降低了农村老年人 BADL/IADL 能力受损的可能性,又降低了农村老年人抑郁症状的发生风险。

4. 社区卫生服务可及性好的农村老年人抑郁症状发生率低

老年阶段通常对卫生服务会有更多的需求,卫生服务可及性对农村老年人心理健康存在显著影响(占归来,2015)。与近距离、服务可及性较好社区相比,距离乡镇卫生院 2～5 公里、服务可及性一般的社区在模型中无统计学意义,远距离、服务可及性较差社区的农村老年人抑郁症状发生风险升高 42%,假设 4.2.4 成立。卫生服务可及性差对农村老年人心理造成困扰,可能他们会担心由于距离乡镇卫生院较远,通行路程需要花费较长的时间而影响及时就诊。尽管社区卫生服务可及性对农村老年人躯体健康没有显著影响,但却与他们心理健康存在关联,社区较差的卫生服务可及性导致心理抑郁症状发生的可能性升高。

社区特征与农村老年人抑郁症状的相关假设均被验证,研究结论与同类文献具有一致性(Yeatts DE,2014;Chen YY,2016)。但是当前关注社区环境与农村老年人抑郁症状的研究文献相对较少,并且在相关研究文献中对社区环境或社区特征的定义差异性较大,导致文献之间缺少可比性。从社区特征的影响过程来看,不管是社区的社会经济、外在形象、活动场所还是卫生服务,某一方面或几方面的社区环境比较差都可能给农村老年人形成心理压力,产生自己社区不如其他社区的自卑心理。但农村老年人个体对社区环境的改善有心无力,长此以往难免会认为自己生活的农村社区处于社会边缘,不被政府重视,从而产生心理抑郁。同时不同社区特征变量在影响农村老年人抑郁症状发生时也可能有其特异性,社区区域涉及东、西部社会经济发展、外在形象涉及社区荣誉感、活动中心涉及群体归属、卫生服务可及性与就医便利性直接相关,不同社区特征共同作用体现较好的社区环境对农村老年人心理健康有积极影响。

社区健康影响理论认为社区的社会经济状况、社会文化环境、物理环境及服务环境都会对社区内居民健康产生影响,本文研究发现东部社区、较好的社区形象、建有老年人活动中心及较好的卫生服务可及性均有效地降低了农村老年人抑郁症状发生风险,部分地验证了社区健康影响理论在心理健康方面的影响效应。但初始样本数据并非遵循社区健康影响模型的框架搜集,研究中仅 4 个社区特征变量对号入座,因此研究结论可能会存在一定的局限性。

第四节　本章小结

本章农村老年人心理健康研究以抑郁症状发生为因变量,通过文献梳理提出研究假设,在因变量与不同特征变量描述性统计与双变量相关分析的基础上,利用分层嵌套 logistic 模型对农村老年人心理抑郁症状发生及其影响因素进行分析,并验证研究假设是否成立。研究发现农村老年人心理抑郁症状发生率普遍较高,不同层次的个体特征、家庭特征及社区特征均与农村老年人抑郁症状发生关系显著,现小结如下。

2011—2015 年农村老年人心理抑郁症状发生率先大幅下降、后小幅回升,表现出"ι"形变动,心理健康状况整体趋势转好,抑郁症状发生率持续升高的研究假设未被验证。但由于跟踪时间相对较短,农村老年人抑郁症状的长期趋势可能尚未呈现。

个体特征对农村老年人心理健康有显著影响。一是人口学特征对抑郁症状影响的研究假设全部被验证,最年老出生队列、男性、较高教育程度、有配偶的农村老年人抑郁症状发生率较低。1931 年及以前出生队列的农村老年人心理健康出现高龄门槛效应,基线 80 岁以上农村老年人抑郁症状发生率与中、低龄组存在显著差异,他们心理健康状态较好,抑郁症状发生率大大下降。二是健康相关行为对农村老年人抑郁症状影响的研究假设全部证实,并且研究中健康相关行为的影响效应与传统健康影响理论一致。进行体力活动、社交活动对农村老年人心理健康有积极影响,降低了他们抑郁症状发生风险;吸烟、饮酒对农村老年人心理健康有消极影响,提高了他们抑郁症状发生风险。三是病患特征对农村老年人心理健康有较强的解释力,研究假设全部证实,生理残疾、患有慢性病、生理疼痛和缺少充足睡眠均显著提高了他们抑郁症状发生风险。除患有慢性病,其他病患特征在农村老年人心理健康研究中多被忽略,但它们同样对心理健康存在重要影响,并且显著提高了心理健康水平下降的发生风险。

家庭特征中,经济支持、照料支持及隔代照料的研究假设被验证,但居住方式的假设未被验证。高收入家庭、生病或需要时有人照料对农村老年人心理健康均有积极影响,降低了他们抑郁症状发生风险;隔代照料对农村老年人心理健康有消极影响,提高了他们抑郁症状发生风险;居住方式对心理健康无显著影响。

社区支持环境对农村老年人心理健康影响的研究假设全部证实,研究中社区特征的影响效应与社区健康影响理论一致。东部地区、社区内有老年人活动中心、社区形象及卫生服务可及性较好均对农村老年人心理健康有积极影响,良好的社区支持显著降低了他们抑郁症状发生的可能性。

第五章 农村老年人综合健康 及其影响因素研究

本章分析内容聚焦农村老年人综合健康,以自评健康是否良好为评价变量,分析农村老年人综合健康状况及其影响因素。首先通过国内外文献梳理提出农村老年人综合健康及其影响因素的研究假设,其次对农村老年人自评健康的时期—队列数据进行描述性统计,再利用二分类 logistic 分层模型对农村老年人自评健康因变量进行多水平、多因素分析,对综合健康与身心健康的关系进行分析,最后对农村老年人综合健康研究内容进行总结概括。

第一节 综合健康研究假设提出

自评健康是个体对自身综合健康的全面评价。与临床医学诊断不同,自评健康不是把自身各种健康指标、病患叠加,而是利用个人的主观判断,结合自感健康程度来评判健康水平。尽管自评健康的测量方式具有一定的主观性,但世界卫生组织认为它是人口健康与健康期望寿命的重要预测指标,能够相对客观地反映人口健康水平。

一、综合健康状况的研究假设

自评健康测量老年人综合健康,它也会随时间而变化。1992—2004 年澳大利亚人口老龄化 7 次纵向跟踪数据分析发现随着时间的推移,65 岁以上老年人自评健康状况逐渐下降,但并未显示出加速下降的趋势;瑞典一项 25 年的跟踪研究显示 48 岁以上中老年人的自评健康却在转好(Sargent-Cox KA,2010;Johansson SE,2015)。台湾地区利用 3 937 名 60 岁以上老年人健康与养老研究 14 年纵向数据,使用潜在类别增长模型分析发现主要存在 5 类自评健康发展轨迹,其中不足 1/3 的老年人能够保持之前一般或较好的健康状态,如果老年人自评健康发生变化,则是变差的可能性居多(Lee HL,2012)。

国内老年人自评健康研究主要集中在横断面研究,关注自评健康变化趋势的较少。杜本峰利用 2002、2005、2008 年"中国老年长寿跟踪调查"的纵向数据,自评健康因变量采取不好、一般、好、较好四级评分的评价方式,研究显示 3 期调查过程中老年人自评健康分值的平均值先升高后下降,也就是老年人自评健康 2005 年比 2002 年有所转好,但 2008 年比 2005 年却又变差(杜本峰,2015)。分析 1994 年以来全国人口抽样调查与普查数据,自评健康纵向发展趋势表明 2010 年以来城市老年人健康相对稳定,农村老年人健康水平有所提高;低龄组老年人自评健康有所改善,高龄组老年人自评健康水平则表现为逐渐下降(张文娟,2018)

老年人自评健康的国内外研究显示老年人自评健康确实会随着时间推移而变化,但老年人自评健康变化趋势却并不一致,有的在转好、有的在变差、也有的表现相对稳定。尽管研究显示的发展趋势不尽相同,但老年人自评健康水平下降表现得相对较多。与上述研究对象不完全相同,本次研究对象是不同出生队列的同组农村老年人,随着时间的推移老年人自评健康可能存在积累效应,自评健康如有改变多可能是变差,由此提出研究**假设 1.3:跟踪期内农村老年人良好自评健康发生率逐渐下降。**

二、个体特征对综合健康影响的研究假设

自评健康是老年人对自己综合健康的认知,但是个体对自身健康的评价并非孤立的,个体、家庭及社区因素都可能影响其评价效果。个体特征将综合考虑人口学因素、病患特征及健康相关行为三个方面的相关因素,在研究文献基础上提出它们对农村老年人综合健康影响的研究假设。

(一) 人口学特征对综合健康影响的研究假设

1. 出生队列与年龄

加拿大国家健康调查研究发现,约 41% 的中老年人自报健康状况为好或非常好,而低年龄组人群这一比例为 71%,高年龄组人群自评健康水平

下降(Cheryl Cott，1999)。随机截距混合模型估计瑞典老年人自评健康的年龄与队列效应显示，所有出生队列老年人随着年龄的增长自评健康状况都会变差，其中男性人群 OR 值为 0.94，女性为 0.92(Johansson SE，2015)。澳大利亚老年人跟踪研究发现不同年龄组间女性自评健康相对稳定，而男性年龄组不断增长，自评健康却每况愈下(Sargent-Cox KA，2010)。

　　国内老年人自评健康研究使用年龄变量较多，但其影响的研究结论并不完全一致。有的研究显示年龄对老年人自评健康无显著影响，有的研究显示随着年龄的增长老年人自评健康水平逐渐下降(刘西国，2013；何刚，2016；Dong W，2017)。有研究发现年龄影响具有显著性效应，并存在老年人自评健康的高龄门槛效应，90 岁以下的老年人自评健康比 60～69 岁的差但不显著，而 90 岁以上的老年人自评健康比 60～69 岁组的好且显著(李建新，2014)。以往研究大多显示年龄对老年人自评健康影响存在显著性，农村老年人群中也可能存在类似差异。本文研究显示随着出生队列不断变老，农村老年人躯体健康在不断下降；与自己的躯体健康状况相对应，农村老年人的自评健康程度也可能表现为不断下降。

　　2. 性别

　　西方国家研究发现男性老年人自评健康水平较高，其中加拿大中老年人中男性自评健康为好或非常好的比例明显高于女性，西班牙 2001—2012年国家健康调查数据分析显示女性自评健康比男性差，英国、斯洛文尼亚、立陶宛三国比较研究也有相同发现(Cheryl Cott，1999；Aguilar PI，2015；Stanojevic JO，2017)。韩国、越南等亚洲国家及香港地区老年人健康研究也发现女性老年人自评健康较差(Lee J，2017；Van Minh H，2010)。我国老年人自评健康研究中，通常如果性别间存在显著差异，则是女性自评健康差于男性(罗会强，2016；何刚，2016；谭涛，2015)。性别效应在不同国家地区老年人自评健康研究中一致性较好，我国农村老年人性别间也可能存在自评健康女弱男强的差异。

　　3. 教育程度

　　老年人中较低的教育程度通常与较差的自评健康存在相关关系(Stanojevic JO，2017；Sulander T，2012；Sargent-Cox KA，2010)。2013

年 CHARLS 数据拟合有序 Probit 模型也显示低教育程度老年人自评健康更不积极,与 6 年以上教育程度相比,小学、文盲的老年人健康自我评价水平更差(罗会强,2016;刘西国,2013;仲亚琴,2014)。城乡间比较研究发现农村老年人教育程度普遍处于低水平,即私塾或扫盲班,而城市老年人教育程度相对较高,为小学或初中;与城镇相比,我国农村老年人受教育程度提升一个水平对他们健康自评正向效应的提升空间更大(徐雷,2016)。尽管农村老年人教育程度普遍较低,但不同教育程度对农村老年人自评健康的差异性影响却比较大,较高教育程度对自评健康有积极影响。

4. 婚姻状况

土耳其 1990—2013 年 5 次横断面调查数据分析显示 60 岁以上老年人中,47%的人表示自己健康好或非常好,女性老年人健康自评差的比例是男性人群的 2 倍,其中丧偶的女性老年人风险又提高 1.3 倍(Ergin I,2015)。北京顺义家庭卫生服务调查也发现,丧偶是老年人自评健康的危险因素,缺少了来自配偶支持的老年人自感健康水平会出现下降(孟琴琴,2010)。相关研究显示无配偶增加了老年人自评健康风险,对我国农村老年人来说,也存在无配偶的综合健康水平下降,自评不健康风险提高的可能。

综合上述文献研究,人口学特征对老年人自评健康存在影响,由此提出人口学特征与农村老年人自评健康关系的研究假设。它们分别是:

假设 2.3.1:不同出生队列农村老年人自评健康良好发生率有差异;

假设 2.3.2:不同性别农村老年人自评健康良好发生率有差异;

假设 2.3.3:不同教育程度农村老年人自评健康良好发生率有差异:

假设 2.3.4:不同婚姻状况农村老年人自评健康良好发生率有差异。

(二) 健康相关行为对综合健康影响的研究假设

国内文献 Meta 分析发现,与老年人健康自评较差存在相关的行为方式主要是不做家务劳动、不参与家庭决策、赋闲、不参加体育锻炼和不参加社会活动,估计健康相关行为的归因危险度发现导致老年人自感健康差的前三位因素是不参加家务劳动(50%)、赋闲(48%)和不参加社会活动(42%)(李婷,2011)。北京、上海 60 岁以上老年人研究发现,农村、缺少体力活动的老年人自评健康差(Haseli-Mashhadi N,2009)。一项上海老年人研究发现户外活动、不同频率的走亲访友都有益于积极的自评健康结果

(Dong W，2017)。相关文献研究一致认为日常生活中，从事力所能及的体力活动、社交活动可以促进老年人自评健康水平。

吸烟与饮酒对老年人自评健康的影响一直存在争论。加拿大研究发现规律饮酒的老年人自报有更好的自评健康水平，但是规律吸烟的老年人消极自评健康发生风险提高(Cheryl Cott，1999)。英国一项老年人前瞻性队列研究使用多水平有序 logistic 模型分析发现，基线自评健康为一般或较差的老年人饮酒频率低于健康状态好的老年人，尽管跟踪期内老年人饮酒频率均有下降，但与那些健康状态好或转好的老年人相比，健康状态一般、较差或变差的老年人饮酒频率下降更甚(Holdsworth C，2016)。与前两项研究不同，马来西亚 2011 年全国健康与病患调查发现 60 岁以上老年人自报健康较差发生率 32%，而不健康行为如有吸烟史(OR＝1.38)、饮酒史(OR＝1.27)、现在饮酒(OR＝1.35)均与较差的自评健康有正相关(Chan YY，2015)。

国内老年人吸烟、饮酒与自评健康关系的研究也缺少一致性，甚至有些研究结论互相矛盾。一项研究中农村老年人不健康行为普遍存在，吸烟比例达 31%，饮酒比例达 23%，但多元分析显示吸烟、饮酒对自评健康影响并没有统计学意义(胡月，2014)。也有研究发现饮酒与自评健康存在正向相关，与不饮酒或戒酒的相比，饮酒的老年人自评健康更好；吸烟与自评健康存在相关，与从不吸烟的相比，有的研究发现戒烟的老年人自评健康更差，有的研究显示戒烟的老年人自评健康更好(Dong W，2017；罗会强，2016)。

尽管吸烟、饮酒与老年人自评健康的关系不甚明确，但研究多表明它们对老年人自评健康存在影响。本文依然遵循传统健康生活方式的理念提出健康相关行为与自评健康的研究假设。它们分别是：

假设 2.3.5：与无体力活动相比，进行体力活动的农村老年人自评健康良好的可能性高；

假设 2.3.6：与无社交活动相比，参加社交活动的农村老年人自评健康良好的可能性高：

假设 2.3.7：与不吸烟相比，吸烟的农村老年人自评健康良好的可能性低：

假设 2.3.8：与不饮酒相比，饮酒的农村老年人自评健康良好的可能性低。

(三) 病患特征对综合健康影响的研究假设

身体残疾可能是人体健康功能的制约因素,研究表明老年人是否残疾影响他们的自评健康水平,通常患有身体残疾的老年人自评健康态度消极,自感健康水平比较差(何刚,2016;杨珏,2017)。一项研究利用 2015 年 CHARLS 数据对 60~65 岁老年人自评健康进行分析,发现自评健康好的老年人中身体残疾的仅占 17.1%,自评健康差的老年人中身体残疾的占 50.6%(薛利,2018)。显然身体残疾的老年人自评健康普遍低于非残疾老年人,特别是残疾老年人自认为健康状态好与不残疾老年人之间的差距极大。与之类似,农村老年人个体评价自身健康水平也可能会受到身体残疾的约束。

患有慢性病是老年人自评健康影响因素之一,通常患有慢性病的老年人自评健康状况相对较差(胡月,2014;罗会强,2016)。1992—2009 年荷兰阿姆斯特丹 4 009 名 60~85 岁老年人跟踪研究发现,老年人较差自评健康发生率的发展趋势比较稳定,与之相关的共患病种数却随着时间发展不断增加(Galenkamp H,2013)。不同的慢性病,哮喘(OR=1.66)、关节炎(OR=1.87)、高血压(OR=1.39)、高胆固醇(OR=1.43)和心脏病(OR=1.85)与老年人自评健康差的关系表现一致(Chan YY,2015)。慢性病在老年人群高发,研究通常显示它对老年人的综合自评健康有消极影响,患有慢性病的农村老年人也可能出现较低的自评健康水平。

国内生理疼痛与老年人自评健康研究几乎缺失,仅孟琴琴在北京家庭卫生服务调查研究中发现与无疼痛的老年人相比,身体有中度疼痛、极度疼痛的自评健康均值都显著下降,控制其他因素影响后身体疼痛依然与自评健康存在负向相关,即身体疼痛程度越严重,自评健康水平越差(孟琴琴,2010)。加拿大、西班牙、日本等国家老年人研究也发现类似现象,老年人生理疼痛会显著降低他们的健康自我评价(Ishizaki T,2009;Perruccio AV,2010)。老年人生理疼痛对自评健康影响研究的一致性较好,它降低了老年人综合健康水平,提高了自评不健康风险,患有生理疼痛同样也可能对农村老年人自评健康有消极影响。

不同睡眠时长的老年人自评健康分布有明显差异,充足的睡眠时间与较好的自评健康之间存在相关关系。睡眠时间在 6~9 小时的老年人自评健康好的比例是 67.9%,少于 6 小时的自评健康好的比例是 23.7%,高于 9 小时的自评健康好的比例是 8.5%,睡眠时长过短或过长都对自评健康有消极影响(薛利,2018)。北京、上海 50～70 岁中老年人自评健康研究发现,良好睡眠质量可以促进综合健康的自我评价水平,并且良好自评健康发生率提高 2 倍(Haseli-Mashhadi N,2009)。研究文献表明充足的睡眠有助于老年人维持良好的自感健康状态,它对农村老年人自评健康也可能存在积极影响,即充足睡眠与更好的综合健康评价有正向关联。

国内外文献研究显示老年人病患特征对自评健康有显著影响,病患特征与我国农村老年人也可能存在类似关系,因此提出相关研究假设。它们分别是:

假设 2.3.9:与无身体残疾相比,身体残疾的农村老年人自评健康良好的可能性低;

假设 2.3.10:与未患慢病相比,患有慢病的农村老年人自评健康良好的可能性低;

假设 2.3.11:与无身体疼痛相比,身体疼痛的农村老年人自评健康良好的可能性低;

假设 2.3.12:与缺少充足睡眠相比,睡眠充足的农村老年人自评健康良好的可能性高。

三、家庭特征对综合健康影响的研究假设

1. 家庭收入

芬兰 75 岁以上老年人横断面研究发现家庭收入与自评健康间存在相关,在社会经济地位与健康不平等的关系中收入是个关键性预测变量(Sulander T,2012)。加拿大、韩国老年人追踪研究都显示,较高的家庭收入与较好的自评健康水平、与不断转好的健康状态之间存在正相关关系(Badley EM,2015;Lee J,2017)。国内老年人研究也显示出同样的规律,老年人家庭收入越高其自评健康越好(胡月,2014;刘昌平,2017)。利用 2013 年 CHARLS 数据分析发现农村老年人面临较高的健康风险,收入对降低健康风险存在显著效应,并且收入对健康风险的影响是线性与二次项趋势的组合(方黎明,2017)。尽管不同研究中老年人家庭收入变量形式可

能有所不同,但研究结果基本一致,即高收入家庭的老年人有更好的自评健康状态,同样,较高家庭收入也可能对农村老年人的综合健康自评有积极影响。

2. 居住方式

欧洲国家有研究发现与子女同住有益于老年人自评健康,并且还能调节子女支持与老年人自评健康之间的关系,但独自居住的老年人自评健康较差(Stanojevic JO,2017)。国内高龄老人研究发现他们与配偶同住或与配偶和子女同住对自评健康有较好的保护作用(Li LW,2009)。虽然这些研究多显示与子女同住对老年人自评健康有积极影响,但却未考虑城乡因素。一项研究利用 2013 年 CHARLS 调查数据分析发现城乡老年人居住安排不同,自评健康状况也不同,城市老年人中不与子女同住、也不与子女在一个社区居住的自评健康状况较差,农村老年人中越不与子女同住的自评健康状况越好(张淑芳,2016)。老年人居住方式与自评健康关系的城乡差异显示,不与子女同住的农村老年人自评健康更积极可能具有普遍性。

3. 有人照料

日常生活中我国老年人如果需要照料,照料提供者通常是成年子女、配偶等家庭成员,生病或需要时有人照料能够在一定程度上降低老年人自评健康风险(张钧,2010;方黎明,2017)。国内一项研究显示生病时照料者是家人的老年人死亡风险显著降低,无照料者的城镇老年人死亡风险为 0.84,农村老年人为 0.89(位秀平,2015)。利用 2008—2011 年中国老年人口健康跟踪数据,使用倾向值匹配、双重差分法分析家庭照料与老年人健康关系,研究结果发现家庭照料与老年人自评健康有正相关(高敏 b,2016)。国内研究均认为家庭照料对老年人自评健康有促进作用,同样对农村老年人来说,生病或需要时有人照料对他们自评健康可能也存在积极效应。

4. 隔代照料

老年人提供隔代照料对自评健康影响的研究结果存在不一致,甚至有矛盾现象。1993—2003 年台湾地区 50 岁以上老年人跟踪研究,使用广义估计方程控制社会人口因素和疾病状态,分析隔代照料与自评健康之间的关系,结果发现长期照看孙子女的老年人自报有更好的健康水平(Ku LJ,2013)。目前研究表明我国近 3/4 老年人有隔代照料经历,近 1/5 的老年人至少每周照看孙子女一次,多因素分析显示照看孙辈的强度对老年人自评健康的影响强于照看数量,老年人提供低强度照看孙辈的劳动量就会对他们的自评健康产生消极作用(黄国桂,2016)。隔代照料确实需要一定程度的体力与精力支出,国内研究显示它会对自评健康产生损害,因此过去一年有照看孙子女经历的农村老年人自评健康也可能更消极。

研究文献显示老年人家庭特征对自评健康有显著影响,据此提出家庭特征与农村老年人自评健康影响关系的研究假设。它们分别是:

假设 3.3.1:与较低收入相比,人均家庭收入较高的农村老年人自评健康良好发生率高;

假设 3.3.2:和未与子女同住相比,与子女同住的农村老年人自评健康良好发生率低;

假设 3.3.3:与无人照料相比,有人照料的农村老年人自评健康良好发生率高;

假设 3.3.4:与未隔代照料相比,隔代照料的农村老年人自评健康良好发生率低。

四、社区特征对综合健康影响的研究假设

1. 区域位置

我国东部地区老年人自评健康好于西部地区,西部地区老年人面临的综合健康风险更高(杜本峰,2015;方黎明,2017)。利用 2013 年 CHARLS 数据拟合有序 logistic 模型,控制其他因素影响后亦发现东部地区老年人自评健康水平优于中西部地区老年人,OR 值分别为 1.29、1.40(罗会强,2016)。我国不同区域社会经济发展水平不同,与东部相比中西部在卫生投入、资源配置及服务提供等方面也都存在较大差距,必然会影响区域内人口健康水平(仲亚琴,2014)。社会经济发展的区域性差异对老年人自评健康的显著影响也可能体现在农村地区,即东部农村老年人自评健康水平更积极。

2. 环境形象

美国健康调查发现社区变量包括社会支持、种族主义与犯罪都与老年人自评健康有关,与自评健康较好的相比,自评健康较差的老年人更担心社

区犯罪,而黑人老年人更不愿意参加社区活动,并且认为他们遇到更多的种族歧视,这些研究认为社区社会文化环境较好与老年人积极的自评健康相关(Mathis A,2015;Meyer OL,2014)。国内一项研究认为社区垃圾处理方式和居民文盲率对老年人自评健康有影响,垃圾统一处理的社区老年人自评健康更好,而文盲率高的社区老年人自评健康更差(杨珏,2017)。社区内老年人所处的社会文化环境较好对他们的自评健康存在积极影响,同样较好的社区形象也可能促进农村老年人更好的综合健康评价。

3. 活动场地

日本卫生保健系统依托社区中心提供一体化健康服务,社区中心活动效果显示老年人健康评价水平都有所提高,但是老年人对社区活动中心开展的活动频率有更高的要求(Fukasawa M,2016)。国内一项研究利用CHARLS基线数据,使用两阶段模型分析农村老年人健康影响因素,发现农村社区是否有老年人活动中心与农村老年人自评健康存在相关,社区内有老年人活动中心对自评健康有促进作用(刘西国,2013)。与发达国家相比,我国农村社区养老服务还有巨大差距,农村社区中建有老年人活动中心已是进步。不管是日本研究中的社区中心,还是国内研究中的老年人活动中心都一致显示对老年人自评健康的积极影响,农村社区的老年人活动场地可能也具有相同的健康效应,会促进他们有更积极的自我健康评价。

4. 卫生服务可及性

国内一项研究表明社区内是否有医疗机构、是否距离医院1公里以内对老年人自评健康均无影响,但生病时能否及时治疗与老年人自评健康有显著相关,及时治疗对自评健康有积极作用(杨慧康,2015)。农村乡镇卫生院是基层医疗机构,它承担着辖区内居民卫生保健与基本医疗的工作任务,居民综合健康水平可能会与平时就诊服务可及性有关。上述研究中1公里的距离分组可能未充分体现服务可及性在不同水平间的差异,因此本文对农村社区距离乡镇卫生院的距离调整了分组范围。服务距离较远、服务可及性较差可能会增加农村老年人就诊过程的时间成本,由此导致的就诊不及时也可能积累负面健康效应,对他们自评健康水平产生消极影响。

社区特征是社区内农村老年人共同享有的集群共性环境,参考以上研究文献提出本文社区特征与农村老年人自评健康关系的研究假设。它们分别是：

假设 4.3.1：与中西部相比，东部农村社区老年人自评健康良好发生率高；

假设 4.3.2：与环境形象较差相比，社区环境形象较好的农村老年人自评健康良好发生率高；

假设 4.3.3：与无活动场地相比，社区有活动场地的农村老年人自评健康良好发生率高；

假设 4.3.4：与可及性较差相比，社区卫生服务可及性较好的农村老年人自评健康良好发生率高。

第二节　综合健康描述性分析

以自评健康是否良好为分析变量，本节利用研究样本对农村老年人自评健康良好的发生率进行描述性分析。首先依据 2011、2013、2015 年 3 次跟踪的重复测量数据对农村老年人自评健康良好发生率的变化进行描述；其次分别从个人特征、家庭特征与社区特征，描述不同特征变量老年人自评健康良好发生率的变化情况。

一、自评健康变化

2011—2015 年农村老年人自评健康良好的发生率并不高，并且逐渐下降，如图 5-1 所示。2011 年农村老年人良好自评健康的发生率 33.74％、2013 年 26.95％、2015 年 24.91％，随着跟踪时间的变化农村老年人良好自评健康发生率不断下降，自评不健康比重持续上升。这与同类研究，不同年度良好自评健康发生率差异较大，2011 年 60 岁以上农村老年人良好自评健康发生率 25.2％、2013 年 29.2％，2015 年 60 岁以上苏北农村老年人良好自评健康发生率 43.5％（张丽，2015；张淑芳，2016；覃朝晖，2016）。由于不同文献研究对象不同，可能也存在自评健康主观判断与评价标准的差异，导致研究结果之间的可比性受到干扰，但本文样本为同组农村老年人的连续跟踪，个体自评健康标准前后一致性相对较强。另外国内 CHARLS 研究文献中,自评健康变量使用计分形式的比较多,把自评健康状况当作数值型变量研究也影响了与二分类自评健康结果之间的可比性。

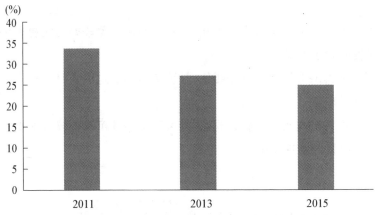

图 5 - 1　2011—2015 年农村老年人良好自评健康发生率

二、个体特征与自评健康变化

(一) 人口学特征与自评健康变化

2011 年调查基线时,农村老年人不同出生队列间良好自评健康发生率没有显著差异,见表 5 - 1。但 2013 与 2015 年,不同出生队列良好自评健康发生率存在差异,其中两次跟踪时间上均是最年老出生队列的农村老年人良好自评健康发生率为最高。与其他出生队列不同,最年老出生队列在时间变化上表现特殊,2013 年良好自评健康发生率比 2011 年明显升高,2015年又有所回落但仍高于 2011 年的水平。其他出生队列农村老年人在跟踪时间上自评健康发生率表现出一致的变化趋势,均持续下降。不同出生队列水平间比较,1937—1941 年出生队列的良好自评健康发生率,在不同跟踪时间都处于相对略低水平,这也使从年轻到年老出生队列间良好自评健康发生率都呈现出高—低—高的分布特点。

跟踪期内不同性别农村老年人良好自评健康发生率没有统计学意义,不管男性还是女性农村老年人,随着时间的变化他们的良好自评健康发生率都在下降。与 2011 年相比,2015 年女性老年人良好自评健康发生率下降幅度约 10 个百分点,大于男性老年人;相邻跟踪时间比较,女性老年人良好自评健康发生率 2013 年比 2011 年、2015 年比 2013 年的下降幅度亦均大于同期男性老年人。虽然不同时间上,性别间自评健康发生率的差距稍有上升,2011 年组间差距为 0.06,2013 年 1.68,2015 年 2.05,但这种水平间差异尚不足以导致性别间出现显著性。

表 5-1　不同人口学特征农村老年人良好自评健康发生率分布

变量	类别	良好自评健康发生率/%(n)		
		2011	2013	2015
出生队列	1947—1951	35.21(532)	26.01(393)	25.08(379)
	1942—1946	33.03(331)	27.64(277)	23.35(234)
	1937—1941	31.96(218)	22.87(156)	22.73(155)
	1932—1936	33.15(122)	28.53(105)	26.09(96)
	min—1931	33.33(70)	40.95(86)	36.19(76)
	χ^2/p	2.71/0.607	28.06/0.000	17.62/0.001
性别	男	33.71(603)	27.84(498)	25.99(465)
	女	33.77(670)	26.16(519)	23.94(475)
	χ^2/p	0.002/0.967	1.34/0.246	2.11/0.146
教育程度	文盲	33.50(475)	28.70(407)	27.78(394)
	小学以上	33.88(798)	25.90(610)	23.18(546)
	χ^2/p	0.06/0.807	3.52/0.06	10.02/0.002
婚姻状况	有配偶	33.91(1 020)	26.54(769)	25.15(698)
	无配偶	33.07(253)	28.34(248)	24.25(242)
	χ^2/p	0.19/0.662	1.12/0.291	0.32/0.571

不同教育程度的农村老年人良好自评健康发生率组间显著性与出生队列相似,2011 年基线调查时教育程度间没有显著差异,其后两个跟踪时间均显示出教育程度组间自评健康的差异性。2013、2015 年文盲的农村老年人良好自评健康发生率比小学及以上的农村老年人略高约 2 个百分点。不管文盲还是小学及以上的农村老年人,随着时间的变化他们的自评健康发生率都在下降。与 2011 年比,2015 年小学及以上老年人良好自评健康发生率下降幅度约 10 个百分点,大于文盲老年人;相邻时间比较,小学及以上

老年人良好自评发生率 2013 年比 2011 年、2015 年比 2013 年的下降幅度亦均大于同期文盲程度的老年人。跟踪期内 2015 年与 2013 年相比,不同教育程度间良好自评健康发生率的差距也略有扩大。

不同跟踪时间,不同婚姻状况的老年人良好自评健康发生率均无显著差异。从时间上看,2013 年与 2011 年相比,有配偶的农村老年人良好自评健康发生率下降幅度略大;2015 年与 2013 年相比,无配偶的农村老年人良好自评率下降幅度略大。尽管相同时间间隔、不同婚姻状况的农村老年人良好自评率下降幅度有差异,但累积差异近似,即与 2011 年相比,2015 年不同婚姻状态的农村老年人良好自评率都下降近 9 个百分点。不同跟踪时间农村老年人婚姻状况的组间差异在近似 1～2 百分点之间波动,这种差异程度未能使不同婚姻状况的农村老年人良好自评健康发生率之间表现出显著性差异。

(二) 健康相关行为与自评健康变化

不同跟踪时间,是否进行体力活动都与农村老年人良好自评健康发生率存在相关关系,见表 5-2,进行体力活动的农村老年人良好自评健康发生率普遍高于没有体力活动的农村老年人。进行体力活动的农村老年人中,2011 年基线有最高的良好自评健康发生率,至 2015 年下降近 9 个百分点;没有体力活动的农村老年人中,2011 年亦有最高的良好自评健康发生率,至 2015 年下降近 7 个百分点。在跟踪期内,不同体力活动水平间农村老年人良好自评率的差距逐渐缩小,2011 年组间差距为 9 个百分点,2013 年近似 8 个百分点,2015 年差距近似 7 个百分点。尽管组间差距在不断减少,但不同跟踪时间上,是否进行体力活动与自评健康的关系仍然具有显著性。

跟踪期内是否进行社交活动与农村老年人良好自评健康发生率的关系不完全一致,进行社交活动的农村老年人良好自评健康发生率普遍高于不进行社交活动的老年人,但 2013 年变量间关系并不显著。不管是否有社交活动,农村老年人良好自评健康发生率均逐年下降,与 2011 年相比,2015 年累计下降近 9 个百分点。不同跟踪时间上,是否进行社交活动的农村老年人之间良好自评率的差距并不相同。社交活动组良好自评率在 2011、2015 年均比无社交活动组高出近 4 个百分点,两次跟踪时间的组间差异均有显著性;2013 年社交活动组良好自评健康发生率比无社交活动组仅高不足 1 个百分点,微小的组间差异没有使不同社交活动状态的农村老年人自评健康有统计学意义。

农村老年人是否吸烟在不同跟踪时间与良好自评健康发生率的关系并不完全一致,其中 2011 年基线调查时,农村老年人是否吸烟与自评健康不存在相关关系。跟踪期内,吸烟的农村老年人良好自评健康发生率下降幅度较小,2013 年后良好自评率保持稳定;不吸烟的农村老年人良好自评健康发生率下降幅度较大,2015 比 2011 年下降 11 个百分点。不同跟踪时间,是否吸烟水平间良好自评健康发生率差异分布也不一样。2011 年不吸烟的农村老年人良好自评率略高于吸烟组,但仅高出 1 个百分点,水平间差异没有显著性;2013 年后,吸烟组老年人良好自评发生率高于不吸烟组,水平间差距为 3.5 个百分点,至 2015 年组间差距扩大到 6 个百分点,两次跟踪时间上是否吸烟水平间均有显著差异。

是否饮酒与农村老年人自评健康的关系在跟踪期内均有统计学意义,但不同跟踪时间饮酒水平间良好自评健康发生率的分布却不相同。2011年,不饮酒的农村老年人良好自评健康发生率高于饮酒组农村老年人,组间差距近 4 个百分点;2013、2015 年饮酒组农村老年人良好自评健康发生率高于不饮酒组,组间差异约 7 个百分点。饮酒组农村老年人中,良好自评健康发生率在跟踪期内相对平稳,并没有太大变化;不饮酒组农村老年人中,2015 年良好自评健康发生率比 2011 年累计下降近 12 个百分点,下降幅度较大。是否饮酒的变化特征与吸烟类似,这似乎表明饮酒、吸烟农村老年人自评健康更加稳定,而不饮酒、不吸烟的农村老年人良好自评健康发生率却每况愈下。

考虑到吸烟、饮酒行为在性别间的差异,这两种健康相关行为与农村老年人自评健康之间的关系也可能会受到性别的干扰。跟踪期内男性农村老年人吸烟发生率分别为 72.16%、70.26%、64.28%,女性农村老年人吸烟发生率 10.89%、10.48%、8.87%;男性农村老年人饮酒发生率 35.16%、35.27%、34.21%,女性农村老年人饮酒发生率 7.06%、6.91%、6.75%。尽管男性、女性农村老年人吸烟、饮酒发生率逐年略有下降,但是性别间行为模式分布始终未变,即男性吸烟、饮酒行为发生率远高于女性。男性、吸烟农村老年人中,2011 年良好自评健康发生率 31.6%、2013 年 26.97%、2015 年 25.65%,女性、吸烟农村老年人中这一比例分别为 32.4%、27.88%、31.25%,相同跟踪时间吸烟女性良好自评健康发生率略高于男性;男性、饮酒农村老年人中,2011 年良好自评健康发生率 30.84%、2013 年 30.70%、2015 年 32.03%,女性、饮酒农村老年人中这一比例分别为 30.71%、30.66%、27.61%,相同跟踪时期饮酒女性老年人良好自评健康发生率均略低于男性。性别与吸烟、饮酒行为间的关系提示本文进行农村老年人自评健康影响因素多元分析时,宜引入性别与是否吸烟、性别与是否饮酒的交互作用,以分析性别与吸烟、饮酒可能存在的协同或拮抗作用。

表 5-2 不同健康相关行为农村老年人良好自评健康发生率分布

变量	类别	良好自评健康发生率/%(n)		
		2011	2013	2015
体力活动	是	36.70(926)	29.91(687)	27.94(584)
	否	27.76(347)	22.36(330)	21.15(356)
	χ^2/p	29.89/0.000	26.02/0.000	22.96/0.000
社交活动	是	35.84(572)	27.28(484)	27.10(417)
	否	32.20(701)	26.66(533)	23.41(523)
	χ^2/p	5.46/0.020	0.18/0.669	6.61/0.010
是否吸烟	是	33.01(405)	29.53(298)	29.53(295)
	否	34.09(868)	26.01(719)	23.25(645)
	χ^2/p	0.44/0.509	0.65/0.031	15.47/0.000
是否喝酒	是	31.09(360)	31.57(352)	29.77(337)
	否	34.91(913)	25.02(665)	22.83(63)
	χ^2/p	5.25/0.022	17.12/0.000	20.39/0.000

(三) 病患特征与自评健康变化

是否患有身体残疾与农村老年人良好自评健康发生率在不同跟踪时间均存在相关关系,见表 5-3,身体残疾的农村老年人自评健康普遍比没有残疾的农村老年人差。身体残疾的农村老年人中,2013 年良好自评健康发生率比 2011 年下降近 4 个百分点,2015 年比 2013 年下降不足 2 个百分点,下降幅度变缓;没有身体残疾的农村老年人中,2013年比2011年良好自评健康发生率下降约6个百分点,2015年比2013年下降不足1个百分点,基本保持稳定。是否患有身体残疾的农村老年人良好自评健康发生率的差异基本稳定,不同跟踪时间身体残疾组的农村老年人比无残疾组良好自评健康发生率低9~11个百分点,这一差距幅度使身体残疾水平间差异均有显著性。

是否患有慢性病与农村老年人良好自评健康发生率在跟踪期内均有相关关系,患有慢性病的农村老年人自评健康普遍差于未患慢性病的农村老年人。不同跟踪时间,是否患有慢性病的农村老年人良好自评健康发生率差异比较大,2011年组间差异约28个百分点、2013年26个百分点、2015年25个百分点。尽管组间差异在跟踪期内有下降,但降幅很小,良好自评健康发生率组间大幅差异在不同跟踪时间上均有显著性。患有慢性病的农村老年人中,2015年比2011年良好自评健康发生率累计下降约6个百分点;未患慢性病的农村老年人中,2015年比2011年累计下降约9个百分点。虽然未患慢性病组良好自评健康发生率下降幅度略大于患病组,但由于患病组自评健康发生率明显偏低,实际上其下降相对幅度要高于未患病组。

农村老年人患有身体疼痛与自评不健康存在正向相关关系,没有身体疼痛的农村老年人良好自评健康发生率普遍较高。跟踪期内,农村老年人良好自评健康发生率在是否患有身体疼痛水平间差异比较大,2011年水平间差异最大,相差近27个百分点,2013年相差约20个百分点、2015年相差约21个百分点。随着时间的变化,良好自评健康发生率组间差距有减小的趋势,但每个跟踪时间上水平间差异均有显著性。患有身体疼痛的农村老年人中,2013年良好自评健康发生率比2011年下降约2.3个百分点,2015年比2013年下降不足2.5个百分点,相邻时间间隔下降幅度基本相同;没有身体疼痛的农村老年人中,2013年比2011年下降近10个百分点,2015年比2013年下降约2个百分点,降幅明显放缓。

农村老年人是否有充足睡眠与良好自评健康发生率存在相关关系,充足睡眠的农村老年人自评健康普遍好于缺少充足睡眠组老年人。2011年基线调查时,农村老年人良好自评健康发生率在不同睡眠状态组间差异最大,充足睡眠组比缺少睡眠组高出约 10 个百分点;2013 年后组间差异虽略有下降,但一直维持在 8 个百分点左右,组间差异依然有显著性。充足睡眠的农村老年人中,2013 年比 2011 年良好自评健康发生率下降约 8 个百分点,2015 年比 2013 年下降约 2 个百分点;没有充足睡眠的农村老年人中,2013 年比 2011 年下降不足 6 个百分点,2015 年比 2013 年下降约 1.5 个百分点。尽管充足睡眠组良好自评健康发生率下降绝对幅度略高于缺少睡眠组,但下降的相对幅度却略低于缺少睡眠组。

表 5-3　不同病患特征农村老年人良好自评健康发生率分布

变量	类别	良好自评健康发生率/%(n)		
		2011	2013	2015
身体残疾	是	25.17(227)	21.47(301)	20.13(380)
	否	36.43(1046)	30.20(716)	29.71(560)
	χ^2/p	38.97/0.000	34.09/0.000	46.29/0.000
患有慢病	是	26.13(720)	21.50(638)	19.98(605)
	否	54.32(553)	47.02(379)	44.97(335)
	χ^2/p	264.19/0.000	209.64/0.000	199.54/0.000
身体疼痛	是	17.83(274)	15.49(245)	12.10(181)
	否	44.68(999)	35.24(772)	33.33(759)
	χ^2/p	293.76/0.000	181.97/0.000	217.61/0.000
充足睡眠	是	38.08(826)	30.31(675)	28.18(607)
	否	27.87(447)	22.12(342)	20.57(333)
	χ^2/p	43.03/0.000	31.07/0.000	28.63/0.000

三、家庭特征与自评健康变化

农村老年人家庭收入与自评健康存在相关关系,见表 5-4,人均家庭收入高的农村老年人自评健康更好。不同跟踪时间,随着家庭收入水平的提高,良好自评健康发生率也不断提高,但是不同收入水平间的差异分布却不相同。人均家庭收入低于 2 000 元、2 000~6 000 元的中低收入家庭农村老年人良好自评健康发生率差异较小,2015 年甚至基本相等。但是与中低收入组比较,高收入家庭的农村老年人良好自评健康发生率明显增大,其中2011年差异最大,高收入组比低收入组高出近 12 个百分点,其后的跟踪时间也相差近 6～8 个百分点,高收入家庭的农村老年人良好自评健康优势明显。高收入水平的农村老年人中,2013 年比 2011 年良好自评健康发生率下降近 10 个百分点,2015 年比 2013 年下降约 2 个百分点,其下降的绝对幅度比中低收入组略大。

表 5-4　不同家庭特征农村老年人良好自评健康发生率分布

变量	类别	良好自评健康发生率/%(n)		
		2011	2013	2015
家庭收入	<=2 000	29.32(348)	24.10(294)	22.86(249)
	2 000～6 000	31.81(473)	26.75(409)	23.05(325)
	>6000	41.13(452)	30.66(314)	28.73(366)
	χ^2/p	39.69/0.000	12.24/0.002	14.97/0.001
子女同住	是	36.55(250)	29.77(195)	25.62(103)
	否	33.12(1 023)	26.36(822)	24.83(837)
	χ^2/p	2.95/0.086	3.19/0.074	0.12/0.728
有人照料	是	35.43(950)	29.56(791)	26.83(677)
	否	29.58(323)	20.60(226)	21.04(263)
	χ^2/p	11.90/0.001	31.71/0.000	14.99/0.000
隔代照料	是	33.91(316)	23.72(181)	23.85(186)
	否	33.68(957)	27.77(836)	25.19(754)
	χ^2/p	0.02/0.902	5.08/0.024	0.60/0.439

不同跟踪时间,是否和子女同住与农村老年人自评健康的关系表现得并不完全一致。2011、2013 年与子女同住的农村老年人良好自评健康发生率相对较高,比未与子女同住的农村老年人高出约 3 个百分点,不同居住状态间在 0.1 的检验水准上差异有显著性;2015 年不同居住状态农村老年人良好自评健康发生率差异缩小至不足 1 个百分点,水平间没有显著性差异。与子女同住的农村老年人 2015 年良好自评健康发生率比 2011 年累计下降约 11 个百分点,其中 2013 年比 2011 年下降约 7 个百分点;未与子女同住

的农村老年人 2015 年自评健康发生率比 2011 年累计下降约 8 个百分点，其中 2013 年比 2011 年下降约 6 个百分点。

生病或需要时是否有人照料与农村老年人自评健康存在相关关系，需要时有人照料的农村老年人良好自评健康发生率普遍高于无人照料组。基线调查时，有人照料组农村老年人良好自评健康发生率比无人照料组高约 6 个百分点，2013 年不同照料组间差异扩大至 9 个百分点，2015 年不同照料组间差异又回调至 6 个百分点，不同跟踪时间照料组水平间良好自评健康发生率差异均有显著性。不同照料组农村老年人 2015 年良好自评健康发生率比 2011 年均累计下降 8~9 个百分点；无人照料组农村老年人良好自评发生率 2013 年比 2011 年下降约 9 个百分点，幅度较大，2015 年与2013 年比较基本保持平衡；有人照料组相邻时间良好自评发生率下降幅度分别为 6 个、3 个百分点。

不同跟踪时间，是否提供隔代照料与农村老年人良好自评健康发生率的关系并不完全一致。2011 年，过去一年有隔代照料经历的农村老年人良好自评健康发生率与未照料组基本相同，组间差异没有显著性；2013 年，未照看孙子女的农村老年人良好自评健康发生率比照料组高约 4 个百分点，组间差异有显著性；2015 年，尽管未照看孙子女的农村老年人良好自评健康发生率依然高于照料组，但组间差异相对较小，已没有显著性。照看孙子女的农村老年人，2015 年比 2011 年良好自评健康发生率累计下降约 10 个百分点，这个下降过程主要在 2011—2013 年完成，2013 年后比较稳定；未照料组的农村老年人，2015 年比 2011 年良好自评健康发生率下降近 9 个百分点，同样 2011—2013 年间下降幅度较大，下降近 6 个百分点。

四、社区特征与自评健康变化

农村社区所在区域位置与农村老年人自评健康存在相关关系，见表5-5，东部社区的农村老年人良好自评健康发生率普遍高于中西部社区。2011 年东部社区农村老年人良好自评健康发生率比中西部高近 6 个百分点，2013—2015 年亦高约 6 个百分点，区域水平间差异在不同跟踪时间均具有统计学意义。东部社区农村老年人良好自评发生率 2015 年比 2011 年累计下降 8 个百分点，其中 2013 年比 2011 年下降 6 个百分点；中西部社区农村老年人良好自评发生率 2015 年比 2011 年累计下降约 11 个百分点,其中 2013 年比 2011 年下降 7 个百分点。由此可见,中西部农村老年人不仅良好自评健康发生率低,随着时间的推移,他们良好自评健康发生率下降幅度也大于东部地区的同龄人。

社区环境形象与农村老年人自评健康的关系在跟踪期内表现并不完全一致。2011 年不同社区环境水平间的农村老年人良好自评健康发生率差异有显著性,随着社区环境形象逐渐转好,良好自评健康发生率也在不断提升,其中较差社区与一般社区之间良好自评健康发生率差异相对较小,它们与较好社区的良好自评发生率差异达 7 个百分点。2013 年不同社区环境间良好自评发生率依然存在显著性差异,但与 2011 年比水平间良好自评发生率差异分布出现变化,较差社区与一般社区发生率相差约 2 个百分点,与较好社区相差约 6 个百分点。2015 年时,尽管较差与较好社区间发生率仍有不足 3 个百分点的差异,但水平间差异已没有统计学意义。居住在较差环境社区的农村老年人,2015 年良好自评健康发生率比 2011 年下降约 8 个百分点,一般社区组下降约 9 个百分点,较好社区组下降幅度最大,约 12 个百分点。尽管不同社区组间的农村老年人良好自评发生率下降幅度不同,但下降过程主要发生在 2011—2013 年。

社区是否有老年人活动中心与农村老年人自评健康存在相关关系,社区有老年人活动场地的农村老年人良好自评健康发生率均高于无活动场地组。2011 年有活动场地的农村老年人良好自评健康发生率比无场地组高 10 个百分点,组间差异最大;2013 年不同社区组间差异减少至 4 个百分点,2015 年组间差异继续减小至 3 个百分点。尽管随着时间的推移,不同社区组间的良好自评健康发生率差异在不断减小,但各跟踪时间社区水平间差异均有显著性。社区有活动场地的农村老年人中,良好自评健康发生率 2015 年比 2011 年累计下降约 13 个百分点,其中 2013 年下降最多,约 11 个百分点;社区无活动场地的农村老年人中,自评健康发生率 2015 年比 2011 年累计下降约 7 个百分点,其中 2013 年下降约 5 个百分点。不管是社区有活动中心还是无活动中心的农村老年人,2013 到 2015 年间良好自评健康发生率下降较缓,降幅基本相同。

表5-5　不同家庭特征农村老年人良好自评健康发生率分布

变量	类别	良好自评健康发生率/%(n)		
		2011	2013	2015
区域位置	东部	37.48(449)	31.13(373)	29.22(350)
	中西部	32.00(824)	25.01(644)	22.91(590)
	χ^2/p	10.98/0.001	15.58/0.000	17.36/0.000
环境形象	较差	32.17(546)	24.93(423)	24.51(416)
	一般	32.83(435)	27.17(360)	24.15(320)
	较好	38.88(242)	31.16(234)	27.16(204)
	χ^2/p	11.23/0.004	10.32/0.006	2.59/0.273
活动场地	是	41.40(390)	30.04(283)	28.24(266)
	否	31.19(883)	25.92(734)	23.81(674)
	χ^2/p	32.96/0.000	6.08/0.014	7.41/0.006
服务可及性	<=2 km	36.37(363)	30.26(302)	25.55(255)
	2~5 km	34.42(516)	27.08(406)	24.22(361)
	>5 km	30.88(394)	25.82(309)	25.39(324)
	χ^2/p	8.03/0.018	10.41/0.005	0.93/0.629

社区卫生服务可及性与农村老年人自评健康关系在不同跟踪时间表现并不完全一致。2011年,随着距离乡镇卫生院路程逐渐增长,卫生服务可及性逐渐变差,农村老年人良好自评健康发生率也表现出逐级递减的趋势,自评健康发生率组间差异有显著性。2013年,尽管卫生服务可及性越差,农村老年人良好自评健康发生率越低的趋势依然存在,组间差异依然有显著性,但与2011年相比,服务可及性一般与较好之间的组间差异变小。至2015年,不同卫生服务可及性间农村老年人良好自评健康发生率继续减小,水平间差异已没有统计学意义。2011—2015年间卫生服务可及性水平间的良好自评健康发生率下降程度并不相同,社区卫生服务可及性较好的农村老年人良好自评健康发生率下降约11个百分点,服务可及性一般组下降约10个百分点,服务可及性较差组下降约6个百分点。

2011—2015年农村老年人良好自评健康发生率持续下降,而跟踪期内个体、家庭及社区等不同维度的特征变量,均与农村老年人良好自评健康进行描述性分析。双变量分析发现,除性别、婚姻状况外,个体特征的人口学、健康相关行为、病患特征变量几乎都与农村老年人自评健康存在相关关系,家庭、社区特征变量亦如此。农村老年人良好自评健康是多层次、多因素共同作用的结果,但未控制的双变量关系既不能反映出多因素影响的效果,也不能反映重复测量、个体家庭、社区特征的层次嵌套关系,因此还需要借助于多水平模型分析自评健康变化及其影响因素效应。

第三节　综合健康及其影响因素分析

本节对农村老年人综合健康及其影响因素进行 logistic 分层模型分析。模型以自评健康是否良好为因变量,其中自评健康良好取值为 1、自评不健康取值为 0;自变量组包括第一层重复测量的时间变量,第二层个体与家庭特征变量,第三层社区特征变量。通过拟合分层嵌套 logistic 回归模型,分析结果将回答以下问题:(1) 农村老年人自评健康良好发生率如何变化? (2) 个体特征对农村老年人自评健康影响如何? (3) 家庭特征对农村老年人自评健康影响如何? (4) 社区特征对农村老年人自评健康影响如何?

一、Logistic 分层模型的拟合与解释

农村老年人自评健康跟踪数据具有明显的层次性,首先对自评健康良好拟合三层空模型,分析结果显示分层有意义。良好自评健康的空模型中不同层次方差成分构成比分别是重复测量的时间层次 53.58%、个体层次 38.93%、社区层次 7.49%。模型的拟合与 BADL/IADL 能力受损分层模型拟合类似,逐步建立良好自评健康的嵌套 logistic 回归方程。模型 1 与普通 logistic 回归无异,在重复测量的时间层次引入两个时间变量 t 和 t^2;模型 2 引入个体层次,同时引入人口学特征变量,模型 3 在个体层次继续引入健康相关行为,模型 4 在个体层次继续引入病患特征变量,模型 5 依然在个体层次引入变量,它们是并入个体层次的家庭特征变量;模型 6 引入社区层次,同时引入社区特征变量,并拟合最终模型。

从初始模型1到最终模型6,拟合程度指标－LL、AIC、BIC取值持续下降,这表明模型拟合程度不断提高,模型中回归系数OR值的固定效应、随机效应及模型拟合程度等详细信息见表5－6。模型2与模型1相比,Deviance统计量是模型2与模型1之间－2LL的差值,即$-2LL_2-(-2LL_1)=74$,自由度的改变为7,卡方检验显示有统计学意义($\chi^2=74$,$p<0.000$),这表明模型2中增加个体层次、引入人口学特征变量对模型有贡献。同理,嵌套分层模型拟合过程每引入一组新变量都增加了模型拟合程度,对模型贡献有统计学意义。

随着模型结构越来越复杂,与空模型相比第二层即个体层、第三层即社区层的随机方差都在不断减小,随机方差减少的值正是被新引入影响变量解释的那部分变异。空模型中个体层次、社区层次的层次内方差分别为2.39、0.46。最终模型与空模型比较,个体层变异减少了$(2.39-1.47)/2.39$,即38.49%,社区层变异减少了$(0.46-0.24)/0.46$,即47.83%,这表明最终模型中第二层个体与家庭特征因素解释了个体间变异程度的38.49%,而社区特征解释了农村社区间变异程度的47.83%。

表5－6 农村老年人良好自评健康及其影响因素的logistic分层模型分析

变量	类别	模型1	模型2	模型3	模型4	模型5	模型6
		OR	OR	OR	OR	OR	OR
时间	t	0.85***	0.86***	0.88***	0.90***	0.90***	0.90***
	t^2	1.04***	1.04***	1.04***	1.03*	1.03*	1.03*
人口学特征	出生队列 1947—1951						
	1942—1946		0.94	1.01	1.04	1.05	1.05
	1937—1941		0.97	0.92	0.95	0.97	0.97
	1932—1936		1.28**	1.25*	1.33**	1.34**	1.39**
	Min—1931		1.69***	2.04***	2.04***	1.96***	1.93***
	性别 男						
	女		0.85*	1.41*	1.45*	1.45*	1.48*
	教育程度 文盲						
	小学及以上		0.80**	0.80**	0.75***	0.77***	0.73***

变量	类别	模型 1 OR	模型 2 OR	模型 3 OR	模型 4 OR	模型 5 OR	模型 6 OR
婚姻	有配偶						
	无配偶		0.89	0.92	1.02	0.91	1.04
相关行为	体力活动 是						
	体力活动 否			0.57***	0.63***	0.62***	0.58***
	社交活动 是						
	社交活动 否			0.86**	0.85**	0.84**	0.84**
	是否吸烟 是						
	是否吸烟 否			1.25**	1.25**	1.26**	1.26**
	是否喝酒 是						
	是否喝酒 否			0.78**	0.78**	0.78**	0.77**
	女性 不吸烟			0.62**	0.65**	0.65**	0.67**
	女性 不喝酒			1.02	1.08	1.07	0.97
病患特征	身体残疾 是						
	身体残疾 否				1.55***	1.54***	1.46***
	患有慢病 是						
	患有慢病 否				3.00***	3.01***	3.00***
	身体疼痛 是						
	身体疼痛 否				3.04***	3.06***	2.97***
	充足睡眠 是						
	充足睡眠 否				0.73***	0.75***	0.77***
家庭特征	家庭收入 ≤2 000						
	家庭收入 2 000~6 000					1.06	1.03
	家庭收入 >6 000					1.42***	1.30***
	子女同住 是						
	子女同住 否					0.97	1.01
	有人照料 是						
	有人照料 否					0.71***	0.72***

（续表）

变量	类别		模型1 OR	模型2 OR	模型3 OR	模型4 OR	模型5 OR	模型6 OR
社区特征	隔代照料	是						
		否					0.88***	0.89***
	区域位置	东部						
		中西部						0.83*
	环境形象	较差						
		一般						1.02
		较好						1.29**
	活动场地	是						
		否						0.82*
	服务可及性	<=2 km						
		2~5 km						0.91
		>5 km						0.92
随机方差	c1		3.29	3.29	3.29	3.29	3.29	3.29
	c2		3.02	2.98	2.86	1.85	1.8	1.47
	c3							0.24
模型拟合	−LL		6 269	6 256	6 219	5 848	5 824	5 774
	AIC		12 546	12 534	12 470	11 734	11 697	11 610
	BIC		12 576	12 615	12 587	11 873	11 873	11 838
	df		4	11	17	21	26	33
	χ^2		112***	137***	204***	843***	879***	888***

注：* $p < 0.1$，** $p < 0.05$，*** $p < 0.01$。

二、良好自评健康发生率变动

时间处于分层模型的第一层，反映农村老年人良好自评健康发生率变化。引入时间变量 t 和 t^2 在模型1中均显著，直到模型6中仍保持这种显著性，最终模型其他变量水平保持不变的情况下，良好自评健康对数发生率

(logitp)的回归表达式为$(-0.102 * t + 0.028 * t^2)$,其增长率为$(-0.102 + 0.028t)$,自评健康对数发生率的变化与时间 t 的取值有关。用来反应 2011、2013、2015 年 3 期跟踪的时间变量 t 经中心化处理,取值为-2、0、2,2011 年至 2013 年农村老年人良好自评健康发生率下降 37.04%,2013 至 2015 年继续下降 8.87%,研究假设 1.3 成立,跟踪期内农村老年人良好自评健康发生率下降幅度明显减小,形如"﹨"形曲线,综合健康水平下降。

农村老年人良好自评健康发生率持续下降,但跟踪期内并未呈现加速下降的趋势,这一现象与澳大利亚老年人自评健康 12 年跟踪趋势一致,不过跟踪时长不及其长(Sargent-Cox KA,2010)。与农村老年人 5 年跟踪时长相近的一项日本老年人健康跟踪研究,却发现随着时间的变化,老年人良好自评健康的比例略有上升(Ishizaki T,2009)。国内以往研究中(张文娟,2018;杜本峰,2015)农村老年人自评健康的变化趋势在本次跟踪研究中亦未出现。农村老年人良好自评健康发生率在跟踪期内持续下降,反映出农村老年人对自己综合健康评价逐渐走低。自评健康出现如此变动规律,可能与同组农村老年人跟踪期内负面健康效应的持续积累有关,导致农村老年人自我评价的健康结果连续下降。

三、个人特征对自评健康影响

(一) 个人特征对自评健康影响

1. 不同出生队列农村老年人自评健康存在显著差异

与参考出生队列 1947—1951 年比较,1942—1946、1937—1941 年两个相对年轻出生队列并无显著差异,但 1932—1936 年、1931 年及更早出生队列影响显著,并存在年龄门槛效应,假设 2.3.1 成立。国外老年人健康跟踪研究(Johansson SE,2015)发现跟踪期内不同出生队列自评健康都出现下降趋势,这与出生队列对农村老年人自评健康影响并不一致。两个有显著影响的出生队列进入基线时已是 75~79 岁、80 岁以上中、高龄老年人,2015 年第 3 次跟踪调查时均已是 80 岁以上高龄老年人,这与国内同类研究的年龄门槛相比至少提前了 10 岁(李建新,2014)。最终模型中,农村老年人良好自评健康出现中高龄门槛效应,高龄门槛效应更趋明显,其中次年老出生队列良好自评健康发生率比参考组高 39%,最年老出生队列良好自评健康发生率则又上了一个台阶,比参考组高 93%,渐次变老的两个出生队列间,农村老年人良好自评健康发生可能性持续增高。

高寿老年人通常心理状态比较好,中高龄农村老年人之所以会出现自评健康的门槛效应也可能与他们自我健康的心理预期与调整有关。农村老年人躯体健康研究已经验证随着出生队列的不断变老,躯体健康功能受损程度加速提高,高龄农村老年人受损最为严重,但心理健康研究却发现高龄农村老年人心理更乐观。高龄农村老年人客观躯体健康下降最严重,综合健康自评却最好,这种现象反映出农村老年人到一定的年龄阶段,心理预期可能发生改变,对自己健康认知标准也可能有所调整。1937 年及以前出生队列中的农村老年人可能还存在不服老的心理,在评价自己健康状况时,也许会和自己以前年轻时比较,或者和周围比自己年轻的人比较,抑或和周围同龄更健康的人比较,如此比较评价下来结果可想而知,通常会出现消极的健康自评。但进入中高龄人生阶段,特别是 80 岁以后农村老年人,与那些已经去世的同龄人比较他们是生存竞争中的胜利者,可能会用更积极的心态和自己的健康状况相处。他们在健康自我评价时,也许会和周围比自己更年老的人比较,抑或可能和周围同龄更不健康的人比较,如此评价的健康结果通常是积极的、乐观的。

2. 不同性别农村老年人自评健康存在差异

性别自模型 2 引入后始终显示对农村老年人自评健康有显著效应,但模型 3 以后性别主效应大于 1,这是由于模型中引入性别与吸烟、性别与饮酒交互作用造成的。要判断性别对农村老年人自评健康的影响须结合最终模型中性别的主效应及其交互作用。模型 6 中,性别主效应显著,其交互作用女性且不吸烟的影响效应显著,女性且不饮酒的影响效应不显著,因此性别对农村老年人自评健康的影响为 1.48×0.67=0.99,女性良好自评健康发生率比男性低 1%,假设 2.3.2 成立。尽管差异较小,但女性农村老年人自评健康依然比男性差,这与同类研究结论一致(罗会强,2016;谭涛,2015;Van Minh H,2010)。

3. 不同教育程度农村老年人自评健康存在差异

教育程度是人口学特征之一,在模型 2 中引入后其对农村老年人自评健康影响比较稳定,并一直保持影响效应的显著性。与文盲程度的农村老年人相比,小学及以上程度的农村老年人良好自评健康发生率下降27%,假设2.3.3成立。农村老年人教育程度组间差异虽然有显著性,但差异性却表现为教育程度高的自评健康程度反而低,这与以往研究结论并不一致(Badley EM,2015;徐雷,2016)。

国内一项研究(蒋承,2011)也曾发现控制其他社会经济因素后教育程度与老年人自评健康呈现负相关,这可能是因为教育程度较高的老年人对自己健康的要求标准、评价标准更高,也可能是他们更有能力察觉到自身可能存在的不健康状态,从而导致教育程度高的老年人自评健康水平相对较差。同时,教育程度与自评健康之间负相关也可能与农村老年人的生活从业经历有关,由于缺少必要知识技能,文盲程度的人在农村也很难从事技术性相关工种,而是从事体力劳动的可能性更大,长期体力劳动的生活经历可能使他们进入老年期后的自感身体健康状况相对更好。

4. 不同婚姻状况农村老年人自评健康无差异

婚姻状况与农村老年人自评健康的关系不仅在双变量分析时没有相关,在分层模型中同样也没有表现出显著性差异,假设2.3.4不成立。模型2后婚姻状况对农村老年人良好自评健康发生率影响的OR值始终在1上下浮动,没有统计学意义。尽管有研究认为有配偶对老年人自评健康存在积极影响,但同样也有研究认为是否有配偶与老年人自评健康无关,本文研究与后者结论一致(Dong W,2017;罗会强,2016;李建新,2014)。与对躯体健康影响一致,是否有配偶对农村老年人综合健康也无显著影响,但对心理健康有影响,这也体现出农村老年人配偶的影响更多地作用于心理,而非躯体或自评健康。

除婚姻状况,人口学特征与农村老年人自评健康关系的研究假设均已证实,出生队列、性别与农村老年人自评健康关系与相关研究结果一致,但教育程度与自评健康的反向关系更值得关注(Aguilar PI,2015;Lee J,2017)。两个最年老出生队列的农村老年人良好自评健康发生率依次升高,存在中高龄门槛效应,并且高龄门槛效应明显;女性农村老年人良好自评健康发生率低,但文盲程度的农村老年人良好自评健康发生率高。

(二) 健康相关行为对自评健康影响

1. 进行体力活动的农村老年人良好自评健康发生率高

模型 3 中开始引入农村老年人健康相关行为,是否进行体力活动与良好自评健康发生率关系一直保持显著性。与进行体力活动相比,没有体力活动的农村老年人良好自评健康发生风险下降 42%,假设 2.3.5 成立。由此可见,体力活动不仅促进农村老年人躯体健康功能发展,也促进他们心理健康水平提高,更促进了他们的综合健康水平提升。与国内老年人健康研究 Meta 分析一致(李婷,2011),体力活动是农村老年人综合健康的保护性因素,日常生活中从事力所能及的家务劳动、农活等体力活动的农村老年人良好自评健康发生率提高 72%。

2. 参加社交活动的农村老年人良好自评健康发生率高

是否进行社交活动与农村老年人自评健康关系在模型 3~6 中均有统计学意义。最终模型中与进行社交活动相比,没有社交活动的农村老年人良好自评健康发生风险下降 16%,假设 2.3.6 成立。农村生活中串门聊天、走亲访友等人际交往事宜既有助于锻炼老年人身体活动能力,也有助于活跃他们的精神状态,同时对他们自评健康也有正向促进效应。与国内老年人健康研究 Meta 分析一致(李婷,2011),社交活动对农村老年人综合健康也是一个重要的保护性因素,参加社交活动的农村老年人良好自评健康发生率比未参加社交活动的同龄人提高 18%。

3. 吸烟的农村老年人良好自评健康发生率高

自进入模型后吸烟对农村老年人自评健康影响的主效应保持稳定,模型 6 中 OR 值显著,为 1.26;同时模型中也引入了性别与吸烟的交互作用,女性且不吸烟水平 OR 值显著,为 0.67。是否吸烟对自评健康影响须考虑吸烟主效应及其交互作用的联合影响,与吸烟相比,不吸烟的 OR 值为 $1.26 \times 0.67 = 0.84$,这表明不吸烟的农村老年人良好自评健康发生率下降 16%,假设 2.3.7 不成立。与加拿大老年人健康跟踪研究一致(Cheryl Cott,1999),吸烟的农村老年人自评健康更积极,吸烟与农村老年人自评健康之间存在正向相关关系。

4. 饮酒的农村老年人良好自评健康发生率高

自进入模型后饮酒对农村老年人自评健康影响的主效应保持稳定,模型 6 中 OR 值显著，为 0.77；同时模型中也引入了性别与饮酒的交互作用，女性且不饮酒水平 OR 值不显著，为 0.97。由于交互作用不显著，是否饮酒对自评健康的影响由饮酒变量的主效应决定。与饮酒相比，不饮酒的农村老年人良好自评健康发生率下降 23%，假设 2.3.8 不成立。与英国老年人健康跟踪研究一致（Holdsworth C，2016），饮酒的农村老年人自评健康更积极，饮酒与农村老年人自评健康之间存在正向相关关系。

研究中，健康相关行为与农村老年人自评健康关系的研究假设并未全部证实，其中体力活动、社交活动与自评健康关系假设被验证，但吸烟、饮酒与自评健康关系未能验证。同类研究也发现体力活动、社会交往均对老年人自评健康有促进作用，这与本次研究结果一致（罗会强，2016；Chan YY，2015）。吸烟、饮酒与老年人自评健康的正向关系在国内研究中也并不罕见（何刚，2016；孟琴琴，2010），但若因此而认为吸烟、饮酒对老年人自评健康有促进作用也略显武断。由于缺少严格因果关系的研究设计，目前吸烟、饮酒与老年人自评健康影响研究多是相关关系。

本次研究样本中不管男性还是女性农村老年人，尽管他们吸烟、饮酒发生率不同，跟踪期内发现他们吸烟、饮酒行为发生率存在轻微下降趋势，这是农村老年人健康相关行为自我选择的结果。健康行为学认为不吸烟、适量饮酒对人体健康存在积极效应，可是从本次研究结果上来看事实却似乎与传统健康影响理论相悖，其实不然。健康发展与健康相关行为选择之间的动态过程是首先要长期坚持健康行为才会促进健康发展，良好的健康状态又会促进坚持健康行为的必要性，这是人口健康与健康相关行为之间的良性循环。健康发展与健康行为选择过程中，当农村老年人自我感觉身体有恙或者健康状况下降时，他可能主动或被动地放弃自己的一些不健康行为如吸烟、饮酒，及时止损以预防健康水平继续下降。退出吸烟、饮酒行为行列后，此类行为带给大脑中枢神经的兴奋刺激也随之消失，加之已经自感健康水平下降，由此可能导致他们自评健康状况较差，进而可能拉低当前不吸烟、不饮酒健康行为人群的健康效应。同时也存在部分老年人虽然吸烟、饮酒但身体尚好，不认为有戒烟限酒的必要，并且民间尚存一种看法，即"能吃能喝"就健康，由此也可能抬高吸烟、饮酒不健康行为人群的健康效应。农村老年人可能受此"拉低""抬高"效应的影响，表现出吸烟、饮酒与自评健康之间的正向相关关系,但这并不意味着它们之间是因果关系,或吸烟、饮酒导致良好自评健康。

(三) 病患特征对自评健康影响

1. 身体残疾的农村老年人良好自评健康发生率低

身体残疾自模型 4 中引入后一直有显著性,并且 OR 值始终大于 1,生理残疾严重阻碍了农村老年人综合健康。最终模型中与有生理残疾的比较,没有生理残疾的农村老年人良好自评健康发生率提高 46％,假设 2.3.9 成立,身体残疾的农村老年人自评不健康风险大大提高(杨珏,2017)。身体残疾本身就是一种生理缺陷,在日常生活中会给农村老年人躯体活动能力造成不便,也会导致他们心理上出现消极抑郁症状,作用于综合健康时则使自评不健康的风险大大提升。

2. 患有慢性病的农村老年人良好自评健康发生率低

慢性病在农村老年人中也是常见病,它与农村老年人自评健康关系是稳定的,进入模型后其影响效应一直显著。模型 6 中与患有慢性病的相比,未患慢性病的农村老年人良好自评健康发生率提高 2 倍,假设 2.3.10 成立,患有慢性病的农村老年人自评不健康风险大大提高(Galenkamp H,2013)。慢性病虽然是一种生理疾病,但它对老年人健康的影响却不是孤立的,患有慢性病不仅增大了农村老年人身心健康水平下降的风险,而且对他们综合健康的自我评价也有负向影响。

3. 身体疼痛的农村老年人良好自评健康发生率低

身体疼痛对农村老年人自评健康的影响是负向的,与身体疼痛的农村老年人相比,没有身体疼痛的良好自评健康发生率提高近 2 倍,假设 2.3.11 成立,身体疼痛大大提高了农村老年人自评不健康的发生风险。农村老年人患有身体疼痛原因可能是多方面的,疼痛时长、疼痛症状、或疼痛部位也不尽相同,但身体疼痛的影响刺激是全方位的,它同时作用于生理和心理,对健康的负向影响也是一致的(Perruccio AV,2010)。对农村老年人而言,生理疼痛不仅制约了他们的躯体健康,限制了他们的心理健康,同时也极大地抑制了他们综合健康的自感状态。

4. 充足睡眠对农村老年人自评健康有促进作用

是否有充足睡眠与农村老年人自评健康关系相对稳定,其自进入模型后系数变化不大并保持显著性。与充足睡眠的比较,缺少充足睡眠的农村老年人良好自评健康发生率下降 23%,假设 2.3.12 成立,充足睡眠对提高自评健康水平有促进作用(Haseli-Mashhadi N,2009)。充足睡眠不仅是老年人睡眠质量的体现,也是影响老年人健康的重要因素,本文研究显示充足睡眠对农村老年人健康影响的积极效应不仅表现在自评健康方面,同样也表现在躯体健康与心理健康,可以说充足睡眠与老年人全面健康息息相关。

农村老年人病患特征与自评健康关系的相关研究假设均被验证,与自评健康呈现负向关系的慢性病是同类研究中使用最多的老年人病患状况。不过研究中发现,如果说与 ADL 能力、抑郁症状研究相比国内外老年人自评健康研究文献相对较少,那么老年人自评健康研究中考虑残疾、疼痛、睡眠等病患特征的则少之又少。身体残疾、身体疼痛与缺少睡眠也是老年人长期或慢性疾患状况的测量指标,它们与慢性病类似在老年人群中发生率比较高,也会对老年人健康产生影响。研究中不仅发现病患特征对农村老年人自评健康有消极影响,而且还发现它们的影响效应比其他特征因素更强烈,并且依然较国外同类研究的影响效应强,可以说病患特征是自评健康影响中解释能力最强的一组因素。

身体残疾、身体疼痛与缺少睡眠虽然也是身体疾患,但是农村老年人通常缺少必要的保健知识与能力,对这三种病患也缺乏了解、不重视。一般只要没有发生器质性病变,部分农村老年人也不认为是什么大毛病,去卫生机构检查就诊者更是寥寥,如前文背景中的老年人 A、C,这就使得他们的病患状况得不到及时的诊断和治疗。另一方面我国农村保健康复服务也欠发达。如果发生身体残疾通常临床上会治疗到伤口或创面愈合,后续的心理疏导及康复训练等卫生服务在我国农村是比较欠缺的,而身体疼痛与睡眠障碍在农村也缺少专业的门诊服务。可能两方面原因合力导致病患特征对农村老年人综合健康的影响效应更大,极大地限制了他们良好自评健康发生的可能性。

尽管身体残疾、身体疼痛与缺少睡眠这三种病患特征对健康消极影响程度高,但却普遍不及慢性病因素在研究中的关注度和使用频度高,久而久之它们在老年人健康研究中便失了踪迹。这在一定程度上必然会影响农村老年人健康研究的解释力,同时也表明老年人健康研究中全面考虑病患特征因素的影响效应很有必要。农村老年人自评健康是对个体健康水平的全面评价,自评健康影响因素分析更宜从全面、客观的角度出发,探索发现可能存在的影响因素,科学评价它们的健康影响效应。

四、家庭特征对自评健康影响

1. 高收入家庭的农村老年人良好自评健康发生率高

农村老年人人均家庭收入对自评健康影响显著,与低于 2 000 元的低收入水平比较,收入在 2 000~6 000 元的农村老年人自评健康与之无显著差异,但 6 000 元以上高收入农村老年人良好自评健康发生率提高 30%,假设 3.3.1 成立,中低家庭收入的农村老年人自评不健康风险大大增加,这与国内外研究结论一致(Ergin I,2015;Badley EM,2015;谭涛,2015)。对农村老年人来说,较高的家庭收入不仅可以有相对好的生活条件,同时也有更强的经济实力获取健康资源,促进综合健康水平提升,家庭经济支持与农村老年人自评健康之间存在正向关联。

2. 是否与子女同住和农村老年人自评健康无关

是否与子女同住自模型 5 中引入后一直没有显著性,OR 值在 1 附近波动,表明是否与子女同住和农村老年人自评健康无相关关系,假设 3.3.2 不成立。本次研究既没出现与子女同住的老年人自评健康更好,也未出现与子女同住老年人自评健康更差的现象(张淑芳,2016;黄庆波,2017),而是发现与子女同住的居住状态对自评健康无显著影响(李建新,2014;宋璐,2006)。随着农村家庭不断小型化,农村青壮年劳动力外出务工,农村老年人与子女同住的现象并不普遍,而他们对自己健康状况的自我评价也表现得与居住状态无关。

3. 生病或需要时有人照料的农村老年人良好自评健康发生率高

农村老年人自评健康与他们生病或需要时是否有人照料之间关系显著,与有人照料相比,无人照料的农村老年人良好自评健康发生率下降 28%,假设 3.3.3 成立,有人照料对农村老年人良好自评健康有积极影响,这与同类研究结论一致(张钧,2010)。当前我国仍是以家庭为主的养老模式下,农村老年人照料提供者主要是家庭成员,生病或需要时有人照料的农村老年人家庭照护支持更充分,使他们自评健康更积极,综合健康水平更高。

4. 提供隔代照料的农村老年人良好自评健康发生率高

是否隔代照料与农村老人自评健康之间关系显著,与照看孙辈相比,未照看孙辈的农村老年人良好自评健康发生率下降 11%,假设 3.3.4 不成立,这表明照看孙子女对农村老年人自评健康存在积极影响。与台湾地区老年人研究结果一致(Ku LJ,2013),本文研究中也发现照看孙子女的农村老年人自报有更好的综合健康状态。隔代照料对农村老年人躯体健康没有影响,对他们的心理健康有消极影响,但是对他们的自评健康却有积极影响。照看孙辈对自评健康的影响过程也可能同时存在积极与消极效应,但进行主观综合健康评价时积极效应占了上风。农村老年人照看孙辈也是一种锻炼方式,还可能增加了他们人际交往机会,并且能够隔代照料一定程度上也是综合健康的标志,进而这些老年人有积极的自我健康评价。

家庭特征与农村老年人自评健康关系的研究假设未全部验证,其中居住方式、隔代照料的研究假设未验证,居住方式与自评健康无关,照看孙辈的农村老年人自评健康更积极;生病或需要时有人照料、家庭收入高对农村老年人自评健康有正向积极影响,研究假设被验证。生病或需要时有人照料对农村老年人自评健康的促进作用可能更有中国农村特色,在社会化养老服务普遍缺失的现状下,农村家庭照护支持是农村老年人良好自评健康的必要保障。

五、社区特征对自评健康影响

1. 东部社区农村老年人良好自评健康发生率高

社区所在区域与农村老年人自评健康之间关系存在显著性,与东部地区比,中西部农村老年人良好自评健康发生率下降 17%,假设 4.3.1 成立。东部农村老年人综合健康水平更有优势,他们比中西部农村老年人自我评价的健康状况好,这与同类研究结论一致(杜本峰,2015)。社区所在区域差异是我国区域社会经济地位的直接反映,东部地区社会综合发展水平较高,长期领先中西部地区并存在较大差距。我国东部农村社区的社会经济地位整体上高于中西部,东部农村老年人综合健康水平也好于中西部。

2. 较好社区环境形象的农村老年人良好自评健康发生率高

与社区形象较差的相比,社区形象一般的与之无异,但社区形象较好的农村老年人良好自评健康发生率提高 29%,假设 4.3.2 成立,良好社区环境与农村老年人积极的自评健康相关,这与国外研究结论一致(Meyer OL,2014)。社会形象较好的农村社区中不利于健康的脏乱差环境相对较少,宜居的乡村规划、卫生整洁的街道、良好规范的社会秩序、安全文明的生活环境都与社区的社会文化环境建设分不开,社区较好的社会环境对促进农村老年人综合健康有积极影响。

3. 社区有活动场地的农村老年人良好自评健康发生率高

社区是否有老年人活动中心与老年人自评健康之间关系存在显著性(Fukusawa M,2016)。与有活动场地相比,社区内无活动场地的农村老年人良好自评健康发生率下降 18%,假设 4.3.3 成立,这表明社区内建有老年人活动中心对促进农村老年人综合健康有积极效应。社区内老年人活动中心不单纯是农村社区物理环境的设施配套,也是为农村老年人活动交流提供专门场地,便于农村老年人群体开展休闲娱乐、社会参与等活动。老年人活动中心不仅对农村老年人躯体健康、心理健康有积极影响,也对他们的综合健康有积极影响。

4. 卫生服务可及性与农村老年人自评健康无关

与国内研究一致(杨慧康,2015),社区卫生服务可及性对农村老年人自评健康并没有显著影响效应,假设 4.3.4 不成立。卫生服务可及性不仅对农村老年人健康自我评价没有影响,同时与他们的躯体健康功能受损也没有关联。与对躯体健康影响类似,农村老年人综合健康状态也不再受到卫生服务可及性的约束,这可能与我国农村已经普遍通路、通车有关。由于出行障碍已经得到根本性解决,以前因较长交通距离而增加的时间成本大大缩减,卫生服务可及性的影响不再显著。

社区特征与农村老年人自评健康的研究假设中,仅卫生服务可及性的影响假设未能验证。东、西部区域差异带来的老年人自评健康差异在国内研究中比较普遍,相对优越的社会经济发展程度使东部老年人比中西部自评健康水平高;较好的社区形象对农村老年人自评健康有积极影响;社区内老年人活动中心不仅是同龄人活动聚会之所,也是了解社会、人际交流的重要场地,它对农村老年人身心健康、综合健康均有促进作用。

第四节　综合健康与身心健康关系分析

　　人体是一个综合运行系统,任何一个维度的健康出现问题都可能影响系统的协调状态,影响综合健康结果。农村老年人自评健康作为综合健康的一个评价指标,它与躯体健康、心理健康的联系不可忽视。这三者均是农村老年人不同维度的健康结果,不能互相替代,却可能互相影响。分别用BADL/IADL 能力受损、抑郁症状发生、良好自评健康作为不同健康维度的测量指标,本节主要从健康状态的层面对农村老年人躯体健康、心理健康与综合健康之间的关系进行分析。

一、躯体健康与身心健康关系假设

(一)农村老年人综合健康与躯体健康的关系

　　自评健康作为使用频率非常高的健康认知评价工具,在实际研究中经常被使用,加拿大多伦多一项跟踪研究发现自评健康评价具有时序性,现在的自评健康可以预测未来自评健康水平,自评健康亦有持久性和自发性特征,是用于健康干预和健康促进的有效评价指标(Perruccio AV,2010)。2005 年日本一项 65 岁以上独居老年人研究表明,好的自评健康状况与躯体健康的关系在性别间不一致,女性老年人良好的 ADL 能力与自评健康之间存在正向相关关系,而男性老年人自评健康却未表现出这一影响效应(Sun W,2007)。

　　国内 CHARLS 基线数据分析显示,ADL 能力完好的老年人自我健康评价为好的可能性比 ADL 能力受限的老年人高近 2.5 倍(杨珏,2017)。浙江一项 60 岁以上老年人研究发现较好的健康自评与较好的 BADL 能力、IADL 能力显著相关(Wang H,2013)。健康自评对 ADL 能力均有显著正效应,即健康自评越好 BADL/IADL 能力下降越慢,不管是对准老年人、还是老年人的自评健康研究都显示它与 ADL 功能有显著正向相关(何刚,2016;仲亚琴,2014)。老年人自评健康与 ADL 能力关系的研究结论在国内外文献中一致性比较好,这种正向相关关系在农村老年人综合健康中也可能存在,因此使用 BADL 能力受损、IADL 能力受损变量,提出躯体健康与自评健康影响关系的研究假设。它们分别是

假设 5.1a:BADL 能力受损与农村老年人良好自评健康负相关;

假设 5.1b:IADL 能力受损与农村老年人良好自评健康负相关。

(二) 农村老年人综合健康与心理健康的关系

作为预测健康状况可靠而有效的指标,自评健康的有效性在很多研究中被证实,它也经常被用于预测死亡率、估计人口健康预期寿命等。自评健康的评价在不同个体间会有所不同,特别是在老年人群中,也可能在不同的心理健康状态间有所不同。欧洲一项对 1 174 名 65 岁以上老年人调查发现,抑郁症状是老年人自评健康的预测变量,它们之间存在极强的反向相关关系(Schüz B,2011)。亚洲地区也有类似研究发现,如台湾地区开展的一项研究也发现消极的自评健康与抑郁症状发生的报告率比较高(Ku LJ,2013)。

国内研究也有类似发现,我国老年人心理抑郁发生率高,特别是农村地区,往往老年人健康自评水平越差,其抑郁症状发生风险也越高。自评健康水平为差或很差的农村老年人抑郁症状发生率甚至是自评好及很好老年人的 6.5 倍(刘正奎,2016),自评健康状况与农村老年人心理健康极强的影响关系在本次研究中也可能存在,由此提出农村老年人心理健康与自评健康影响关系的研究假设,即

假设 5.2:抑郁症状发生与农村老年人良好自评健康负相关。

(三) 农村老年人心理健康与躯体健康的关系

躯体健康、心理健康是两个平行的健康维度,躯体健康状况的变化可能会引起心理健康的改变,同样心理上长期处于不健康状况也可能产生躯体上的器质性病变。国内外对它们关系研究的一致性较好,均显示老年人 ADL 能力与抑郁症状之间存在负相关,即日常活动能力越强,抑郁风险越低(Park M,2014;Lei X,2014;Seitz D,2010)。对农村老年人来说也可能存在同样的相关性,即 ADL 能力受损可能增高他们的心理抑郁风险,心理抑郁也可能影响他们 ADL 能力下降,由此提出农村老年人心理健康与

躯体健康关系的研究假设。它们分别为

假设 5.3a：BADL 能力受损与农村老年人抑郁症状发生正相关；

假设 5.3b：IADL 能力受损与农村老年人抑郁症状发生正相关。

二、综合健康与身心健康描述性分析

跟踪期内农村老年人不同维度健康状况都有变化，如图 5-2 所示，良好自评健康发生率持续下降，BADL/IADL 能力受损发生率变动略有差异，抑郁症状发生率在农村老年人中整体较高。由于综合健康使用良好自评健康发生率测量，这也反向说明农村老年人自评不健康发生率最高，并且跟踪期内不断升高。比较 2011 年农村老年人不同健康指标发生率发现，2011年农村老年人抑郁症状发生率最高，良好自评健康发生率与 IADL 能力受损发生率相近，BADL 能力受损发生率最低；2013 年良好自评健康发生率与抑郁症状发生率均出现明显下降，但 BADL/IADL 能力受损发生率并未表现出较大波动；2015 年良好自评健康发生率继续下降，但抑郁症状发生率已开始回升，BADL/IADL 能力受损发生率均开始大幅上涨。与基线相比，2015 年农村老年人良好自评健康发生率、抑郁症状发生率均有下降，但BADL/IADL 能力受损发生率上升。

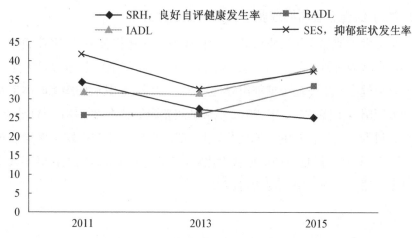

图 5-2　2011—2015 年农村老年人自评健康与身心健康变化/%

（一）综合健康与躯体健康关系的描述性分析

农村老年人不同跟踪时间 BADL 能力受损状况均与自评健康存在相关关系，并且跟踪期内水平间差异分布模式未改变，见表 5－7。2011 年 BADL 能力未受损的农村老年人良好自评健康发生率比受损组高出近 24 个百分点，其后的跟踪时间上水平间差距略有下降，2013 年、2015 年水平间差距维持在 18～19 个百分点。不管农村老年人 BADL 能力是否受损，跟踪期内良好自评健康发生率均表现出逐渐下降趋势，但是与受损组比较，BADL 能力未受损的农村老年人良好自评健康发生率下降幅度较大。

与 BADL 相似，农村老年人不同时间 IADL 能力受损状况与自评健康亦存在相关关系，并且跟踪期内水平间差异分布模式保持不变。2011 年 IADL 能力未受损的农村老年人良好自评健康发生率比受损组高出近 19 个百分点，其后的跟踪时间上水平间差距略有下降，2013 年、2015 年水平间差距维持在 15～16 个百分点。不管农村老年人 IADL 能力是否受损，跟踪期内良好自评健康发生率均表现出逐渐下降趋势，但是与受损组比较，IADL 能力未受损的农村老年人良好自评健康发生率下降幅度相对较大。比较发现，不同跟踪时间 IADL 受损水平的良好自评健康发生率始终高于 BADL 受损水平。

（二）综合健康与心理健康关系的描述性分析

是否发生抑郁症状与农村老年人自评健康存在相关关系，跟踪期内发生抑郁症状的农村老年人自评健康较差。2011 年抑郁症状组农村老年人良好自评健康发生率比未抑郁组降低近 25 个百分点，其后的跟踪时间上水平间差距略有下降，2013 年、2015 年水平间差距维持在 20～21 个百分点。不管农村老年人是否发生抑郁症状，跟踪期内良好自评健康发生率均表现出逐渐下降趋势，但是与抑郁症状组比较，未发生抑郁症状的农村老年人良好自评健康发生率下降幅度相对较大。

表5-7　不同身心健康状况的农村老年人良好自评健康发生率分布

变量	类别	良好自评健康发生率/%(n)		
		2011	2013	2015
BADL 能力受损	是	16.24(157)	12.97(127)	12.71(161)
	否	39.77(1 116)	31.85(890)	31.09(779)
	χ^2/p	178.20/0.000	131.27/0.000	151.94/0.000
IADL 能力受损	是	20.50(245)	16.13(190)	15.31(216)
	否	39.88(1 024)	31.87(827)	30.65(724)
	χ^2/p	137.09/0.000	101.95/0.000	111.17/0.000
抑郁症状发生	是	19.27(299)	13.60(168)	11.95(168)
	否	43.85(974)	33.45(849)	32.62(772)
	χ^2/p	247.07/0.000	166.22/0.000	201.38/0.000

（三）躯体健康与心理健康关系的描述性分析

跟踪期内农村老年人躯体健康与心理健康之间存在关联，见表5-8。2011 年 BADL 能力受损的农村老年人抑郁症状发生率比未受损组高约 30 个百分点，2013 年、2015 年组间差异分别为 25、29 个百分点。与受损组抑郁症状发生率的变化过程比较，BADL 能力未受损的农村老年人心理健康状况明显更好，并且不同时间抑郁症状发生率在 BADL 能力受损组间均有显著差异。

表5-8　不同 BADL/IADL 受损的农村老年人抑郁症状发生率分布

变量	类别	抑郁症状发生率/%(n)		
		2011	2013	2015
BADL 受损	是	63.29(612)	56.95(753)	56.43(715)
	否	33.51(864)	31.85(890)	27.57(691)
	χ^2/p	195.19/0.000	163.49/0.000	299.79/0.000
IADL 受损	是	57.57(688)	48.73(574)	54.93(775)
	否	39.88(1 024)	25.47(661)	26.37(631)
	χ^2/p	137.09/0.000	198.98/0.000	300.78/0.000

作为相对高层次的工具性躯体活动能力，IADL 能力受损与农村老年人抑郁症状的关联性与 BADL 类似。2011 年 IADL 能力受损的农村老年人抑郁症状发生率比未受损组高约 18 个百分点，2013 年、2015 年组间差异分别为 23、29 个百分点，组间差距在不断加大。抑郁症状发生率变化过程中，尽管 IADL 能力受损组抑郁症状发生率变化幅度较小，但它们均处于高位水平，心理健康程度大大低于未受损组。

三、综合健康与身心健康影响分析

农村老年人躯体健康、心理健康与综合健康之间在不同跟踪时间相关关系均显著，但由于受重复测量时间影响，未调整的双变量关系尚不能回答研究假设，仍须拟合 logistic 分层模型。从健康结果状态看，自评健康与 BADL/IADL 能力、抑郁症状之间的相关关系，须通过控制时间变量拟合时间、个体两层 logistic 模型分析；抑郁症状与 BADL/IADL 能力之间的相关关系，须通过控制时间变量拟合时间、个体两层 logistic 模型。模型拟合均显著，相关变量信息分别见表 5-9 和表 5-10，其中重复测量的时间变量信息略。

（一）BADL/IADL 能力受损与良好自评健康存在负相关

与 BADL 能力未受损比较，能力受损的农村老年人良好自评健康发生率下降 57%，假设 5.1.a 成立；与 IADL 能力未受损比较，能力受损的农村老年人良好自评健康发生率下降 41%，假设 5.1.b 成立。因 BADL 能力受损、IADL 能力受损均测量躯体不健康程度，农村老年人 BADL 能力受损、IADL 能力受损与健康自我评价的反向相关关系，表明他们躯体健康与综合健康之间存在正向相关。日常生活中，BADL 能力或 IADL 能力受损会直接影响农村老年人对自己综合健康水平的认知，他们会降低自评健康的评价结果；同时，积极的自我健康评价对农村老年人的躯体健康也可能存在激励效应，延迟 ADL 能力下降。

（二）抑郁症状与自评健康存在负相关

与未发抑郁症状比较，发生抑郁症状的农村老年人良好自评健康发生率下降 67%，假设 5.2 成立。抑郁症状发生与良好自评健康存在负相关，抑郁症状用来测量心理不健康程度,这表明农村老年人心理健康与综合健康之间存在正相关。抑郁症状发生无疑会降低心理健康水平,影响到农村老年人对自己综合健康水平的认知,自评健康水平下降;同时,消极的自我健康认知也可能增加农村老年人心理负担,增加抑郁症状的发生风险。

BADL/IADL 能力受损、抑郁症状对农村老年人自评健康影响的研究假设均被证实,躯体健康活动能力、心理健康水平均与农村老年人良好自评健康存在正向相关,这与同类研究结论具有一致性(Schüz B,2011;覃朝晖,2016)。农村老年人自评健康可以被 ADL 能力、抑郁症状预测,同样自评健康也可以预测 ADL 能力、抑郁症状预测。综合健康与躯体健康、心理健康的关系也表明老年人积极的自我健康评价与保持良好躯体健康、维持良好健康心态具有相互促进效应。

表 5-9　农村老年人身心健康与自评健康关系分析

变量		回归系数	标准误	z	p	OR
BADL 受损	否					
	是	−0.83	0.080	−10.39	0.000	0.43
IADL 受损	否					
	是	−0.52	0.072	−7.19	0.000	0.59
抑郁症状	否					
	是	−1.12	0.070	−16.00	0.000	0.33

注:$\chi^2 = 653.68$,$p = 0.000$。

(三) BADL/IADL 能力受损与农村老年人抑郁症状发生存在正相关

与 BADL 能力未受损比较,能力受损的农村老年人抑郁症状发生率提高 1.6 倍,假设 5.3. a 成立;与 IADL 能力未受损比较,能力受损的农村老年人抑郁症状发生率提高 1.43 倍,假设 5.3. b 成立。农村老年人 BADL能力受损、IADL 能力受损与抑郁症状的正向相关关系,表明他们躯体健康与心理健康之间存在正向相关关系,这与国内外老年人健康研究结论一致(刘亚飞,2017;唐丹,2015;Li LW,2016;Peltzer K,2013)。BADL 能力或 IADL 能力受损可能影响农村老年人对自己生理健康功能的认知,导致他们心理负担增加，抑郁症状发生风险上升；也可能农村老年人心理抑郁引起器质性变化，影响到躯体健康功能，使他们 ADL 能力受损风险增加。

表 5－10　农村老年人躯体健康与心理健康关系分析

变量		回归系数	标准误	z	p	OR
BADL 受损	否					
	是	0.96	0.081	−11.85	0.000	2.60
IADL 受损	否					
	是	0.89	0.076	−11.71	0.000	2.43

注：$\chi^2=499.55$，$p=0.000$。

　　农村老年人身心健康与自评健康之间的关系显示躯体健康、心理健康与综合健康之间相互影响、相互促进。本节分析从健康结果状态关注不同维度健康之间的关系，目的是为了更好地了解农村老年人健康状态之间的联系与影响。这与前文不同维度健康作因变量的影响分析并不矛盾，它们分别属于研究框架中不同的变量关系。以躯体、心理和综合健康为因变量，个体、家庭、社区不同特征作为健康社会决定因素，是分析其对农村老年人的健康影响效应。躯体、心理与综合健康之间的相关性分析则是不同健康结局状态之间的关联，它们不仅相关，而且均受健康社会决定因素的影响。这不仅表明农村老年人身心健康与综合健康的关联性，同时也显示躯体健康、心理健康及综合健康可以互为中介变量，持续传递个人、家庭、社区因素对农村老年人其他维度健康的影响效应，由此人口健康影响过程的复杂性可略见一斑。本文农村老年人健康及其影响因素研究是在重复测量的基础上，对个人、家庭、社区多层次特征健康影响效应的有益探索，尚不能分析解释农村老年人健康的全部社会影响因素。

第五节　本章小结

　　本章农村老年人综合健康研究以自评健康良好为因变量，通过文献梳理提出研究假设，在因变量与不同特征变量描述性统计与双变量相关分析的基础上,利用分层嵌套 logistic 模型对农村老年人自评健康进行分析,并验证研究假设是否成立。研究发现农村老年人良好自评健康发生率较低,综合健康水平差,不同层次的个体特征、家庭特征、社区特征均与农村老年人良好自评健康发生率关系显著,现小结如下。

2011—2015 年农村老年人良好自评健康发生率先大幅下降,后降幅减小,下降趋势形如"ヽ",研究假设被验证。BADL 能力受损、IADL 能力受损、抑郁症状发生分别与农村老年人良好自评健康存在负向相关,BADL 能力受损、IADL 能力受损与农村老年人抑郁症状发生存在正向相关。农村老年人综合健康、躯体健康、心理健康之间互相影响,互相促进,他们综合健康与身心健康关系的研究假设均被验证。

个体特征对农村老年人综合健康有显著影响。一是人口学特征中除婚姻状况、教育程度,出生队列、性别影响的研究假设均被验证。两个最年老出生队列、男性、文盲程度的农村老年人,良好自评健康发生率较高。农村老年人综合健康出现中高龄门槛效应,特别是 1931 年及以前出生队列的高龄门槛效应更强,自评健康持续转好。二是健康相关行为中,体力活动、社交活动与农村老年人自评健康有正向相关,研究假设被验证;吸烟、饮酒与农村老年人良好自评健康亦有正向相关关系,研究假设未被验证。与传统健康影响理论不一致,研究中吸烟、饮酒的农村老年人综合健康的自我评价更积极,这可能与农村老年人健康相关行为选择有关。三是农村老年人病患特征对自评健康影响的研究假设全部被验证,身体残疾、患有慢性病、身体疼痛和缺少充足睡眠均与自评健康存在负向相关关系。其中,身体残疾、身体疼痛和缺少睡眠对农村老年人自评健康均有较强影响,但我国老年人健康研究中这些病患因素多被忽略。

家庭特征对农村老年人综合健康有显著影响。较高家庭收入、生病或需要时有人照料的农村老年人,良好自评健康发生率较高,家庭经济支持与照料支持的研究假设被验证;居住方式对农村老年人自评健康无显著影响;提供隔代照料对农村老年人自评健康有显著影响,他们的良好自评健康发生率较高。

社区特征对农村老年人综合健康有显著影响。卫生服务可及性对农村老年人自评健康无显著影响,研究假设未被验证;东部地区、社区形象较好、社区内有活动场地均对农村老年人综合健康有积极影响,他们良好自评健康发生率较高,研究假设被验证,这表明较好的社区支持环境有助于促进农村老年人综合健康水平。

第六章　结论与讨论

本文应用"中国健康与养老追踪调查"2011年、2013年与2015年3期跟踪数据，以60岁及以上农村老年人为研究对象，基于社会支持的健康影响理论构建研究框架，利用logistic分层模型对农村老年人躯体健康、心理健康、综合健康及其影响因素展开系统研究。现形成研究发现与结论，并在讨论的基础上提出对农村老年人健康促进的政策性启示，最后分析研究的不足之处，并提出研究展望。

第一节　研究结论

农村老年人健康变化既是生命历程发展的客观规律，也有先天生物遗传因素作用的效应，更是健康社会决定因素影响的结果。农村老年人健康状况与影响因素研究发现，农村老年人健康变化存在明显的时期变动，个人、家庭、社区不同层次特征均对农村老年人健康存在影响，不同层次因素与农村老年人健康影响关系部分或全部被证实。

一、基于社会支持的农村老年人健康影响理论被证实

本次研究应用基于社会支持的人口健康影响理论对农村老年人健康及其影响因素进行研究，并构建研究理论框架。在追踪调查的时间层次上，研究聚焦农村老年人三维度健康、三层次影响因素，从躯体健康、心理健康与综合健康切入，遵循农村老年人个人、家庭、社区等社会生活环境的层次性，突破以往研究单一健康维度与影响因素的局限性，基于社会支持理论与人口健康影响的层次性，创新性地构建了农村老年人健康及其影响因素研究的理论框架。研究不仅分析躯体、心理及综合健康，还拓展了农村老年人个

体层次的病患特征、家庭代际支持与社区支持环境的影响因素;研究过程利用 CHARLS2011、2013、2015 年 3 期追踪子样本,使用与嵌套结构数据相适应的分层 logistic 模型,发现个人、家庭、社区特征的健康影响效应。通过实证分析,不仅个人、家庭、社区支持环境对农村老年人健康水平的影响被验证,研究构建的农村老年人健康影响理论框架也被证实。

二、跟踪期内农村老年人健康状况普遍较差,综合健康水平持续下降

农村老年人普遍存在不健康状态,以综合不健康发生率为最高、心理不健康次之,躯体健康的工具性活动能力受损、基础性活动能力受损紧随其后。跟踪期内农村老年人良好自评健康发生率不仅最低,并且持续下降,呈现"﹨"变动,农村老年人综合健康水平在不断衰退,见表 6-1。心理健康方面,农村老年人抑郁症状发生率较高,跟踪期内呈现先大幅下降后小幅回升"ι"形变化,心理健康略有转好。躯体健康方面,农村老年人 BADL 能力受损发生率先小幅下降后大幅上升,呈"J"形变动,基础性日常活动能力受损进程加快;IADL 能力受损率普遍高于 BADL 能力受损率,处于相对较高水平,跟踪期内出现先下降再上升的"U"形对称变化。尽管农村老年人不同维度健康水平测量指标不同,健康水平变化亦有差异,但它们均反映出农村老年人健康水平较差,且自评不健康、心理抑郁症状较为突出。

农村老年人躯体健康、心理健康与综合健康为不同维度的健康属性,它们之间存在正向关联。对综合健康而言,良好自评健康与 BADL/IADL 能力受损、抑郁症状发生之间均存在反向相关;对身心健康而言,BADL/IADL 能力受损与抑郁症状发生之间存在正相关。农村老年人躯体、心理及综合健康是一体多面的关系,它们之间两两关联、互相促进。

表 6 - 1　农村老年人健康及其影响因素效应汇总

特征	变量	躯体健康		心理健康	综合健康
		BADL 受损	IADL 受损	抑郁症状发生	良好自评健康
追踪时间	t, t^2	J	U	ι	⌣
人口学	出生队列	+	+	−	+
	女性	+	+	+	−
	小学及以上	−	−	−	−
	无配偶	o	o	+	o
健康相关行为	体力活动	−	−	−	+
	社交活动	−	−	−	+
	吸烟	o	o	+	+
	饮酒	−	−	+	+
病患特征	身体残疾	+	+	+	+
	患有慢病	+	+	+	+
	身体疼痛	+	+	+	+
	充足睡眠	−	−	−	−
家庭特征	家庭收入				
	子女同住	o	+	o	o
	有人照料	−	−	−	+
	隔代照料	o	o	+	+
社区特征	东部社区				+
	环境形象	o	−	−	+
	活动场地	−	−	−	+
	卫生服务可及性	o	o		o

注:① "J""U""ι"与"⌣"分别表示 2011—2015 年 BADL 能力受损率、IADL 能力受损率、抑郁症状发生率与良好自评健康发生率变化趋势的曲线特征。

②"+"表示显著并为正向效应,"−"表示显著并为负向效应,"o"表示无显著影响。

三、个人特征对农村老年人健康存在显著影响

（一）农村老年人健康存在高龄门槛效应，且女性健康水平较低

尽管出生队列间农村老年人不同维度健康的差异性不尽相同，但却有一个共性发现，即农村老年人健康存在高龄门槛效应。躯体健康方面，随着出生队列逐渐变老，农村老年人 BADL/IADL 能力受损发生率也逐渐加速提高，特别是 80 岁及以上农村老年人躯体健康功能受损程度大大提高；心理健康方面，仅最年老出生队列抑郁症状发生率下降，80 岁及以上农村老年人心理健康状况转好；自评健康影响中则两个，即最年老与次年老出生队列良好自评健康发生率升高，并且依然是 80 岁及以上农村老年人综合健康升高幅度最大。不同出生队列的健康效应显示 80 岁更像是一个重要台阶，跨过 80 岁门槛的农村老年人虽然躯体功能严重下降，但他们心态更乐观，对自己的健康认知也更积极。

女性农村老年人健康状况普遍比男性差，不同维度健康的性别间差异表现一致。躯体健康方面，女性农村老年人无论 BADL 能力受损发生率还是 IADL 能力受损发生率均高于男性农村老年人；心理健康方面，女性农村老年人抑郁症状发生率高于男性农村老年人；综合健康方面，女性良好自评健康发生率低于男性农村老年人。

教育程度与农村老年人躯体健康、心理健康正向相关，但与综合健康为负相关。躯体健康方面，小学及以上程度的农村老年人 BADL/IADL 能力受损发生率均比文盲低，躯体功能相对较好；心理健康方面，小学及以上的抑郁症状发生率比文盲低，心理健康水平相对较好；综合健康方面，小学及以上的良好自评健康发生率比文盲低，综合健康认知较差。

婚姻状况仅对农村老年人心理健康有显著影响，对躯体健康、综合健康并无影响。没有配偶面临的健康风险主要体现在心理健康，没有配偶的农村老年人抑郁症状发生率比有配偶的高，心理健康水平相对较差。在婚状态对农村老年人健康影响更多地发生在心理健康层面，有配偶对他们心理健康的影响更积极。

（二）体力活动、社交活动对健康有促进效应，吸烟、饮酒增加了抑郁症状发生风险

健康相关行为中，体力活动和社交活动均能促进农村老年人健康，本文研究充分验证了这两项健康行为的积极影响效应。躯体健康方面，参加体力活动、社交活动的农村老年人 BADL/IADL 能力受损率较低；心理健康方面，参加体力活动、社交活动的农村老年人抑郁症状发生率较低；综合健康方面，参加体力活动、社交活动的农村老年人良好自评健康发生率较高。

吸烟、饮酒对农村老年人心理健康的影响是消极的，但与躯体健康、综合健康的影响关系却各有不同。心理健康方面，吸烟、饮酒的农村老年人抑郁症状发生率均较高；躯体健康方面，吸烟与农村老年人 BADL/IADL 能力受损均无关联，饮酒的农村老年人 BADL/IADL 能力受损发生率较低；综合健康方面，吸烟、饮酒的农村老年人良好自评健康发生率均较高。

（三）身体残疾、身体疼痛、缺少睡眠及患有慢性病大大降低了农村老年人的健康水平

病患特征对农村老年人健康存在负向影响，并全面抑制了他们的健康水平，身体残疾、身体疼痛、缺少充足睡眠及患有慢性病的农村老年人健康状况普遍下降。具有病患特征使农村老年人 BADL/IADL 能力受损发生率较高，躯体健康功能较差；抑郁症状发生率较高，心理健康水平较差；良好自评健康发生率较低，综合健康认知水平较差。

病患特征对农村老年人健康的影响是全方位的、消极的，具有病患特征的农村老年人健康水平都相对较低。同时研究中还发现，病患特征对农村老年人健康的影响，不管是对躯体健康、心理健康还是对综合健康的影响，通常都要比西方发达国家同类研究的影响程度更强，健康负效应更甚。

四、家庭经济与照料支持对健康有积极影响，隔代照料提高了抑郁症状发生风险

隔代照料对农村老年人心理健康有负面影响，但对躯体健康、综合健康影响各有不同。心理健康方面，照料孙辈的农村老年人抑郁症状发生风险较高；躯体健康方面，照料孙辈对 BADL/IADL 能力受损没有显著影响；综

合健康方面,照料孙辈的农村老年人良好自评健康发生率较高,综合健康认知比较积极。

家庭收入较高、有良好家庭经济支持的农村老年人健康状况普遍较好,家庭经济收入与健康存在正向相关关系。研究中,高收入家庭的农村老年人无论躯体健康的 BADL/IADL 受损率,还是心理健康的抑郁症状发生率都比中低收入家庭的老年人低,而综合健康的良好自评发生率比中低收入家庭的老年人高。

与子女同住的农村老年人 IADL 能力受损发生率更高,工具性躯体活动功能更差。除了 IADL 能力,居住方式对农村老年人健康均无显著影响。农村老年人 ADL 能力变化中,IADL 能力具有社会功能性,它不仅比BADL 能力层次高,且受损发生时机也相对提前。

生病或需要时有人照料对农村老年人的健康影响效应是积极的,有人照料与健康存在正向相关。有人照料的农村老年人不仅躯体健康的BADL/IADL 受损率,而且心理健康的抑郁症状发生率都比无人照料的农村老年人低,并且他们综合健康的良好自评发生率也比无人照料的农村老年人高。

五、较好的社区支持环境对农村老年人健康有积极效应

东部社区的农村老年人健康程度普遍高于中西部,东部农村社区与较好健康状况相关。生活在东部的农村老年人在躯体健康方面,BADL/IADL 能力受损率较低,躯体健康功能更好;在心理健康方面,抑郁症状发生率较低,心理健康水平更高;在综合健康方面,良好自评健康发生率较高,综合健康认知更积极。

研究发现社区内建有老年活动中心对农村老年人健康有积极效应,活动场地与农村老年人健康存在正向相关。社区内有活动场地的农村老年人在躯体健康方面,BADL/IADL 能力受损率较低,躯体健康功能更好;在心理健康方面,抑郁症状发生率较低,心理健康水平更高;在综合健康方面,良好自评健康发生率较高,综合健康认知更积极。

除基础性躯体活动能力,社区环境形象与工具性躯体功能、心理健康及综合健康都有正向相关关系。躯体健康方面,社区环境较好的农村老年人

IADL 能力受损率较低；心理健康方面，社区环境较好的农村老年人抑郁症状发生率较低；综合健康方面，社区环境较好的农村老年人自评健康发生率较高。

卫生服务可及性仅与农村老年人心理健康存在关联，较近的乡镇卫生院距离、较好的服务可及性对农村老年人心理健康有积极影响。尽管卫生服务距离对农村老年人躯体健康、综合健康均无显著影响，但心理影响效应仍在，农村老年人对卫生服务距离远、可及性差心存忧虑，抑郁症状发生率高。

综合以上研究结论，跟踪期内农村老年人躯体健康、心理健康与综合健康水平普遍较差，综合健康水平持续下降，并且个体特征、家庭特征及社区特征均对农村老年人健康有显著影响。农村老年人健康状况与影响因素分析的理论研究框架被证实，他们躯体健康、心理健康与综合健康之间互相关联，个体、家庭及社区不同层次、不同特征因素在生命历程中共同作用，影响着农村老年人健康水平发展。

第二节　讨论及启示

农村老年人健康离不开个人、家庭及社区特征的影响，个人、家庭及社区特征的健康影响分析不仅反映了农村老年人群体健康影响模式，而且从中也能发现对我国农村老年人健康促进的有益启示。以下将通过对研究结论的讨论提出本文研究对我国农村老年人健康发展与促进的政策性启示，为我国农村老年人实现健康老龄化、积极老龄化提供参考借鉴。

一、讨论

跟踪期内除了自评健康逐渐下降，农村老年人躯体健康与心理健康都出现上下波动，或转好、或变差、甚至整体趋势与基线持平等现象，这似乎与老年人健康不断退化的客观规律相矛盾。随着生理机能的不断老化，老年阶段健康退化是自然现象，但健康轨迹并不一定是直线或持续下降，而是可能呈现动态性波动。本文农村老年人在跟踪期内躯体健康下降与杜鹏

2006 年的一项研究结论一致,①综合健康水平下降与澳大利亚一项老年人健康追踪研究结论一致,②心理健康转好的现象则与美国一项研究一致,③当然也存在与本文研究不一致的健康变动,④⑤不难看出,中短期内老年人健康动态变化存在各种可能性,但这与老年人健康不断退化的长期趋势并不冲突。正是农村老年人不同阶段健康变化的中短期波动构成了长期健康发展趋势,但本次研究中跟踪时间仅 5 年,农村老年人健康发展的长期趋势尚未完全显现。

研究中,农村老年人躯体健康、心理健康与综合健康的关联性体现出全面健康的重要性。在我国很长时期内健康曾一度泛指躯体健康,目前也存在偏重躯体健康的现象,研究中农村老年人综合不健康、心理不健康现象最突出也充分说明了这一点。健康是协调运行的有机体,既不能只注重躯体健康忽略心理健康,也不能只注重心理健康忽略躯体健康,只有躯体健康与心理健康均处于协调状态,才可能有良好的综合健康。重生理、轻心理的健康观无疑会使农村老年人心理健康、综合健康暴露于更大风险中,同时也会由于后者健康水平的变化又影响生理健康。

农村老年人健康高龄门槛效应可以说是积极全面健康的一个典型范例。尽管 80 岁及以上的农村老年人躯体健康水平最低,但他们心理却是乐观的,也有相对积极的综合健康评价。虽说他们在躯体健康下降的同时,保持良好的心态可能与高龄长寿有关,但这种积极的健康态度对中低龄农村

---

① 杜鹏、武超:《中国老年人的生活自理能力状况与变化》,载《人口研究》,2006(1)。

② Sargent-Cox, K. A., Anstey, K. J., Luszcz, M. A., "Patterns of Longitudinal Change in Older Adults' Self-rated Health: The Effect of the Point of Reference", Health Psychol, Vol. 29, no. 2(2010).

③ Zivin, K., Pirraglia, P. A., McCammon, R. J., et al, "Trends in Depressive Symptom Burden among Older Adults in the United States from 1998 to 2008", J Gen Intern Med, Vol. 28, no. 12(2013).

④ Li, D., Zhang, D., Shao, J., et al, "A Meta-analysis of the Prevalence of Depressive Symptoms in Chinese Older Adults", Arch Gerontol Geriatr, Vol. 58, no. 1(2014).

⑤ Christensen, K., Doblhammer, G., Rau, R., and Vaupel, J. W. "Ageing Populations: The Challenges Ahead", Lancet, Vol. 374, no. 9696(2009).

老年人也有借鉴意义。躯体健康下降是自然规律,农村老年人也要学会适应老年阶段的健康变化,能够进行自我心理调适,乐观的心态不仅对综合健康有积极的心理暗示作用,对躯体健康也有正向影响。

农村老年人健康在性别间普遍存在"女弱男强"的现象,这既可能存在生物学因素的影响,也可能与农村女性长期生存发展环境有关。①②性别间的健康差异也表明尽管女性农村老年人预期寿命比男性长,但女性健康程度却处于相对弱势,她们的不健康余年也可能更长。教育程度的影响方面,较高教育程度的农村老年人自评健康水平反而较低,并未出现与躯体健康、心理健康一致的影响效应。但可能正是因为小学及以上的农村老年人对健康的认知标准及能力相对较高,使其自评健康水平反而较低,这也是较高教育程度健康能力的积极体现。婚姻状况上,有配偶的健康效应更多地作用于心理健康,老来相伴的伴侣在日常生活中的相互支持与陪伴是对农村老年人的精神慰藉与心理抚慰。

健康相关行为中,研究发现体力活动与社交活动对农村老年人健康的积极效应正是健康生活方式的作用效果,世界卫生组织(WHO)2002年就已经提出缺少体力活动或静坐的生活方式是致病、致死的主要原因之一,而良好的正式或非正式社会交往行为更有利于维护老年人家庭以外的关系网络,对健康有积极作用,③这与WHO积极老龄化概念框架下"健康、参与、保障"的思路不谋而合。体力活动、社交活动都属健康参与范畴,不同之处在于一个是以运动的方式,一个是以人际交往的方式,但目前农村老年人的社交行为发生率仍大大低于体力活动。人际交往是农村老年人参与社会支持的一种方式,其健康效应并不亚于体力活动,它们均对农村老年人健康有促进效应。

---

① Liang, Y., Welmer, A., Möller J., et al., "Trends in Disability of Instrumental Activities of Daily Living among Older Chinese Adults, 1997—2006: Population Based Study", BMJ Open, no.7(2017).

② Liu Q., Cai, H., Lawrence, H., et al., Depressive Symptoms and Their Association with Social Determinants and Chronic Diseases in Middle-aged and Elderly Chinese People", Sci Rep, Vol.8, no.1(2018).

③ 李鲁:《社会医学》,北京:人民卫生出版社,2015年版,第73页。

　　吸烟、饮酒作为不健康生活方式,除心理健康外并没有表现出对农村老年人健康的负向影响,类似结论在其他研究中也有发现。[①②] 任何一种健康结果的形成都有一个过程,要检验导致健康结果的原因需要因果试验设计,本文虽然利用追踪数据,但变量关系并不满足因果关系设计要求,而是分析的变量间相关关系。农村老年人,特别是男性农村老年人吸烟、饮酒比例较高,并且吸烟、饮酒行为与躯体健康、综合健康之间的正向关联可能与农村老年人健康行为的反向选择有关,但并不能因此认为吸烟、饮酒可以促进农村老年人健康。农村老年人吸烟、饮酒不健康行为的重新选择可能打乱了原来的健康行为与不健康行为队列构成,也可能混淆了原有的不健康行为影响效应,甚至出现与传统健康影响理论相反的相关性。过去我国农村繁重的体力劳动、落后的生活条件使一些不健康生活方式广泛存在,如把吸烟、喝酒当作解乏方式,同时它们也是民间传统的待客或社交方式。进入老年阶段如仍不调整,不健康行为与生理机能退化效应叠加,必然大大提升农村老年人健康损害的发生风险。从健康影响理论的长期效应上看,吸烟、饮酒行为对健康具有消极影响,宜戒除或限量使用。

　　研究发现不同病患特征对农村老年人健康均有负向影响。慢性病不仅在农村老年人中发病率高,而且健康影响分析中使用频率也高,[③④⑤]但其他被忽略病患特征在农村老年人中也有普遍性,2011 年患有身体疼痛、缺少充足睡眠的发生率均约 40%、身体残疾约占四分之一。身体残疾这一长

① Holdsworth, C., Mendonça, M., Pikhart, H., et al., "Is Regular Drinking in Later Life an Indicator of Good Health? Evidence from the English Longitudinal Study of Ageing", J Epidemiol Community Health, Vol. 70, no. 8(2016).

② 尹德挺:《中国高、低龄老人日常生活自理能力个体影响因素的比较研究》,载《北京行政学院学报》,2007(1)。

③ Chan, YY., Teh, CH., Lim, KK., et al., "Lifestyle, Chronic Diseases and Self-rated Health among Malaysian Adults: Results from the 2011 National Health and Morbidity Survey (NHMS)", BMC Public Health, Vol. 15(2015).

④ 罗会强、钱佳慧、吴侃等:《基于地区差异视角下的老年人自评健康影响因素分析》,载《四川大学学报(医学版)》,2016(2)。

⑤ 陈丽、唐俊修、刘猛等:《江西省农村老年人抑郁症状及影响因素》,载《中国老年学杂志》,2017(8)。

期生理病患在老年人健康研究中始终未被重视,生理上的病残状态不仅限制了他们的躯体功能,也降低了其心理健康程度。与慢性病的普遍关注不同、与身体残疾的外在特征不同,身体疼痛与缺少充足睡眠对农村老年人健康影响更有隐蔽性,而对这些病患的忽视或忍耐更增大了其健康损害程度。

随着现代科技水平的不断提高,长期或慢性疾患可以通过合理用药、利用辅助工具等保健康复措施维持相对良好的健康水平和生活质量,使患者如常人一样生活。但是本文研究中发现患有不同病患的农村老年人不仅健康水平下降,而且其下降程度通常明显高于西方发达国家老年人,也就是说病患特征对我国农村老年人的健康损害程度更大。这种现象可能与农村老年人普遍较低的保健康复水平有关,也可能与基层农村相对较低的卫生服务水平有关。

我国农村老年人不仅缺少常规保健预防常识,而且缺少正规渠道了解慢性病预防知识,有时即使了解了也心存疑虑。农村基层调研时,研究者不止一次遇到农村老年人对保健知识的怀疑与置疑,如"爱吃糖(的人)肯定容易得糖尿病,糖尿病嘛""血压高点不用吃药"之类的说法不在少数。不管是对群体还是个体,保健预防对健康的影响效果是一个长期过程,个体是掌握健康知识、实行保健预防行为的主体。健康知识指导下的保健预防行为会降低不健康风险,提高健康机会;反之,如果缺少健康知识、缺少保健行为则必然提高发病风险,降低健康机会。

对那些有疾患的农村老年人,可能正是由于缺乏必要的自我保健与康复能力,导致他们的健康损害更严重。及时就诊是保健能力的基础,发现身体或心理存在不适,如疼痛、睡眠障碍等应去正规医疗机构就医,前文背景中云南 H 县那位女性老年人 A 长期失眠却不重视、不就医,导致其健康水平下降。合理用药与规避禁忌是慢性病保健康复的关键,农村老年人对此缺乏足够重视,背景中那位男性老年人 C 患有心脏病、关节病,却依然长期过量饮酒,无疑使病症加剧。研究者在内蒙古某旗调研时曾遇到一位沙漠村庄的老主任,血压高压已经 180 仍然不服用降压药,说"嫌麻烦",平日依然大口喝酒、大块吃肉,骑着摩托在沙漠中无所顾忌,据讲他老伴也患有高血压,平时使用降压药,有时忘记了就"两顿(的药量合)并一顿(服用)"。不正确的用药与行为方式,不仅会加重农村老年人的病患症状,而且危害他们的健康水平,严重时还可危及生命。

与同类研究一致性较好,①②本文家庭经济支持对农村老年人健康有促进效应。为家庭成员健康提供积极支持是家庭支持功能与健康发展能力的体现,家庭功能中经济功能是基础。现阶段,我国农村老年人如果退出生产领域,没有其他收入或积蓄,仅靠每月微薄的养老金对他们个人生活与健康支出可谓杯水车薪,而良好的家庭经济条件、必要的家庭经济支持提高了农村老年人健康资源的获取能力,提升了他们的生活水平,进而对他们的健康水平发展具有积极影响效应。

尽管赡养老人在我国是子女应尽的义务,本文研究也显示家庭照料支持对农村老年人健康有促进作用,但社会的发展正在使农村家庭的赡养功能悄然变化。以前的传统农村大家庭通常不会发生老年人需要时无人照料的情况,但是现在的农村家庭规模缩小、居住模式单一、成年子女外出务工现象普遍,相当部分农村老年人需要时缺少家庭照料资源,尽管有人照料对农村老年人健康有促进作用。当前农村养老护理、健康照料等社会化服务基本处于空白状态,因此现实条件下农村老年人健康照料功能依然离不开家庭。缺少配偶、子女照料的农村老年人也存在发挥"亲缘"社会网络作用的现象,需要时由亲戚提供的健康照料也能够在一定程度上缓解照料资源缺失对农村老年人健康的消极影响。③

研究发现照看孙子女的农村老年人自感健康较好,但是心理压力却挥之不去,隔代照料对农村老年人来说更像是一件苦乐参半的事情。隔代照料是中国传统家庭的习俗,但并非现代家庭功能。与以往研究认为隔代照

---

① 徐雷、余龙:《社会经济地位与老年健康——基于(CGSS)2013 数据的实证分析》,载《统计与信息论坛》,2016(3)。

② 马丽娜、汤哲、关绍晨等:《社会家庭因素与老年人生命质量的相关性研究》,载《中国老年学杂志》,2009(9)。

③ 刘亚飞、张敬云:《非正式照料会改善失能老人的心理健康吗?——基于CHARLS 2013 的实证研究》,载《南方人口》,2017(6)。

料具有积极心理效应的研究不同,①②本文追踪研究显示隔代照料增加了抑郁风险。从"含饴弄孙"这个词语不难看出,照看孙辈会给老年人带来乐趣,具有心理积极效应;同时年纪渐长,农村老年人精力也渐显不济,隔代照料的体力精力投入、与儿女在孙子女教养观念的差异等都会增加他们的心理负担。可能是隔代照料的心理负担大于积极效应,故而提高了农村老年人抑郁症状的发生风险。年幼的孩子留在农村给老人照顾,年轻的父母外出务工,这是很多农村家庭的真实写照。如果年幼的孙子女完全由他们的父母自行照看,那么年轻父母的工作必然会受到影响,甚至由此导致其中之一不能工作,这无疑也将会增加家庭经济的沉没成本,这也是当前我国家庭发展与子女养育的客观现实。

本文利用社区所在的区域位置反映农村社区的社会经济状况,结果显示东部社区的农村老年人健康水平均高于中西部。社区健康影响理论认为社区环境主要从社区的社会经济环境、社会文化环境、物理环境及服务环境四个维度对社区居民健康产生影响,其中,社区的社会经济发展状况是基础。可以说,东、西部区域是我国农村社区的社会结构定位,而社区的社会经济发展程度又表明农村老年人在社会结构中的位置。这个位置直接决定着农村老年人在一生中会经历哪些对健康不利的危险因素和对健康有利的保护因素,这可能在一定程度上反映出社区社会地位与健康不可分割。③

社区支持环境中,研究发现社区较好的外在形象对农村老年人躯体健康、心理健康及综合健康均有积极影响效应,这与相关研究结论一致。④⑤社区外在环境形象反映农村的社会文化环境,它具有明显的社会属性,对农

---

①　吴培材:《照料孙子女对城乡中老年人身心健康的影响——基于 CHARLS 数据的实证研究》,载《中国农村观察》,2018(4)。

②　Ku, LJ., Stearns, S. C., Van Houtven, C. H., et al, "Impact of Caring for Grandchildren on the Health of Grandparents in Taiwan", J Gerontol B Psychol Sci Soc Sci, Vol. 68, no. 6(2013).

③　董维真:《公共健康学》,北京:中国人民大学出版社,2009 年版,第 253 页。

④　Ding, D., Adams, M., Sallis, J., et al, "Perceived Neighborhood Environment and Physical Activity in 11 Countries: Do Associations Differ by Country?", Int J Behav Nutr Phys Act, Vol. 10, no. 1(2013).

⑤　梁樱:《社区特征与中国农村老人的抑郁症状》,载《北京社会科学》,2018(5)。

村老年人躯体健康的影响体现在具有社会功能性的 IADL 能力上，而对 BADL 能力无影响。那些文明规范、规划有序的社区对社区居民健康有积极影响，反之，那些混乱失序、安全性差的社区对居民健康有消极影响。①

社区老年人活动中心对农村老年人健康的积极效应，这与国内一项老年人健康研究的结论一致。② 老年人活动中心虽说是后天建造的社区物理环境，但是其存在的意义对农村老年人来说却是极其重要的。农村老年人生活的大部分时间在社区，活动中心是他们社会群体归属的一种标识，到老年人活动中心参加活动更是他们社会参与的表现，社区老年人活动场地为农村老年人健康的全面促进与发展提供了硬件环境。

社区卫生服务可及性仅对农村老年人心理健康有显著影响，服务可及性好对心理健康有促进效应，这与相关研究一致。③县—乡—村三级是我国农村基层卫生服务体系的网络构成，当前村级卫生室均是按国家统一标准建设配置，负责农村社区的初级卫生服务；乡镇卫生院是农村社区卫生室的业务指导机构，它又是县级卫生机构的派出单位，承担着乡镇辖区内的基层卫生与保健服务业务。可能与近年来我国农村通车、通路的基础建设有关，就医诊疗已不再受交通条件的制约，但就医过程的时间成本可能依然困扰着农村老年人，导致社区卫生服务可及性的影响仅表现在心理健康方面。

除生物遗传因素外，农村老年人健康离不开其社会生活环境，研究证实了个人、家庭与社区层次的社会支持因素对他们的健康影响。④尽管人口健康影响理论具有明显的层次性，但在理解社会支持网对农村老年人健康影响时，也不能将这些层次人为割裂。农村老年人个人特征在健康影响结构中处于内层，家庭与社区层次由内而外，不管是子女照料、隔代照料等非正

---

① 董维真：《公共健康学》，北京：中国人民大学出版社，2009 年版，第 265 页。
② 刘西国、王健：《老年人健康影响因素的两阶段模型分析》，载《中国卫生经济》，2013(10)。
③ Chen, YY., Wong, GH., Lum, TY., et al, "Neighborhood Support Network, Perceived Proximity to Community Facilities and Depressive Symptoms among Low Socioeconomic Status Chinese Elders", Aging Ment Health, Vol. 20, no. 4(2016).
④ Zheng, X., Chen, G., Song, X., "Twenty-year Trends in the Prevalence of Disability in China", Bull World Health Organ, Vol. 89, no. 11(2011).

式的家庭支持、还是正式的社会经济、文化、服务等社区支持,来自外部的社会支持最终都会作用于个体,对农村老年人健康产生影响。

二、启示

研究中不仅发现农村老年人健康水平普遍较低,也证实了个人特征、家庭特征、社区特征对他们健康的影响效应。基于研究发现,本文对促进农村老年人健康老龄化、积极老龄化提出以下政策性启示。

(一) 加强农村基层卫生服务队伍建设,增强老年人健康发展能力

健康教育是健康促进的客观需要,美国近 30 年来心血管疾病死亡率下降 50%,其中 2/3 要归功于健康相关行为的改善与健康教育的广泛开展。[①] 虽然说健康教育一直是我国基层卫生机构的基本职能之一,但农村卫生资源配置紧缺,专业人员素质低,很多乡镇及村卫生机构甚至没有专职预防保健人员,这必然导致"重医轻防"、公共卫生服务产出低下,健康教育不足的现象。[②] 加之我国农村老年人教育程度低,自行接受健康知识能力差,研究也显示他们在健康相关行为与保健能力上的缺失,导致健康受损。现行政策框架下,基层卫生机构规模不会在短期内有根本性改变,要充分利用基层服务网络,拓展基层卫生保健服务队伍,增强农村基本健康服务能力,提高农村老年人健康发展能力。

首先是推进农村人口与计划生育专干转型为健康促进员,拓展健康服务职能。为保障人口与计划生育工作的顺利开展,每个农村都至少配有一名计生专干负责本村人口计生任务,但随着我国人口生育政策的调整、卫生与人口计生机构整合,我国农村这一支庞大的基层计生服务队伍也面临着工作职能的重新定位。研究者在广东调研时发现东莞、深圳罗湖区基层健康服务队伍已经开始拓展,由专业卫生机构、专业卫生师资对农村计生专干进行健康知识、宣传咨询技能的培训,考核合格后发上岗证书,计生专干全面转型为健康促进员。

---

① 马骁:《健康教育学》,北京:人民卫生出版社,2016 年版,第 7 页。
② 陈婷:《农村基层卫生资源配置现状与对策分析》,载《农村经济与科技》,2015 (12)。

其次是健康促进员补充基层健康服务资源，充分增强农村老年人健康服务能力。转型后的健康促进员工作职能是大健康服务，不仅包括传统的人口计生工作，也承担了辖区内居民健康素养、健康教育等初级预防保健服务职能。与村医或乡镇卫生机构工作人员开展健康宣传分身乏术不同，健康促进员属于农村专职健康工作人员。加之他们均生活在本村，有熟悉的社会网络，更便于上门开展健康服务，宣传健康知识，倡导健康生活方式。特别是对那些处于健康弱势的中低龄、女性、低教育程度及无配偶农村老年人，可有针对性地加强健康宣传服务。健康教育是增强农村老年人个体健康发展能力的有效手段，东莞、深圳健康促进员的健康服务工作在实践中深受群众欢迎，这也为增强我国农村老年人健康服务能力，促进农村老年人健康发展能力提供了可行性参考路径。

再次是利用健康促进员开展健康随访服务，增强农村老年人康复保健能力。研究中，我国农村老年人病患特征的健康损害明显强于西方发达国家，这也反映农村基层在康复保健服务与个人能力上的缺失。国家城乡居民14项基本公共卫生服务项目服务均由社区承担，研究者平时在基层社区卫生机构调研中发现，社区卫生机构也是人少事多，项目服务疲于应付。慢性病管理（包括高血压、糖尿病）、老年人健康管理涉及对象主要是老年人，农村社区老年人健康服务可以探索新的服务路径，即农村社区卫生室将老年人健康随访的工作交由健康促进员承担。健康促进员在进行健康宣传时，也可因人而异开展对慢性病、常见病病情的跟踪随访，传播康复保健知识与技能，并且将健康随访结果与村医共享。老年人健康随访任务的分解不仅可以增强农村老年人自我康复保健能力，减轻病患特征的健康损害，也可以减轻村医的工作负担，还可以提升健康促进员的工作效率。

（二）加强家庭健康发展能力，增强农村老、幼照料社会化服务

家庭支持对农村老年人健康而言非常重要，也有利于家庭成员健康发展。目前我国农村老年人家庭健康发展能力仍局限在家庭内部非正式社会支持层面，但农村社会的传统家庭模式正在悄然改变，家庭健康发展能力更需要社会支持。家庭经济能力是健康发展的基础，研究发现良好的家庭经济条件能为农村老年人健康提供充足的经济保障。近年来国家扶贫脱贫政策、国内筹备实施的个人所得税改革均以家庭为单位，对于赡养老人、抚育

子女、医疗保障等情况采取惠民措施,无疑将有利于提高农村家庭经济能力。研究还发现农村老年人生病或需要时是否有人照料、隔代照料均对他们的健康均产生影响,但从现代社会发展趋势来看,发展社会化服务、提供社会保障才是解决此类问题的根本之道。

首先发展健康护理保险并将其纳入社会保障体系,有助于解决农村老年人生病或需要时的照料资源缺失。老年人疾病后期、失能伤残等都需要护理照料资源,作为公共服务产品的护理保险已经在美国、日本等西方国家运行多年。我国农村已面临青壮年劳动力外出转移、老年人养老照护资源缺失现象,未来随着农村人口老龄化趋势不断加重,预计照护资源缺失现象会更严重。因此可以学习日本等发达国家经验,将护理健康保险纳入社会保障体系,在我国现有社会保障体系内增加健康护理险种,40 或 50 岁以上的人全部参加,需要护理照料时可享受公共服务,实现养老护理服务的社会化。

其次大力发展托育服务,农村老年人隔代照料可作为托育服务体系的补充形式。我国农村幼儿托育服务长期处于严重滞后状态,通常仅条件较好的农村设立幼儿园,招收 3～6 岁幼儿入学。0～3 岁、3～6 岁儿童的托儿所、幼儿园等托育机构严重缺失,使多数年轻父母只能把年幼子女托给家中老人照看。不仅农村老年人健康,而且子女健康抚育、年轻父母的职业发展都需要我国加强完善托儿所、幼儿园等托育服务体系,规范的儿童抚育对儿童个体成长、儿童父母发展及家庭老年人健康都会产生积极影响。但由于数量巨大,托育服务体系可能难以短时间内满足需求,因此农村老年人隔代照料仍可作为家庭儿童照料的重要补充资源,纳入儿童服务体系。[①] 由社区为隔代照料的老年人开展科学抚育教育,提高隔代照料质量;同时也可借鉴国际经验,给隔代照料的老年人提供经济补贴或健康体检,由此既提高老年人照看孙辈的积极性,也减轻老年人健康压力。

(三)增强社区健康支持能力,加快农村老年人健康服务环境建设

研究中社区的社会经济、文化、物理与服务特征均对农村老年人健康存

---

① 杨菊华、杜声红:《部分国家生育支持政策及其对中国的启示》,载《探索》,2017(2)。

在影响,农村社区应顺势加强健康服务环境建设,增强老年人健康发展的社会支持能力。针对我国东、西部区域发展不平衡对农村老年人健康的影响,当前国家西部大开发、乡村振兴等发展战略的实施正在于缩小东部与中西部差距,协调区域社会经济发展。我国正在推行以家庭为核心、以社区为依托的居家养老服务模式,目前大多农村社区养老服务尚处于空白状态,但也正因为如此,加强农村社区环境建设与服务才更具健康促进的社会意义。在我国东部发达地区,部分有条件的农村社区已经引入社会公益组织,开展社区居家养老公共服务,这也为全国农村社区健康服务环境的建设,老年人健康促进的发展起到了示范效应。

一是可以通过政府购买服务,依托社区开展农村老年人生活照料与健康服务。当前我国老年人护理保险仅限于个人购买的商业险种,社会养老与医疗保障体系并未将其纳入,农村老年人社会化服务可以通过政府购买的形式开展。有条件的社区可经政府采购平台招标,引入社会工作者进驻社区,为有需要的农村老年人提供家庭陪护、家政服务、送餐及心理慰藉等服务活动,也可为高龄或孤寡独居老年人提供应急服务。

二是依托社区老年人活动中心,支持或组织农村老年人开展社会参与活动。社区内既可以开展休闲娱乐活动,也可以开展兴趣比赛;还可以参考国外经验,成立农村老年人志愿者服务组织,利用其特长鼓励老年人服务于社会。同时,在现代化建设的进程中,也可依托社区老年人活动中心,组织那些熟悉优秀地方传统文化的农村老年人,开展特色文化传承。但要提高老年人社会参与也不能仅凭农村社区的一己之力,还需要政府部门的制度保障,也需要家庭的支持与农村老年人的积极参与。

三是发挥基层卫生机构的网底功能,促进农村老年人健康服务常态化。农村基层卫生机构承担着辖区内居民的基本医疗与公共卫生服务任务,老年人是其服务的重点人群。基层卫生机构要提升老年人健康服务质量与服务水平,突破以往存在的突击式、运动式服务方式,将农村老年人健康教育、疾病预防、保健康复、心理咨询等健康服务内容、服务队伍、服务手段、服务频率与服务质量等制度化、常态化、规范化,落实好基层卫生机构在农村老年人健康服务中的责任和义务。

农村老年人健康既是某个时点的结局状态,也是动态积累的结果;他们的健康状况不是某一个因素导致的,而是多因素共同作用形成的。在我国农村人口老龄化速度不断加快,老龄化程度持续加重,农村老年人健康水平普遍较低的情况下,要实现农村老年人健康老龄化、积极老龄化须加强农村个体、家庭、社区健康发展能力。但是也要考虑到,当前我国农村发展仍存在区域间的不平衡,因此政策性启示的适用性可能也存在地区差异。在我国东部珠三角、长三角发达地区,农村老年人健康服务可能已经走在全国前列,并取得了明显成效,积累了先进经验;在我国中西部欠发达地区,却可能依然普遍是农村老年人健康服务的缺失状态。这就需要在农村老年人健康促进的过程中注重区域差异,不搞"一刀切",因地制宜地制定老年人健康促进与服务的政策与措施,逐步实现农村老年人健康老龄化、积极老龄化。

第三节 研究展望

我国农村发展长期滞后于城市,但由于农村青壮年劳动力持续规模转移,人口老龄化程度却出现城乡倒置现象。健康是一个既简单又复杂的概念,它同时也是一种人口学现象,人口健康不仅可以直接反映人口群体的健康素质,也可以反映其所处的社会综合发展程度。本文以农村老年人为研究对象,利用 2011、2013、2015 年 3 期 CHARLS 追踪样本对他们的躯体健康、心理健康及综合健康开展实证研究,与农村社会发展相对滞后一致,农村老年人健康状况也欠佳。与城市老年人健康相比,农村老年人健康可能存在特异性,但也会存在共性,积极老龄化、健康老龄化是城乡老年人共同的目标,下一步研究将会共同关注城乡老年人健康。

世界卫生组织(WHO)对全面健康的定义包括躯体健康、心理健康与社会健康,而综合健康是对全面健康的统一评价。研究之初,研究者计划使用 WHO 全面健康的三维健康概念与综合健康评价农村老年人的健康状况,但数据中缺少社会健康,即社会适应性的测量,导致农村老年人社会健康维度在最终研究中未能体现。不过,测量躯体健康的 IADL 能力,即工具性日常活动能力具有社会功能性,它比基础性日常活动能力层次高,是农村老年人社会适应性活动能力测量指标,这也在一定程度上弥补了社会健康缺失的遗憾。健康是人体协调运行的相对平衡状态,不同健康维度间互相影响,因此多维度、全面健康的研究视角将有助于老年人健康理论的发展与健康促进。

WHO 健康社会决定因素模型直观地显示多层次、多维度的健康决定因素,理论模型中社会环境对老年人健康存在影响,这也是社会环境健康支持的表现。不仅社会经济、政治、文化等宏观环境对健康有影响,自然环境中,平原、山区等地形因素,温度、湿度、空气质量等气候因素都可能影响老年人健康。研究者工作调研中曾发现与平原地区高血压、心脏病等慢性病发病率较高不同,山区老年人通常关节炎发病率高,这可能与他们长期走山路,关节过度磨损有关。研究背景中 H 县女性 B 家中,房屋虽然是脱贫政策援建的新房,由于没有下水管道,就没有卫生间和洗浴设备,门前院落中生活污水与牲畜粪便横流。同村居民散落分布在大山中,村庄水、电、气、路等基础设施与卫生环境十分落后,居民家庭、社区的生活条件十分不便,很难说 B 的健康状况与其生活环境无关。当前不仅从社会文化、自然环境、社会制度等宏观环境层面开展老年健康的研究极少,生活居住条件、社区环境等社会结构层面研究老年健康的也很少,但它们在老年健康发展历程中却可能存在重要影响。本文在研究中引入社区环境因素的健康影响也仅为管中窥豹、略见一斑,更多宏观、深层次及社会结构性环境因素的健康影响研究还有待进一步开展。

本文通过实证研究,利用 CHARLS 追踪样本系统分析了农村老年人健康及其个体、家庭、社区层次影响因素,并且形成了农村老年人躯体健康、心理健康及综合健康变化及其影响因素的相关研究结论,但研究中也存在一定的不足之处。

(1) 由于缺少 2011 年进入基线调查的那部分失访农村老年人退出的相关信息,无法进行失访原因分析。农村老年人追踪期内未满 3 次调查的信息被当作随机数据缺失处理,这通常也是纵向研究中处理失访退出的常用方式。[①]

---

① 王济川、谢海义、姜宝法:《多层统计分析模型—方法与应用》,北京:高等教育出版社,2008 年版,第 260—263 页。

（2）尽管时期—队列的跟踪数据具有时序性，但同组队列农村老年人变量间影响关系不满足因果分析要求，研究中分析的相关关系。下一步拟整理可利用的回顾性队列信息或使用病例—对照研究分析农村老年人健康与部分影响因素之间的因果关系。

（3）研究中农村老年人跟踪时长 5 年，健康变动的长期趋势尚未显现。中短期内农村老年人健康发展可能具有一定的阶段性反复或周期性波动，与 10 年、20 年的长期跟踪相比，农村老年人健康发展的长期趋势可能还未充分体现，现有变化特征不宜进行趋势外推。

综上所述，我国老年人健康研究尚存在可拓展研究领域。一是多层次、多维度健康社会影响因素的研究。不管是城镇、还是农村老年人，他们的生活环境既包括个体微观层面，也包括家庭、社区及社会宏观环境。再是要加强老年人健康追踪研究。与横断面调查数据相比，长期纵向跟踪数据更能反映老年人健康变动及其社会决定因素的影响效应。老年人健康动态变化是生命历程中多重因素共同作用的结果，对老年人健康进行多层次、多维度社会影响因素研究无论对健康影响理论发展，还是对健康促进、实现积极老龄化、健康老龄化都是有必要的。

参考文献

[1] 曹裴娅,罗会强,侯利莎,等.中国 45 岁及以上中老年抑郁症状及影响因素研究[J].四川大学学报(医学版),2016(5).

[2] 陈芳,方长春.从"家庭照料"到"生活自理"欠发达地区农村老年照料方式研究[J].山西师大学报(社会科学版),2013(4).

[3] 董维真.公共健康学[M].北京:中国人民大学出版社,2009.

[4] 杜本峰,郭玉.中国老年人健康差异时空变化及其影响因素分析[J].中国公共卫生,2015(7).

[5] 杜本峰,王旋.老年健康不平等的演化、区域差异与影响因素分析[J].人口研究,2013(5).

[6] 杜鹏,王武林.论人口老龄化程度城乡差异的转变[J].人口研究,2015(2).

[7] 杜鹏,武超.中国老年人的生活自理能力状况与变化[J].人口研究,2006(1).

[8] 方黎明.农村中老年居民的健康风险及其社会决定因素[J],保险研究,2017(5).

[9] 高敏,李延宇(高敏 a).不同婚姻状况老年人心理抑郁程度的影响因素分析与差异分解[J].老龄科学研究,2016 年(2).

[10] 高敏,李延宇(高敏 b).家庭照料对老年人健康水平影响的效应分析研究[J].江苏大学学报(社会科学版),2016(4).

[11] 顾大男,曾毅.1992—2002 年中国老年人生活自理能力变化研究[J].人口与经济,2006(4).

[12] 郭未,张刚,杨胜慧.中国老年人口的自理预期寿命变动——二元结构下的城乡差异分析[J].人口与发展,2013(1).

[13] 何刚,丁国武,范艳存.我国准老年人、老年人自评健康现状及其影响因素分析——基于 CHARLS 数据的实证分析[J].老龄科学研究,

2016(3).

[14] 黄俊.经济地位、社会保障待遇与老年健康关联研究—— 基于中国居民收入调查数据的分析[J].社会保障研究,2017(6).

[15] 江克忠,陈友华.亲子共同居住可以改善老年人的心理健康吗? ——基于CLHLS数据的证据[J].人口学刊.2016(6).

[16] 蒋华,朱水华,刘涛.江西省农村老年人能力水平及其影响因素[J].中国老年学杂志,2015(15).

[17] 靳永爱,周峰,翟振武.居住方式对老年人心理健康的影响——社区环境的调节作用[J].人口学刊,2017(3).

[18] 李婷,吴红梅,杨茗,等.生活行为方式对我国老年人健康自评影响的系统评价[J].中国老年学杂志,2011(22).

[19] 李兵水,赵英丽,林子琳.家庭支持对老年人心理健康的影响研究[J].江苏大学学报(社会科学版).2013(4).

[20] 李甲森,马文军.中国中老年人抑郁症状现状及影响因素分析[J].中国公共卫生,2017(7).

[21] 李建新,李春华.城乡老年人口健康差异研究[J].人口学刊,2014(5).

[22] 李鲁.社会医学[M].北京:人民卫生出版社,2015.

[23] 刘昌平,汪连杰.社会经济地位对老年人健康状况的影响研究[J].中国人口科学,2017(5).

[24] 刘正奎,陈天勇,王金凤,等.城镇化进程中农村老年人的抑郁情绪及相关因素[J].中国心理卫生杂志,2018(1).

[25] 罗雅楠,王振杰,郑晓瑛.中老年人日常活动能力变化与抑郁症状关系的研究[J].中化流行病学杂志,2017(8).

[26] 孟琴琴,张拓红.机体功能及健康行为对老年人健康自评的影响[J].中华全科医学,2010(11).

[27] 穆滢潭,原新.居住安排对居家老年人精神健康的影响——基于文化情境与年龄的调解效应[J].南方人口,2016(1).

[28] 乔晓春.健康寿命研究的介绍与评述[J].人口与发展,2009(2).

[29] 乔晓春,胡英.中国老年人健康寿命及其省际差异[J].人口与发展,2017(5).

[30] 覃朝晖,刘培松,王问海,等.苏北农村老年人健康状况及健康自评的影响因素[J].中国老年学杂志,2016(23).

[31] 任强,唐启明.中国老年人的居住安排与情感健康研究[J].中国人口科学,2014(4).

[32] 阮航清,王本喜,袁倩兰,等.社会经济地位、生活方式与老年人健康水平——以北京市为例[J].老龄科学研究,2016(9).

[33] 邵平.2004—2014年中国老年人日常生活活动能力 meta 分析[J].中国老年学杂志,2017(15).

[34] 世界卫生组织(WHOa).关于老龄化与健康的全球报告[M].日内瓦:世界卫生组织出版社,2016.

[35] 世界卫生组织(WHOb).中国老龄化与健康评估报告[M].日内瓦:世界卫生组织出版社,2016.

[36] 宋璐,李树苗,张文娟.代际支持对农村老年人健康自评的影响研究[J].中国老年学杂志,2006(11).

[37] 孙鹃娟.中国老年人的居住方式现状与变动特点——基于"六普"和"五普"数据的分析[J].人口研究 2013(6).

[38] 孙鹃娟,冀云.中国老年人的照料需求评估及照料服务供给探讨[J].河北大学学报(哲学社会科学版),2017(5).

[39] 谭涛,张茜,刘红瑞.我国农村老年人口的健康不平等及其分解——基于东中西部的实证分析[J].南方人口,2015(3).

[40] 陶裕春,申昱.社会支持对农村老年人身心健康的影响[J].人口与经济,2014(3).

[41] 卫计委统计信息中心(CHSI).2008中国卫生服务调查研究:第四次家庭健康调查分析报告[M].北京:中国协和医科大学出版社,2009.

[42] 位秀平,吴瑞君.中国老年人的社会参与对死亡风险的影响[J].南方人口,2015(2).

[43] 温兴祥.中老年人生活自理能力的性别差异之谜[J].人口研究,2017(3).

[44] 巫锡炜.中国高龄老人残障发展轨迹的类型:组基发展建模的一个应用[J].人口研究,2009(4).

[45] 吴义姣,张天娇,郝无迪,等.2013年沈阳市农村老年人抑郁症状现状

及其影响因素分析[J].实用预防医学,2018(7).

[46] 吴玉韶,党俊武.老龄蓝皮书:中国老龄事业发展报告(2013)[M].北京:社会科学文献出版社,2013.

[47] 薛利,任晓晖,张文婕,等.我国60~65岁老年人自评健康与工作状态关系研究[J].现代预防医学,2018(7).

[48] 杨慧康.个体医疗资源及其可及性对老年人健康的影响[J],人口与社会,2015(4).

[49] 杨珏,李建新.我国老年人自评健康影响因素分析——以中国健康与养老追踪调查(CHARLS)数据为例[J].老龄科学研究,2017(11).

[50] 曾文,李卫燕,陆嘉燕.澳门日间中心老年人抑郁状态与社会网络及日常居家活动能力的相关性分析[J].护理学报,2011(9A).

[51] 占归来,李晨虎,赵立宇,等.社区心理卫生服务对老年人抑郁、焦虑、幸福感的影响[J].上海交通大学学报(医学版),2015(6).

[52] 张冲,张丹(张冲a).城市老年人社会活动参与对其健康的影响——基于CHARLS 2011年数据[J].人口与经济,2016(5).

[53] 张冲,张丹(张冲b).社会活动参与对农村老年人抑郁的影响[J].中国老年学杂志,2016(20).

[54] 张钧,郑晓瑛.中国城乡老年健康及照料状况研究[J],人口与发展,2010(6).

[55] 张恺悌,孙陆军,牟新渝,等.全国城乡失能老年人状况研究[J],残疾人研究,2011(2).

[56] 张丽.农村老年人口健康水平及其分化研究——基于2011年CHARLS数据的实证分析[J].南京医科大学(社会科学版),2015(6).

[57] 中国疾病控制中心(NCDC).中国慢性病及其危险因素监测报告2010[M].北京:军事医学科学出版社,2012.

[58] 张淑芳.城乡老年人居住安排的健康差异研究——基于CHARLS 2013年基线追踪调查数据的分析[J].老龄科学研究,2016(5).

[59] 张文娟,李树茁.农村老年人家庭代际支持研究——运用指数混合模型验证合作群体理论[J].统计研究,2004(5).

[60] 张文娟,王东京.中国老年人口的健康状况及变化趋势[J].人口与经

济,2018(4).

[61] 张映芹,王青.我国城乡医疗卫生资源配置均衡性研究[J].医学与社会,2016(1).

[62] 郑晓瑛.再论人口健康[J].人口研究,2003(4).

[63] 郑晓瑛.试论人的全面发展和中国人口问题的根本出路[J].人口与发展,2008(4).

[64] 仲亚琴,高月霞,李百胜.基于社会资本理论的农村老年人心理健康问题[J].中国老年学杂志,2016(10).

[65] 仲亚琴,高月霞,王健.中国农村老年人自评健康和日常活动能力的性别差异[J].医学与哲学,2014(2A).

[66] Aguilar, P. I., Carrera-Lasfuentes, P., Rabanaque, M. J., "Self-rated Health and Educational Level in Spain: Trends by Autonomous Communities and Gender (2001—2012)", Gac Sanit, Vol. 29, no. 1(2015).

[67] Aihara, Y., Minai, J., Aoyama, A., Shimanouchi, S., "Depressive Symptoms and Past Lifestyle among Japanese Elderly People", Community Ment Health J, Vol. 47, no. 2(2011).

[68] Albanese, E., Liu, Z., Acosta, D., et al, "Equity in the Delivery of Community Healthcare to Older People: Findings from 10/66 Dementia Research Group Cross-sectional Surveys in Latin America, China, India and Nigeria", BMC Health Services Research Vol. 11, no. 1(2011).

[69] Artaud, F., Dugravot, A., Sabia, S., Singh-Manoux, A., et al, "Unhealthy Behaviours and Disability in Older Adults: Three-City Dijon Cohort Study", BMJ, Vol. 347, no. 7922(2013).

[70] Badley, E. M., Canizares, M., Perruccio, A. V., et al, "Benefits Gained, Benefits Lost: Comparing Baby Boomers to Other Generations in a Longitudinal Cohort Study of Self-rated Health", Milbank Q, Vol. 93, no. 1(2015).

[71] Bauer, H., Emeny, R. T., Baumert, J., Ladwig, K. H.,

"Resilience Moderates the Association between Chronic Pain and Depressive Symptoms in the Elderly", Eur J Pain, Vol. 20, no. 8 (2016).

[72] Bleijenberg, N. , Zuithoff, N. , Smith, A. , et al, "Disability in the Individual ADL, IADL, and Mobility among Older Adults: A Prospective Cohort Study", J Nutr Health Aging, Vol. 21, no. 8 (2017).

[73] Burns, R. A. , Butterworth, P. , Luszcz, M. , Anstey, K. J. , "Stability and Change in Level of Probable Depression and Depressive Symptoms in a Sample of Middle and Older-aged Adults", Int Psychogeriatr, Vol. 25, no. 2(2013).

[74] Cahoon, C. G. , "Depression in Older Adults", Am J Nurs, Vol. 112, no. 11(2012).

[75] Cauley, J. A. , Chalhoub, D. , Kassem, A. M. , et al, "Geographic and Ethnic Disparities in Osteoporotic Fractures", Nat Rev Endocrinol, Vol. 10, no. 6(2014).

[76] Chan, KY. , Wang, W. , Wu, JJ. , et al, "Epidemiology of Alzheimer's Disease and Other Forms of Dementia in China, 1990—2010: A Systematic Review and Analysis", Lancet, Vol. 381, no. 9882(2013).

[77] Chatterji, S. , Byles, J. , Cutler, D. , et al, "Health, Functioning, and Disability in Older Adults-present Status and Future Implications", Lancet, Vol. 385, no. 9967(2015).

[78] Chen, Y. , Hicks, A. , While, A. E. , "Depression and Related Factors in Older People in China: A Systematic Review", Rev Clin Gerontol, Vol. 22, no. 1(2012).

[79] Cheng, HG. , Chen, S. , McBride, O. , Phillips, M. R. , "Prospective Relationship of Depressive Symptoms, Drinking, and Tobacco Smoking among Middle-aged and Elderly Community-dwelling Adults: Results from the China Health and Retirement

Longitudinal Study (CHARLS)", J Affect Disord, Vol. 195(2016).

[80] Chiao, C., Weng, L., Botticello, A., "Do Older Adults Become More Depressed with Age in Taiwan? The Role of Social Position and Birth Cohort", J Epidemiol Community Health, Vol. 63, no. 8 (2009).

[81] Colombo, F., Llena-Nozal, A., Mercier, J., Tjadens, F., Help Wanted? Providing and Paying for Long-term Care, Paris: OECD Publishing, 2011.

[82] Dong, W., Wan, J., Xu, Y., et al, "Determinants of Self-rated Health among Shanghai Elders: A Cross-sectional Study", BMC Public Health, Vol. 17(2017).

[83] Ergin, I., Mandiracioglu, A., "Demographic and Socioeconomic Inequalities for Self-rated Health and Happiness in Elderly: The Situation for Turkey Regarding World Values Survey between 1990 and 2013", Arch Gerontol Geriatr, Vol. 61, no. 2(2015).

[84] Feng, Q., Zhen, Z., Gu, D., et al, "Trends in ADL and IADL Disability in Community Dwelling Older Adults in Shanghai, China, 1998—2008", Journals of Gerontology, Series B: Psychological Sciences and Social Sciences, Vol. 68, no. 3(2013).

[85] Freedman, V. A., Martin, L. G., and Schoeni, R. F., "Recent Trends in Disability and Functioning among Older Adults in the United States: A Systematic Review", Journal of the American Medical Association, Vol. 288, no. 24 (2002).

[86] Fukunaga, R., Abe, Y., Nakagawa, Y., et al, "Living Alone Is Associated with Depression among the Elderly in a Rural Community in Japan", Psychogeriatrics, Vol. 12, no. 3(2012).

[87] Fushimi, M., "Prevalence of Depressive Symptoms and Related Factors in Japanese Employees: A Comparative Study between Surveys from 2007 and 2010", Psychiatry J, no. 7(2015).

[88] Galenkamp, H., Braam, A. W., Huisman, M., Deeg, D. J.,

"Seventeen-year Time Trend in Poor Self-rated Health in Older Adults: Changing Contributions of Chronic Diseases and Disability", Eur J Public Health, Vol. 23, no. 3(2013).

[89] Gerrits, M. M. , Van O. P. , Leone, S. S. , et al. "Pain, Not Chronic Disease, Is Associated with the Recurrence of Depressive and Anxiety Disorders", BMC Psychiatry, Vol. 14, no1(2014).

[90] Gu D. , Dupre M. E. , Warner D. F. , and Zeng Y. , "Changing Health Status and Health Expectancies among Older Adults in China: Gender Differences from 1992 to 2002. " Soc Sci Med, Vol. 68, no. 12(2009).

[91] Haseli-Mashhadi, N. , Pan, A. , Ye, X. , et al. "Self-Rated Health in Middle-aged and Elderly Chinese: Distribution, Determinants and Associations with Cardio-metabolic Risk Factors", BMC Public Health, Vol. 9(2009).

[92] Hsu, WC. , Hsu, HC. , "The Effects of Comorbidities on the Trajectory of Depressive Symptoms among Older Adults in Taiwan", J Psychosom Res, Vol. 75, no. 5(2013).

[93] Ishizaki, T. , Yoshida, H. , Suzuki, T. , Shibata, H. , "The Association between Self-rated Health Status and Increasing Age among Older Japanese Living in a Rural Community over a 6-year Period: A Longitudinal Data Analysis", Gerontology, Vol. 55, no. 3 (2009).

[94] Jang, S. N. , Kawachi, I. , Chang, J. , et al, "Marital Status, Gender, and Depression: Analysis of the Baseline Survey of the Korean Longitudinal Study of Ageing (KLoSA)", Soc Sci Med, Vol. 69, no. 11(2009).

[95] Jia, J. , Wang, F. , Wei, C. , et al, "The Prevalence of Dementia in Urban and Rural Areas of China. Alzheimers Dement, Vol. 10, no. 1 (2014).

[96] Jiang, J. , Tang, Z. , Meng, X, et al, "Demographic Determinants

for Change in Activities of Daily Living: A Cohort Study of the Elderly People in Beijing", J Epidemiol, Vol. 12, no. 3(2002).

[97] Johansson, S. E., Midlöv, P., Sundquist, J., et al, "Longitudinal Trends in Good Self-rated Health: Effects of Age and Birth Cohort in a 25-year Follow-up Study in Sweden", Int J Public Health, Vol. 60, no. 3(2015).

[98] Kasper, J. D., Shore, A., Penninx, B. W., "Caregiving Arrangements of Older Disabled Women, Caregiving Preferences, and Views on Adequacy of Care", Aging (Milano), Vol. 12, no. 2 (2000).

[99] Komatsu, M., Nezu, S., Tomioka, K., et al, "Factors Associated with Activities of Daily Living (ADL) in Independently Living Elderly Persons in a Community: A Baseline Examination of a Large-scale Cohort Study, Fujiwara-kyo Study", Nihon Eiseigaku Zasshi, Vol. 68, no. 1(2013).

[100] Kuhn, D., Ben-Shlomo, Y., Lynch, J., et al, "Life Course Epidemiology", J Epidemiol Community Health, Vol. 57, no. 10 (2003).

[101] Kwan, M., Close, J. C., Wong, A. K., Lord, S. R., "Falls Incidence, Risk Factors, and Consequences in Chinese Older People: A Systematic Review", J Am Geriatr Soc, Vol. 59, no. 3 (2011).

[102] Leblanc M. F., Desjardins, S., Desgagné, A., "Sleep problems in anxious and depressive older adults", Psychol Res Behav Manag, Vol. 8(2015).

[103] Lee, HL., Huang, HC., Lee, MD., et al, "Factors Affecting Trajectory Patterns of Self-rated Health (SRH) in an Older Population—a Community-based Longitudinal Study", Arch Gerontol Geriatr, Vol. 54, no. 3(2012).

[104] Lee, J., Cho, SI., Chun, H., et al, "Life Course Indices for

Social Determinants of Self-rated Health Trajectory in Korean Elderly", Arch Gerontol Geriatr, Vol. 70(2017).

[105] Lee. S. , Colditz, G. , Berkman, L. , Kawachi, I, "Caregiving to Children and Grandchildren and Risk of Coronary Heart Disease in Women", American Journal of Public Health, Vol. 93, no. 11 (2013).

[106] Lei, X. , Sun, X. , Zhang, P. , Zhao, Y. , "Depressive Symptoms and SES among the Mid-aged and Elderly in China: Evidence from the China Health and Retirement Longitudinal Study National Baseline", Soc Sci Med, Vol. 120(Nov 2014).

[107] Li, LW. , Liu, J. , Xu H. , et al, "Understanding Rural-Urban Differences in Depressive Symptoms among Older Adults in China", J Aging Health, Vol. 28, no. 2(2016).

[108] Li, LW. , Zhang, J. , Liang, J. , "Health among the Oldest-old in China: Which Living Arrangements Make a Difference?", Soc Sci Med, Vol. 68, no. 2(2009).

[109] Liang, Y. , Song, A. , Du, S. , et al, "Trends in Disability in Activities of Daily Living among Chinese Older Adults, 1997—2006: the China Health and Nutrition Survey", Journals of Gerontology: Medical Sciences, Vol. 70, No. 6(2015).

[110] Lin, FR. , Yaffe, K. , Xia, J. , "Hearing Loss and Cognitive Decline in Older Adults", JAMA Intern Med, Vol. 173, no. 4 (2013).

[111] Macintyre, S. , Maciver, S. , Sooman, A. , "Area, Class and Health: Should We Focuses on Places or People", Journal of Social Policy, Vol. 22, no. 2(1993).

[112] Marengoni, A. , Angleman, S. , Melis, R. , et al, "Aging with Multimorbidity: a Systematic Review of the Literature", Ageing Res Rev, Vol. 10, no. 4(2011).

[113] Meeks, T. W. , Vahia, I. V. , Lavretsky, H. , et al, "a Tune in "A

Minor" Can "B Major": A Review of Epidemiology, Illness Course, and Public Health Implications of Subthreshold Depression in Older Adults", J Affect Disord, Vol. 129, no. 1(2011).

[114] Meyer, O. L., Castro-Schilo, L., Aguilar-Gaxiola, S., "Determinants of Mental Health and Self-rated Health: A Model of Socioeconomic Status, Neighborhood Safety, and Physical Activity", Am J Public Health, Vol. 104, no. 9(2014).

[115] Nie H, Xu Y, Liu B, et al., "The prevalence of mild cognitive impairment about elderly population in China: a meta-analysis," Int J Geriatr Psychiatry, Vol. 6, no. 26(2011).

[116] Park, M., Buchman, A. S., Lim, A. S., et al, "Sleep Complaints and Incident Disability in a Community-based Cohort Study of Older Persons", Am J Geriatr Psychiatry, Vol. 22, no. 7(2014).

[117] Pascolini, D., Mariotti, S. P., "Global Estimates of Visual Impairment: 2010", Br J Ophthalmol, Vol. 96, no. 5(2012).

[118] Peltzer, K., Phaswana-Mafuya, N., "Depression and Associated Factors in Older Adults in South Africa", Glob Health Action, Vol. 6(2013).

[119] Prince, M., Prina, M., Guerchet, M., "World Alzheimer report 2013. Journey of caring: an analysis of long-term care for dementia", Alzheimer's Disease International, no. 6(2013).

[120] Prince, M. J., Wu, F., Guo, Y., et al, "The Burden of Disease in Older People and Implications for Health Policy and Practice", Lancet, VoL. 385, no. 9967(2015).

[121] Pot, A. M., "Improving Nursing Home Care for Dementia: Is the Environment the Answer?" Aging Ment Health, Vol. 17, no. 7 (2013).

[122] Raphael, D., "Introduction to the Social Determinants of Health," In Raphael, D., Social Determinants of Health: Canadian Perspectives, Toronto: Canadian Scholars Press Inc. ,2004.

[123] Salomon, J. A., Wang, H., Freeman, M. K., et al, "Healthy Life Expectancy for 187 Countries, 1990—2010: A Systematic Analysis for the Global Burden of Disease Study 2010", Lancet, Vol. 380, no. 9859(2012).

[124] Scafato, E., Galluzzo, L., Gandin, C., et al, "Marital and Cohabitation Status as Predictors of Mortality: A 10-year Follow-up of an Italian Elderly Cohort", Social Science & Medicine, Vol. 67, no. 9(2008).

[125] Schoeni, R. F., Freedman, V. A., Martin, L. G., "Why Is Late-life Disability Decline? The Milbank Quarterly, Vol. 86, no. 1 (2008).

[126] Schüz, B., Wurm, S., Schöllgen, I., Tesch-Römer, C., "What Do People Include When They Self-Rate Their Health? Differential Associations according to Health Status in Community-dwelling Older Adults", Qual Life Res, Vol. 20, no. 10(2011).

[127] Seitz, D., Purandare, N., Conn, D., "Prevalence of Psychiatric Disorders among Older Adults in Long-term Care Homes: a Systematic Review", Int Psychogeriatr, Vol. 22, no. 7(2010).

[128] Shanghai Municipal Center for Disease Control & Prevention (SCDC), Study on Global Ageing and Adult Health (SAGE) Wave 1: China National Report, Geneva: World Health Organization, 2012.

[129] Shao, J., Li, D., Zhang, D., et al, "Birth Cohort Changes in the Depressive Symptoms of Chinese Older Adults: A Cross-temporal Meta-analysis", Int J Geriatr Psychiatry, Vol. 28, no. 11(2013).

[130] Simon, M., Chang, E-S., Zeng, P., Dong, X., "Prevalence of Suicidal Ideation, Attempts, and Completed Suicide Rate in Chinese Aging Populations: A Systematic Review", Arch Gerontol Geriatr, Vol. 57, no. 3(2013).

[131] Sousa, R., Ferri, C., Acosta, D., et al, "Contribution of Chronic

Diseases to Disability in Elderly People in Countries with Low and Middle Incomes: A 10/66 Dementia Research Group Population-based Survey", Lancet, Vol. 374, no. 9704(2009).

[132] Stanojevic J. O. , Sauliune, S. , Šumskas, L. , et al, "Determinants of Self-rated Health in Elderly Populations in Urban Areas in Slovenia, Lithuania and UK: Findings of the EURO-URHIS 2 Survey", Eur J Public Health, Vol. 27, no. suppl-2(2017).

[133] Stewart, S. T. , Cutler, D. M. , Rosen, A. B. , "US Trends in Quality-adjusted Life Expectancy from 1987 to 2008: Combining National Surveys to More Broadly Track the Health of the Nation", Am J Public Health, Vol. 103, no. 11(2013).

[134] Sulander, T. , Pohjolainen, P. , Karvinen, E. , "Self-rated Health (SRH) and Socioeconomic Position (SEP) among Urban Home-dwelling Older Adults", Arch Gerontol Geriatr, Vol. 54, no. 1 (2012).

[135] Szanton, S. L. , Wolff, J. L. , Leff, B. , et al, "Preliminary Data from Community Aging in Place, Advancing Better Living for Elders, a Patient-directed, Team-based Intervention to Improve Physical Function and Decrease Nursing Home Utilization: The First 100 Individuals to Complete a Centers for Medicare and Medicaid Services Innovation Project", J Am Geriatr Soc, Vol. 63, no. 2(2015).

[136] Tamakoshi, A. , Aoki, R. , Ohno, Y. , et al, "Social Activities in the Elderly", Nihon Koshu Eisei Zasshi, Vol. 42, no. 10(1995).

[137] Tang, F. , Xu, L. , Chi, I. , Dong, X. , "Psychological Well-Being of Older Chinese-American Grandparents Caring for Grandchildren", J Am Geriatr Soc, Vol. 64, no. 11(2016).

[138] Tsai, AC. , Chi, SH. , Wang, JY. , "Cross-sectional and Longitudinal Associations of Lifestyle Factors with Depressive Symptoms in≥53-year Old Taiwanese-results of an 8-year Cohort

Study", Prev Med, Vol. 57, no. 2(2013).

[139] Van Balkom, A. J. , Beekman, A. T. , De Beurs, E. , et al, "Comorbidity of the Anxiety Disorders in a Community-based Older Population in The Netherlands", Acta Psychiatr Scand, Vol. 101, no. 1(2000).

[140] Van Minh, H. , Byass, P. , Wall, S. , "Multilevel Analysis of Effects of Individual Characteristics and Household Factors on Self-rated Health among Older Adults in Rural Vietnam", Geriatr Gerontol Int, Vol. 10, no. 2(2010).

[141] Vaughn, M. W. , Kristina W. Kintzige, "Late Life Depression: A Global Problem with Few Resources" Psychiatr Clin North Am, Vol. 36, no. 4(2013).

[142] Wang, H. , Chen, K. , Pan, Y. , Jing, F, Liu H. , "Associations and Impact Factors between Living Arrangements and Functional Disability among Older Chinese Adults", PLoS One, Vol. 8, no. 1 (2013).

[143] Wang, D. , Zheng, J. , Kurosawa, M. , Inaba, Y. , Kato, N. , "Changes in Activities of Daily Living (ADL) among Elderly Chinese by Marital Status, Living Arrangement, and Availability of Healthcare over a 3-year Period", Environ Health Prev Med, Vol. 14, no. 2(2009).

[144] Wang, S. , Marquez, P. , Langenbrunner, J. , Toward a Healthy and Harmonious Life in China: Stemming the Rising Tide of Non-communicable Diseases, Washington (DC): World Bank, 2011.

[145] Wen M. , Browning, C. R. , Cagney, K. A. , "Poverty, Affluence and Income Inequality: Neighborhood Economic Structure and its Implications for Self-related Health", Social Science & Medicine, Vol. 57, no. 5(2003).

[146] Whitley, D. M. , Fuller-Thomson, E. , Brennenstuhl, S. , "Health Characteristics of Solo Grandparent Caregivers and Single Parents:

A Comparative Profile Using the Behavior Risk Factor Surveillance Survey", Current Gerontology & Geriatrics Research, no. 1 (2015).

[147] Yeatts, D. E. , Cready, C. M. , Pei, X. , et al, "Environment and subjective well-being of rural Chinese elderly: a multilevel analysis", J Gerontol B Psychol Sci Soc Sci, Vol. 69, no. 6(2014).

[148] Young, Y. , Spokane, L. , Shaw, BA. , et al, "Comparison Study: The Impact of On-site Comprehensive Service Access on Self-reported Health and Functional Status of Older Adults", J Am Med Dir Assoc, Vol. 10, no. 3(2009).

[149] Yu, J. , Li, J. , Cuijpers, P. , Wu, S. , Wu, Z. , "Prevalence and Correlates of Depressive Symptoms in Chinese Older Adults: A Population-based Study", Int J Geriatr Psychiatry, Vol. 27, no. 3 (2012).

[150] Zhang, Z. , Roman, G. C. , Hong, Z. , et al, "Parkinson's Disease in China: Prevalence in Beijing, Xi'an and Shanghai", Lancet, Vol. 365, no. 9459(2005).

致　谢

本书是在作者博士论文选题研究的基础上成稿,研究利用健康影响相关理论建立研究框架,使用 CHARLS 跟踪数据,系统分析验证我国农村老年人健康变化及其个人、家庭、社区不同层次的影响效应,并发现颇有意义的研究成果。研究工作的顺利完成离不开各位老师、同事、同学、家人、朋友的支持与帮助,值此文稿付梓之际由衷地表达我的谢意。

衷心感谢我的博士生导师河海大学公共管理学院黄健元教授。黄老师学术造诣深厚、治学态度严谨,为人谦和、平易近人。论文撰写初期,黄老师多次向我讲授论文选题与撰写经验,给予专业性指导;论文修改定稿过程中,黄老师多次指出文中撰写中的问题与不足,提供专业性修改意见。感谢黄老师学术专业上的教导与指引,这也会使我在以后工作中受益匪浅。

特别感谢我的博士生导师河海大学公共管理学院杨文健教授。杨老师学术研究一贯求真务实,勤奋治学,遗憾积劳成疾、未享天年。感谢杨老师专业课程知识的讲解与教授,科研工作经验的交流与传授;感谢杨老师对我的无私鼓励,甚至在生病休养期间也不忘对我谆谆教诲,对论文工作的开展与推进表达关注。

同时,感谢河海大学公共管理学院、研究生院、图书馆的各位老师、研究生同学们提供的热情帮助;感谢北京大学 CHARLS 项目组对 CHARLS 追踪数据的无私分享;感谢南京邮电大学社会与人口学院、经济学院同事们的大力支持;特别感谢孙晓明教授、温勇教授及其领导的科研团队的长期支持与鼓励;感谢我的家人和朋友,感谢他们一直以来的关心和照顾。

再一次感谢各位老师、同事、同学、家人、朋友的长期支持与帮助。

宗占红

2018 年 9 月 26 日